Christian B. Allan
Wolfgang Lutz

ŻYCIE BEZ PIECZYWA

JAK DIETA UBOGA W WĘGLOWODANY MOŻE URATOWAĆ ŻYCIE

Z języka angielskiego przełożyła Monika Betley

Tytuł oryginału:
Life Without Bread:
How a Low-Carbohydrate Diet Can Save Your Life

Projekt okładki i strony tytułowej: Pracownia Graficzna M&P Ferenc
Zdjęcie na okładce Zefa Visual Media

Copyright © for the Polish edition by Mada 2001

Copyright © 2000 by Christian B. Allan and Wolfgang Lutz

All rights reserved. No part of this book may be reproduced, stored in a retrieval system, or transmitted in any form or by any means, electronic, mechanical, photocopying, recording or otherwise, without the prior permission of NTC/Contemporary Publishing Group, Inc.

ISBN 83-86170-73-5

tel./fax (0-22) 629-13-33, (0-22) 826-59-50
e-mail: mada@life.pl

Podziękowania

Wiele zawdzięczam Wolfgangowi Lutzowi, który udostępnił mi najobszerniejsze dane na temat żywienia niskowęglowodanowego, jakie kiedykolwiek zdołała zgromadzić jedna osoba. To właśnie wyniki jego przeszło czterdziestoletniej praktyki medycznej sprawiają, że nasza książka ma taką siłę przebicia, nie sposób jej nie zauważyć.

Chciałbym podziękować Thomasowi Nufertowi za jego nieoceniony wgląd w kwestię związków między żywieniem a chorobą. To właśnie jego sugestie sprawiły, że zacząłem badać medyczną i biochemiczną zasadność diety niskowęglowodanowej.

Szczególne podziękowania należą się mojej żonie, Jenny, za jej pomoc w redagowaniu rękopisu i nieustanne wsparcie. Ona, bardziej niż ktokolwiek inny, sprawiła, że książka ta ujrzała światło dzienne.

Chciałbym też podziękować wielu wykładowcom, profesorom i naukowcom, z którymi współpracowałem. Choć niektórzy z nich nie zgadzają się z przesłaniem tej książki, to jednak dzięki nim poszerzyłem swoje horyzonty.

Dziękuję najserdeczniej Peterowi Hoffmanowi, redaktorowi naczelnemu Keats Publishing. Kiedy pisałem tę książkę, Peter udzielił mi wielu wartościowych wskazówek, okazał się też cierpliwym redaktorem. Jego doświadczenie i sugestie przyczyniły się wybitnie do tego, że w ogóle powstała niniejsza książka; cieszę się, iż mam go za przyjaciela.

Christian B. Allan

Swoją pierwszą książkę napisałem i opublikowałem w Niemczech, w 1967 roku. Jej tytuł, *Leben ohne Brot* znaczy dosłownie „Życie bez pieczywa". Pragnę podziękować swym pierwszym wydawcom - dr E. Idris i Springer-Verlag - za ich zainteresowanie mymi odkryciami i badaniami w dziedzinie dietetyki i za opublikowanie *Leben ohne Brot*.

Jestem niezwykle wdzięczny Chrisowi Allanowi za to, że skontaktował się ze mną i dotrzymał słowa, danego mi w Austrii, że napisze anglojęzyczną wersję *Życia bez pieczywa*. Jego poświęcenie i pracowitość doprowadziły do wydania książki w obecnym kształcie.

Chciałbym też podziękować pracownikom Keats Publishing, którzy pracowali przy tym przedsięwzięciu i licznym moim współpracownikom, z którymi zetknąłem się w toku kariery medycznej. Ich badania i wiara w dietę niskowęglowodanową wywarły ogromny wpływ na moje życie.

Wolfgang Lutz

Przedmowa

Życie bez pieczywa namawia przede wszystkim do ograniczenia spożycia węglowodanów. Powstający w ten sposób deficyt kaloryczny jest uzupełniany białkami i tłuszczami z produktów świeżych i nie rafinowanych. Ta rozsądna rada została oparta na obserwacjach, które poczynił doktor Lutz w trakcie swej długiej praktyki internistycznej w Austrii, znajduje też uzasadnienie w dużej liczbie naukowych publikacji na całym świecie. Począwszy od Herodota w V w. p.n.e. poprzez Savarina i Bantinga w XIX stuleciu, a na Steffansonie i Price'u w XX wieku skończywszy, literatura medyczna pełna jest przykładów korzyści płynących z diety niskowęglowodanowej. Co więcej, podejście zaprezentowane w książce *Życie bez pieczywa* jest też spójne ze współczesną wiedzą na temat sposobów odżywiania ludzi w okresie paleolitu.

Tak zwane „choroby cywilizacyjne", a więc schorzenia serca, otyłość, nadciśnienie, cukrzyca, próchnica itp., zaczęły się szerzyć w krajach rozwiniętych w XX wieku właśnie pod wpływem diety bogatej w rafinowane węglowodany, których źródłem jest przede wszystkim biała mąka i cukier. Rozwinięta w ciągu minionych trzydziestu lat teoria homocysteinowa przedstawia arteriosklerozę i chorobę serca jako schorzenia wynikające z niedoboru trzech witamin z grupy B: witaminy B_6, kwasu foliowego i witaminy B_{12}. Liczne badania epidemiologiczne i kliniczne (*Framingham Hearth Study, Nurses Health Study, Nutrition Canada Study, Physicians' Health Study* i wiele innych) dowiodły, że niedobór tych witamin prowadzi do podniesienia poziomu homocysteiny we krwi i zwiększenia liczby zgonów wskutek choroby wieńcowej serca. Te same badania wskazują też, że tłuszcze pochodzenia zwierzęcego wcale nie są dla ludzi szkodliwe. Przyczyną niedoborów witamin z grupy B jest ich niszczenie w czasie rafinacji mąki i ekstrakcji cukru z roślin, a także innych brutalnych procesów obróbki, jakim poddawane są naturalne produkty spożywcze. Obecny spadek spożycia produktów pochodzenia zwierzęcego — przy jednoczesnym wzroście spożycia węglowodanów — może być przyczyną niedoboru witaminy B_{12}. W krajach rozwiniętych dieta oparta na pokarmach rafinowanych prowadzi też do niedoborów innych witamin B oraz mikroelementów i przyczynia się do rozwoju „chorób cywilizacyjnych".

Na początku wieku XX, kiedy to stwierdzono podwyższony poziom cholesterolu i tłuszczów u ofiar choroby wieńcowej oraz zaobserwowano odkładanie włóknisto-tłuszczowych blaszek miażdżycowych w tętnicach zwierząt karmionych cholesterolem, wysunięto hipotezę, że to właśnie ten składnik diety jest główną przyczyną choroby wieńcowej. Książka *Życie bez pieczywa* kładzie nacisk na fakt, że hipoteza mówiąca, że nadmiar cholesterolu w pożywieniu prowadzi do podwyższonego stężenia cholesterolu we krwi nigdy nie została udowodniona. Niestety, nieszczęśliwym skutkiem lansowania tej nie dowiedzionej i z początku niepopularnej hipotezy były niefortunne zalecenia dietetyczne różnych agencji rządowych i grup specjalistów, aby odżywiać się pokarmami o niskiej zawartości tłuszczu i cholesterolu. W rezultacie mieszkańcy krajów wysokorozwiniętych ograniczyli znacznie spożycie tłuszczów, mięsa oraz nabiału i przerzucili się na produkty węglowodanowe, zalecane przez amerykańskie ministerstwo rolnictwa w publikacjach dotyczących tzw. „piramidy pokarmowej". Dzisiejsza epidemia otyłości, cukrzycy i nadciśnienia u dorosłych i młodocianych obywateli Stanów Zjednoczonych jest właśnie smutną konsekwencją nadmiernego spożycia węglowodanów, a zwłaszcza pokarmów otrzymywanych z oczyszczonych zbóż. Zgodnie z tym, co mówią autorzy książki *Życie bez pieczywa*, ograniczenie spożycia węglowodanów zmniejszy naszą podatność na choroby cywilizacyjne. W wypadku nadmiernego wydzielania insuliny i rozwoju insulinooporności obniżenie ilości spożywanych węglowodanów ograniczy nadprodukcję tego hormonu i przyczyni się do zwiększonego pobierania witaminy B_6, kwasu foliowego i witaminy B_{12} w postaci świeżych, nie rafinowanych pokarmów. Zapobiegnie to wielu problemom zdrowotnym, w tym też zwiększonemu stężeniu homocysteiny we krwi, a tym samym podwyższonej podatności na choroby krążeniowe.

    Udoskonalenie sposobu odżywiania zgodnie z zawartymi w tej książce sugestiami daje szansę na zlikwidowanie lub opanowanie wielu spośród tych problemów zdrowotnych, które zwykło się ostatnio określać wspólnym mianem chorób cywilizacyjnych.

                                       Doktor medycyny Kilmer S. McCully
                                       Providence, Rhode Island
                                       Luty 2000 roku

Wstęp

Od kilku lat dieta niskowęglowodanowa, która okazała się najlepszym sposobem na schudnięcie i utrzymanie dobrego stanu zdrowia, przeżywa wyraźny renesans. Założenia diety niskowęglowodanowej, podobnie jak każdej innej idei sprzecznej z utartymi poglądami, wywołują wiele kontrowersji. Na nieszczęście dla nas wszystkich nasz sposób odżywiania nie jest zdeterminowany wymogami zdrowotnymi; ulegamy naciskom zewnętrznym, naszemu własnemu ego, a wreszcie cierpimy z powodu naszej niewiedzy i trudności z oceną przydatności dostępnych informacji. Co gorsza, większość rzeczników panującej teorii nie zadaje sobie nawet trudu, aby bezstronnie ocenić napływające sprzeczne rewelacje. Często bronią się przed rozważeniem ewentualnych innych możliwości i to nawet wtedy, gdy istnieją argumenty przemawiające za innymi rozwiązaniami.

W chwili, gdy piszę ten wstęp, dieta niskotłuszczowa jest nadal w centrum zainteresowania dietetyków, choć przez trzydzieści, a może nawet więcej lat niepodzielnego panowania nie powstrzymała inwazji chorób degeneracyjnych. Informacje zawarte w tej książce wyraźnie wykażą jej błędne założenia, a także dowiodą jej nieprzydatności w procesie kontrolowania stanu zdrowia.

Życie bez pieczywa prezentuje w przekonujący sposób wszystkie oczywiste korzyści diety niskowęglowodanowej. Przedstawia aktualne dane z medycznego archiwum doktora Lutza, który przez ponad czterdzieści lat stosował ten sposób odżywiania u wielu tysięcy pacjentów w Austrii i Niemczech i zgromadził niezbite dowody świadczące o tym, że odpowiednie pożywienie człowieka powinno zawierać znaczne ilości tłuszczu pochodzenia zwierzęcego i białka, a nie węglowodanów. W książce tej znajdzie Czytelnik ogromną liczbę faktów — kto wie, czy nie więcej niż w pozostałych publikacjach wydanych dotychczas na ten temat. Wyjaśniono w niej, w jaki sposób odżywianie pokarmami o niskiej zawartości węglowodanów może ograniczyć rozwój chorób, a w niektórych wypadkach – nawet je wyleczyć.

Warto wspomnieć, że ani doktor Lutz, ani ja nie zaczynaliśmy od głoszenia zalet diety niskowęglowodanowej. W rzeczywistości na pewnym etapie naszej kariery zawodowej byliśmy rzecznikami pożywienia o niskiej zawartości tłuszczów, jednakże z chwilą, gdy w sile wieku obaj zaczęliśmy szwankować na zdrowiu, zaistniała konieczność przeanalizowania innego sposobu odżywiania. Rezultaty naszych poszukiwań zaprezentowaliśmy na stronicach tej książki.

Życie bez pieczywa napisaliśmy po to, aby dopomóc ludziom osiągnąć pełnię zdrowia. Mamy nadzieję, że na jej przeczytanie znajdą czas nawet zaciekli przeciwnicy diety niskowęglowodanowej, jako że pokaźna część zawartych tu informacji może być dla Czytelników nowością. Staraliśmy się zgłębić, jakie zmiany stylu życia są konieczne, byśmy wiedli życie zdrowe i radosne. Mamy też nadzieję, że z informacji przez nas dostarczonych skorzystają też autorzy książek o żywieniu, podnosząc tym samym poziom wiedzy na temat diety niskowęglowodanowej.

Tak więc usiądź Czytelniku wygodnie z kawałkiem wołowego kabanosa w dłoni i szklanką pełnego mleka pod ręką. Wierzymy, że podróż, którą właśnie rozpoczynasz, będzie jedną z ważniejszych w twoim życiu, podobnie jak miało to miejsce w przypadku nas samych, a także naszych krewnych i przyjaciół, no i oczywiście owych tysięcy pacjentów, którzy skorzystali już z dobroczynnego działania diety niskowęglowodanowej.

Christian B. Allan
Brookville, Maryland
styczeń 2000 roku

Rozdział I

Czym jest dieta niskowęglowodanowa

Mimo że powszechnie przyjęte poglądy głoszą, że to tłuszcz jest przyczyną wielu chorób o podłożu żywieniowym, w rzeczywistości winę za to ponoszą węglowodany. Być może ciekawi cię, co to takiego węglowodany, jakie ich ilości znajdują się w różnych produktach spożywczych i czy jest jakiś realny sposób na utrzymanie diety o niskiej zawartości tych składników przez całe życie. Zacznijmy więc od zapoznania się z substancjami odżywczymi zawartymi w naszych pokarmach. Na przeważającą masę naszego pożywienia składają się trzy główne rodzaje składników pokarmowych: białka, tłuszcze i węglowodany.

BIAŁKA

Białka to główny składnik naszych komórek i tkanek. Określa się je też czasem mianem protein, wywodzącym się od greckiego słowa *proteios*, czyli „pierwszy, najważniejszy". Białka pełnią w naszym organizmie zadziwiająco wiele różnorodnych funkcji. Białkami są enzymy, przeciwciała, hormony, cząsteczki transportujące; wchodzą też one w skład naszego szkieletu. Większość białek zbudowana jest z dwudziestu powszechnie występujących aminokwasów, jednakże również mniej pospolite aminokwasy mogą pełnić w organizmie ważną rolę.

Spośród tych wszystkich aminokwasów wyróżnić należy osiem tzw. niezbędnych, czyli takich, które muszą być pobierane z jedzeniem, ponieważ organizm nie jest w stanie ich wytwarzać z dostarczonych mu surowców. Znaczna część składników odżywczych może być syntetyzowana wewnątrz komórek z dostarczanych do nich prostszych elementów, ale składniki niezbędne muszą wchodzić w skład pożywienia.

Niezbędne aminokwasy, o których mowa, to walina, lizyna, treonina, leucyna, izoleucyna, tryptofan, fenyloalanina i metionina; muszą być one przyjmowane z pokarmem, a tylko produkty pochodzenia zwierzęcego zawierają wszystkie osiem na raz. U osób, które nie jedzą pokarmów zwierzęcych, może dojść do niedoboru aminokwasów niezbędnych. Wprawdzie wszystkie występują w produktach roślinnych, ale żadna roślina nie zawiera ośmiu jednocześnie. Badania wykazały, że do regularnej syntezy niezbędnych białek potrzeba wszystkich niezbędnych aminokwasów, a spożycie posiłku, który zawiera tylko kilka z nich sprawia, że są one rozkładane i usuwane, ponieważ organizm nie gromadzi ich aż do chwili, gdy otrzyma wszystkie w komplecie. Jest to jedna z przyczyn, dla których pokarmy zwierzęce odgrywają tak ważną rolę w żywieniu człowieka.

TŁUSZCZE

Tłuszcze (zwane czasami kwasami tłuszczowymi lub lipidami) pełnią w organizmie człowieka wiele ważnych i różnorodnych funkcji. Są one podstawową formą magazynowania energii, a jednocześnie jednym z głównych składników błon komórkowych. Spójność błony komórkowej, a zarazem fakt, że jest ona przepuszczalna dla różnych cząsteczek biologicznych, ma kluczowe znaczenie dla właściwego przebiegu procesów metabolicznych. Istnieją też tłuszcze, które pełnią w organizmie funkcję hormonów. Jak dotąd znane są dwa niezbędne kwasy tłuszczowe: kwas linolenowy i kwas alfa-linolenowy. Są to kwasy nienasycone. W przeciwieństwie do powszechnie panującej opinii, kwasy nasycone wcale nie są niezdrowe; wprawdzie będziemy ten temat szczegółowo omawiać w dalszej części książki, ale kilka słów powinniśmy powiedzieć już teraz.

Terminy **nasycony** i **nienasycony** stosuje się, aby określić, ile atomów wodoru przypada na każdy atom węgla w cząsteczce danego tłuszczu. Kwas jest tym bardziej nienasycony, im mniej zawiera atomów wodoru. Bezpośrednim skutkiem mniejszej liczby atomów wodoru jest większa reaktywność cząsteczki kwasu tłuszczowego; kwasy nasycone są chemicznie bardziej stabilne. Czy ma to jakieś znaczenie? Otóż kwasy nasycone są bardziej odporne na utlenianie, a to oznacza, że błony, które zawierają ich dużo, także trudniej poddają się temu procesowi. Istnieje wiele dowodów na to, że lipidy wchodzące w skład błony komórkowej zależą od rodzaju spożywanych tłuszczów.

Naukowcy często podkreślają pozytywne znaczenie przeciwutleniaczy, ale zdają się nie zauważać faktu, że nasycone kwasy tłuszczowe już z natury są odporne na utlenianie, czego nie można powiedzieć o nienasyconych kwasach tłuszczowych. Tym samym nasycone kwasy tłuszczowe nie potrzebują do obrony przed negatywnymi skutkami procesu utleniania żadnych dodatkowych cząsteczek w rodzaju przeciwutleniaczy.

Dwa wspomniane niezbędne kwasy tłuszczowe można znaleźć w różnych ilościach we wszelkich pokarmach pochodzenia zwierzęcego, a także w orzechach i olejach roślinnych. Zazwyczaj pokarmy zwierzęce zapewniają równe ilości obu niezbędnych kwasów tłuszczowych, podczas gdy pokarmy roślinne zawierają zwykle przewagę pierwszego lub drugiego.

WĘGLOWODANY, CZYLI CUKROWCE

Węglowodany to przede wszystkim źródło energii; często też występują w kompleksach z białkami jako element ułatwiający ich rozpoznawanie i specyficzny środek transportu. Niektóre z węglowodanów wchodzą w skład tkanki chrzęstnej, a kilka ułatwia usuwanie z organizmu substancji toksycznych.

O ile wiemy, nigdy nie stwierdzono, by któryś z węglowodanów był dla organizmu niezbędny. Każdy węglowodan potrzebny naszemu organizmowi może zostać przezeń wytworzony z białek lub tłuszczów. W obliczu wielu dowodów na to, że zdrowa, a tym samym właściwa dla człowieka dieta powinna zawierać jedynie niewielkie ilości węglowodanów, kwestia ewentualnej niezbędności któregoś z nich staje się niejako drugorzędna, dlatego też nie będziemy się nad nią rozwodzić. Ciekawe wydaje się natomiast to, że w zasadzie w naturze nie ma produktów czysto węglowodanowych, które byłyby niezbędne dla człowieka.

Węglowodany dzielimy na proste i złożone. Przykładem prostych są miód i cukier. Węglowodany złożone występują w wielu produktach spożywczych, na przykład ziemniakach, pieczywie i kaszach. Prawdopodobnie każdy słyszał określenie „mąka ziemniaczana" — to po prostu jeden ze sposobów na określenie węglowodanów zawartych w ziemniakach.

Jeśli chodzi o produkty spożywcze, węglowodany są po prostu różnymi postaciami cukru. Proste są zbudowane z jednej lub dwóch cząsteczek cukru. Złożone zawierają wiele cząsteczek cukru połączonych w długie łańcuchy, zwane wielocukrami. Wszystkie one działają w naszym organizmie jak cukier prosty, bowiem w żołądku i jelitach ulegają rozłożeniu właśnie do tej postaci. Tak więc, choć węglowodany złożone wchłaniane są do krwiobiegu znacznie wolniej niż cukry proste, to jednak mogą ulegać rozkładowi. To właśnie w efekcie kumulacji ujemnych skutków konsumpcji dużych ilości cukrowców dochodzi do wielu problemów zdrowotnych.

Podkreślmy jeszcze raz: niezależnie od tego, jaki węglowodan przyjmujesz z pokarmem, twój organizm otrzymuje w efekcie cukier prosty. Skutki tego zostaną omówione dalej; na razie jest ważne, byś nie dał się ogłupić tym wszystkim, którzy mówią, że niektóre z węglowodanów są zdrowe, ponieważ są *złożone*.

Węglowodany przyswajalne

Mówiąc „przyswajalne" nie mamy na myśli żadnych konkretnych cukrowców, a tylko ilość węglowodanów, jaka ulega wchłonięciu do krwiobiegu po zjedzeniu pewnych pokarmów. Oto kilka przykładów. Średnie jabłko, ważące mniej więcej 100 gramów, zawiera około 12 gramów cukrów przyswajalnych; innymi słowy zawiera 12% możliwego do zutylizowania cukru. Tymczasem zjadając 100 gramów białego pieczywa (4–5 kromek) spożywasz w rzeczywistości około 50 gramów cukrowców przyswajalnych, ponieważ ich udział w całości takiego posiłku wynosi 50%. Jasne piwo natomiast zawiera około 5% przyswajalnych cukrowców (oraz alkohol), tak więc wypijając 250 gramów tego napoju (około pół szklanki) spożywasz mniej więcej 12 gramów cukru.

Rada dla wszystkich, którzy chcą stosować zdrową, niskowęglowodanową dietę:

Ogranicz ilość pobieranych węglowodanów do 72 gramów na dzień. Inne pokarmy możesz spożywać bez ograniczeń.

Nic dodać, nic ująć. Nie ma potrzeby, by wykuwać na pamięć jakieś skomplikowane reguły. Na kolejnych stronach opiszemy naszą niskowęglowodanową dietę w szczegółach.

PODSTAWY

Pokarmy dozwolone

- Ryby
- Każdy rodzaj mięsa (wołowina, wieprzowina, drób, baranina), kiełbasa, wędliny
- Jaja
- Ser, śmietana, twarogi, jogurt naturalny (bez cukru), mleko (nie za dużo)
- Wszystkie rodzaje tłuszczu zwierzęcego
- Sałatki, liście i łodygi warzyw (szparagi, brukselka, kalafior, sałata, kapusta, brokuły), ogórki, awokado, pomidory (w umiarkowanych ilościach)
- Napoje alkoholowe (tylko niesłodzone i w rozsądnych ilościach)
- Orzechy (niezbyt dużo)

Wymienione produkty spożywcze możesz przygotowywać tak, jak lubisz: smażyć, piec, opiekać na ruszcie, dusić na parze. Małe ilości mąki i sosów nie liczą się do założonego limitu 72 g węglowodanów dziennie. Większe ilości należałoby uwzględniać, zwłaszcza jeśli sos bazuje przede wszystkim na cukrze (jak sos barbecue lub sos słodko-kwaśny).

Pokarmy zakazane

- Wszystkie produkty spożywcze zawierające węglowodany (pieczywo, makarony, płatki śniadaniowe, zboża, ziemniaki, wyroby cukiernicze, rogaliki)
- Owoce kandyzowane
- Rozmaite słodzone pokarmy (jogurt, napoje, desery, cukierki)
- Suszone owoce

Proste, prawda? Tak długo, jak nie przekraczasz 72 gramów cukrowców dziennie, możesz jeść tyle tłuszczu i białka, ile zechcesz. I nie oszczędzaj na tłuszczu — to ważne, byś jadł go dużo, zwłaszcza gdy rezygnujesz z węglowodanów; nie polegaj na samym białku.

Pewnie zastanawiasz się teraz: „Jeśli ograniczę węglowodany do 72 gramów dziennie, a będę jadł tłuszcz i białka bez ograniczeń, to czy aby nie utyję?" Być może. Jednakże najwspanialszym skutkiem ograniczenia ilości spożywanych węglowodanów do minimum jest to, że nie ma się wcale ochoty na jedzenie dużych ilości tłuszczu i białka. Bardzo szybko czujesz się syty i w sposób naturalny przestajesz mieć ochotę na jedzenie. W wypadku węglowodanów obserwuje się zupełnie odmienne zjawisko: „Zjem jeszcze tylko jednego chipsa (precelka, cukierka)"; „Jeszcze tylko jedno z tych ciasteczek i już na pewno skończę!"; albo „Lepiej zjem do końca, bo szkoda wyrzucać". Większość ludzi cierpi na rodzaj uzależnienia od węglowodanów i aby sobie poradzić z ciągłym apetytem na cukry, musi jadać dużo tłustych produktów.

Pokarmy, które praktycznie nie zawierają cukrowców, można właściwie konsumować bez żadnych ograniczeń. Należą do nich mięsa, sery dojrzewające, ryby, jaja i masło. Produkty takie jak te prawie nie zawierają węglowodanów, dlatego też nie wliczamy ich do owych 72 gramów na dzień.

Chcieliśmy, aby zaproponowany przez nas plan był prosty, dlatego na określenie ilości przyswajalnych cukrowców w artykułach spożywczych o różnej wadze wybraliśmy specjalne określenie, a mianowicie **jednostkę chlebową** [BU — *bread unit* (ang.)]. Określenie **jednostka chlebowa** zostało wprowadzone w Wiedniu na początku XIX wieku z myślą o chorych na cukrzycę. Już wtedy wiedziano, że powinni oni ograniczyć ilość przyjmowanych węglowodanów. Pół bułki (ok. 20 gramów) zawierało 12 gramów przyswajalnych cukrowców i właśnie tę ilość określono mianem jednej jednostki chlebowej (BU). Przyjęliśmy to określenie również na potrzeby naszej książki, zwłaszcza, że nosi ona tytuł *Życie bez pieczywa*. W tabeli 1 wyszczególniono różne artykuły spożywcze i liczbę jednostek chlebowych, którą zawierają.

Tabela 1.1. Jednostki chlebowe i ich ekwiwalenty

Jednostka chlebowa	Wybrane artykuły spożywcze
1 BU	1 łyżka stołowa cukru, miodu lub mąki
,,	4 łyżeczki do herbaty białego lub brunatnego ryżu
,,	1/4 filiżanki suchego makaronu (niezależnie od rodzaju)
,,	1 plasterek pieczywa (pszennego, żytniego lub bułki)
,,	1/4 precla
,,	1/2 tortilli
,,	2 łyżki stołowe suchej fasoli
,,	2/3 szklanki grochu
,,	1/2 średniego ziemniaka
,,	1/3 średniego słodkiego ziemniaka
,,	1 szklanka brokułów
,,	1/2 grejpfruta
,,	1 średnie jabłko
,,	garść winogron
,,	2/3 szklanki truskawek
,,	60 g suszonych owoców (2 łyżki stołowe)
,,	1 szklanka pełnego lub odtłuszczonego mleka
,,	1/2 szklanki soku owocowego (120g)
,,	1/2 szklanki oranżady (lub innego napoju gazowanego)
,,	1 szklanka piwa (250g)

Każda jednostka chlebowa to 12 gramów przyswajalnych węglowodanów. Proponowany tu program zakłada, że możesz zjeść 6 BU dziennie:

12g × 6 BU = 72 gramy przyswajalnych węglowodanów

Tę ilość węglowodanów możesz spożywać pod postacią, jaka ci odpowiada. Jeśli chcesz, mogą to być ciastka, przetwory mleczne, cukierki lub makaron — ważne byś jadł najwyżej 6 BU dziennie (lub mniej). Na końcu książki zamieściliśmy tabelę zawierającą dane na temat ilości BU w wielu popularnych artykułach spożywczych. Podane tam wielkości zostały oszacowane na podstawie całkowitej zawartości węglowodanów w tych produktach przeliczonej na ilość węglowodanów przyswajalnych. Pamiętaj, że pokarmy zawierające niewielkie ilości cukrowców (albo wcale ich nie zawierające) nie zostały zamieszczone w tym spisie, ponieważ możesz je jeść bez ograniczeń. Jeśli jakieś spożywane przez ciebie produkty nie znalazły się w tabeli, możesz czerpać dane z dowolnej publikacji na temat zawartości węglowodanów w produktach, pamiętając jedynie, że 12 gramów przyswajalnych cukrowców to jedna jednostka chlebowa.

Z początku w celu określenia, ile BU zawiera dany produkt, będziesz musiał do tej tabeli zaglądać dość często, wkrótce jednak zdobędziesz odpowiednie doświadczenie.

Rozdział II

To już było: historia diety ubogiej w węglowodany

Jeśli zapytasz dziesięciu ludzi o to, w jaki sposób odżywianie może się przyczynić do choroby lub złego stanu zdrowia, dostaniesz prawdopodobnie dziesięć różnych odpowiedzi. Jakże się dziwić tej dezorientacji, skoro na temat odżywiania wygłoszono już tyle sprzecznych sądów, że trudno zaufać któremukolwiek z nich.

Na przykład wegetarianie uważają, że zdrowe są tylko pokarmy pochodzenia roślinnego i odmawiają jedzenia produktów zwierzęcych. Niektórzy jarosze jedzą tylko owoce i warzywa, inni znowu wszystkie produkty pochodzenia roślinnego, nawet te, które zawierają duże ilości mąki, a więc pieczywo, ziemniaki i ryż. Niektórzy wegetarianie uważają, że mleko i przetwory mleczne są niegroźne, ale sądzą za to, iż mięso i tłuszcze zwierzęce im szkodzą. Są też wegetarianie jedzący wyłącznie surowe warzywa, ponieważ uważają, że wartościowe są tylko jarzyny nie gotowane. Przykłady takie można by mnożyć.

Wiele osób sądzi, że do zwiększenia zachorowalności na wiele współczesnych chorób doprowadziło obfite stosowanie nawozów sztucznych, pestycydów i insektycydów. To całkiem rozsądny pogląd, ale czy dowiedziono tego, czy może jest to tylko czyjaś opinia na ten temat? Część ludzi uważa, że wyłącznie produkty spożywcze z mięsa zwierząt wyhodowanych bez użycia antybiotyków i hormonów zapewniają trwałe zdrowie rodzaju ludzkiego. Jak na ironię te same osoby często objadają się słodyczami.

Tak więc wiele osób opiera swe poglądy na odżywianie na pogłoskach, na jakichś szczególnych badaniach, które zostały rozpropagowane przez media, czy wreszcie na tym, co powiedział im ich lekarz. Oto typowy scenariusz: przeczytałeś w gazecie lub czasopiśmie artykuł o tym, że tłuszcz jest niezdrowy. Relacjonujesz tę informację swym znajomym, oni zaś przekazują ją dalej. Bardzo prędko staje się ona powszechnie znaną „prawdą", raczej nie budzącą wątpliwości. Przez wiele lat „było oczywiste", że tłuszcze spożywcze są dla ludzi niezdrowe. Głoszą to gazety i czasopisma. Opowiada się o tym w programach telewizyjnych. Twierdzą tak twoi przyjaciele. Mówi się o tym w środowisku medycznym.

Ale czy nie wydaje ci się, że takie podejście do zagadnienia jest dość jednostronne? Czy w ogóle miałeś okazję zaznajomić się z dowodami potwierdzającymi te opinie?

W rzeczywistości większość ludzi nie ma ani czasu, ani odpowiedniego przygotowania teoretycznego, by poddać właściwej ocenie dostępną literaturę naukową i medyczną poświęconą temu tematowi. W rezultacie typowy konsument polega na tym, co na temat zdrowych i niezdrowych produktów spożywczych mówią „specjaliści". Niestety wielu z tych ekspertów też żyje w świecie iluzji i skupia swą uwagę tylko na tym, do czego sami doszli lub czego zostali nauczeni, i nie próbuje nawet obiektywnie podejść do problemu.

Przez wiele lat postępowaliśmy podobnie. W pewnym momencie jednak podjęliśmy decyzję, że na to, co dzieje się z naszym zdrowiem, należy spojrzeć krytycznie. Kiedy nasze zdrowie zaczęło podupadać, mimo iż trzymaliśmy się ściśle diety niskotłuszczowej, zdecydowaliśmy się podważyć teorie, które jak dotąd nie potwierdziły swej wartości.

Uważamy, że winę za większość ludzkich chorób ponoszą węglowodany. Zdobyliśmy dowody potwierdzające tę tezę; nie opieramy się wyłącznie na obserwacji naszego własnego zdrowia i zdrowia naszych krewnych i znajomych, ale na analizie danych na temat zdrowia wielu tysięcy pacjentów, które jeden z autorów uzyskał w trakcie swej wieloletniej praktyki lekarskiej – oraz wielu badaniach naukowych, które potwierdzają nasze wnioski.

PIONIERZY DIETY NISKOWĘGLOWODANOWEJ

Herodot

Korzyści wynikające z diety niskowęglowodanowej znajdują potwierdzenie w obserwacjach historycznych. Herodot[1] opowiada o spotkaniu miedzy perską delegacją i królem Etiopii, które odbyło się w V w. p.n.e. i o ciekawości władcy etiopskiego, jaką wzbudził Kambizes, król perski:

> Lecz skoro mowa zeszła na wino i dowiedział się o jego fabrykacji, bardzo się ucieszył tym napojem i zapytał jeszcze, czym król się żywi i jak długo najwyżej Pers żyje. Ci odpowiedzieli, że żywi się chlebem pszennym i wyłożyli mu powstawanie pszenicy, oraz że osiemdziesiąt lat jest najdłuższą miarą, ustanowioną dla życia ludzkiego. Na to rzekł Etiop, że zupełnie go nie dziwi, iż tylko tak mało żyją, skoro żywią się nawozem; a nawet tak długo nie mogliby żyć, gdyby się tym trunkiem nie pokrzepiali – przy czym [...] na wino wskazał – bo pod tym względem Persowie ich przewyższają.

Persowie z kolei pytali króla Etiopii, jak długo Etiopczycy żyją i co spożywają, a wówczas usłyszeli, że większość z nich żyje 120 lat, a niektórzy nawet dłużej, i że jedzą gotowane mięso i piją mleko.

Z chwilą, gdy na początku ery rolniczej populacja ludzka zaczęła rosnąć, zboża stały się nieuniknionym składnikiem diety człowieka, a tym samym rozpoczęło się **życie z pieczywem**. Każde osiągnięcie rodzaju ludzkiego — rzemiosło, sztuka, przemysł, nauka, religia czy polityka — zależało od stopnia urbanizacji i zagęszczenia populacji. Bez osiągnięcia tego stopnia rozwoju nie byłby możliwy ani racjonalny podział pracy, ani jej specjalizacja w postaci zawodów.

Przed wprowadzeniem nowoczesnych metod hodowlanych nie było innego sposobu na wykarmienie dużej liczby ludzi żyjących na małym obszarze niż dieta bogata w zboża i inne węglowodany, wytwory tejże właśnie kultury rolniczej. W ten sposób zboża, owoce i warzywa stały się podstawą ludzkiego wyżywienia. Z braku wiedzy naukowej choroby cywilizacyjne owych czasów uważano za nieuniknioną karę boską, a nie skutek niewłaściwego odżywiania czy innych szkodliwych oddziaływań samej cywilizacji. Dopiero z czasem zaczęły się objawiać prawdziwe przyczyny zmian chorobowych.

Anthelme Brillat Savarin

Sławny na całym świecie po dziś dzień nie koronowany król smakoszy, Anthelme Brillat Savarin (1755–1826), zdobył uznanie jako sędzia Sądu Najwyższego Francji w Paryżu. W swej książce *Fizjologia smaku*[2], która ukazała się w 1825 roku, cały rozdział poświęcił nadwadze. Był prawnikiem, ale interesował się też bardzo medycyną, fizjologią i chemią i już wtedy doskonale zdawał sobie sprawę ze związków między węglowodanami a otyłością. Jego opinię na temat przyczyn nadwagi najlepiej oddaje cytat, wzięty z niemieckiego tłumaczenia wspomnianej książki:

> Jest to, w rzeczy samej, znakomita metoda zarówno dla zapobieżenia nadmiernej korpulencji, jak i dla zwalczenia tego stanu, gdy już doń dojdzie... Składa się [ona] z diety opartej na najbardziej godnych zaufania zasadach fizyki i chemii i skupionej na osiąganiu pożądanych efektów. Taka dieta musi uwzględnić najpospolit-

sze i najważniejsze przyczyny otyłości. Ponieważ można wziąć za pewnik, że gromadzenie się tłuszczu u ludzi i zwierząt jest związane ze stosowaniem mąki i skrobi, logiczną konkluzją jest, że mniej lub więcej rygorystyczna wstrzemięźliwość od produktów zawierających mąkę i skrobię powinna doprowadzić do zmniejszenia obwodu w pasie.

William Banting

W roku 1862 do doktora Harveya, angielskiego laryngologa, zgłosił się po poradę William Banting, bardzo otyły wytwórca trumien, uskarżający się na postępującą głuchotę. Harvey zasugerował mu, że przede wszystkim powinien stracić na wadze unikając węglowodanów. Rada ta przyniosła zdumiewający skutek. Banting schudł w ciągu roku około 22 kilogramów, a ponieważ wcześniej mógł schodzić po schodach jedynie tyłem, był tak zachwycony swoją nową figurą, że w 1864 roku opublikował na własny koszt[3] małą książeczkę reklamującą zaleconą mu dietę wszystkim osobom cierpiącym z powodu nadwagi. Jak podaje R. Mackarness[4], Banting pisał:

> Dla lepszego zobrazowania zagadnienia przyjmę, że pewne elementy codziennej diety przynoszące korzyści w młodości są w wieku późniejszym szkodliwe; przykładem fasola, którą karmi się konie, choć paszą dla nich naturalną jest siano i kukurydza. Takie odstępstwo od normalności może być przydatne czasami, w pewnych niezwykłych sytuacjach, ale stosowane na co dzień przynosi szkody. Korzystając z tego porównania wymienię takie produkty w ludzkim pożywieniu. Produkty, których zalecono mi się wystrzegać z całą stanowczością, to pieczywo, cukier, piwo i ziemniaki; były one dotychczas głównym i, jak sądziłem, zupełnie niewinnym elementem mego jadłospisu, przez wiele lat konsumowanym bez ograniczeń przy każdej okazji. Zgodnie z tym, co powiedział mi mój znakomity doradca, zawierają one skrobię i sa-

charozę, które mają tendencję do tworzenia tłuszczu i których w ogóle należałoby unikać... Mogę dziś z cała stanowczością powiedzieć, że ILOŚĆ przyjmowanego pożywienia można spokojnie pozostawić do uznania apetytowi, ponieważ jedynie JAKOŚĆ tego, co jemy, zmniejsza i leczy otyłość.

Banting wydał swe *Letters on Corpulence* (Listy o otyłości) prywatnie, ponieważ obawiał się (nie bez przyczyny, jak się okazało), że wydawca czasopisma medycznego *The Lancet*, do którego w pierwszej chwili chciał się zwrócić, odmówi opublikowania materiałów otrzymanych „od osoby mało znaczącej i nie posiadającej odpowiedniego przygotowania".

Weston A. Price

W latach dwudziestych i trzydziestych XX wieku Weston Price i jego żona Florence podróżowali po świecie studiując życie różnych prymitywnych społeczności. Price był dentystą i żywił przekonanie, że główną przyczyną chorób degeneracyjnych nowoczesnych społeczeństw jest wyparcie pokarmów pierwotnych – takich, do których ludzkość przystosowywała się przez tysiące lat – przez współczesne, wysoce przetworzone artykuły spożywcze. W czasie swych długoletnich podróży dokonał wielu znamiennych odkryć. Rozpoczął swe badania od analizy uzębienia, jamy ustnej i szczęk członków prymitywnych ludów. Otrzymane wyniki porównał z danymi dotyczącymi przedstawicieli tej samej rasy, ale żyjących w „nowoczesnych" warunkach.

Jego obserwacje były uderzające w swej prostocie: raz po raz stwierdzał, że zaledwie jednego pokolenia potrzeba, by dały się zaobserwować negatywne zmiany w funkcjonowaniu szczęki, a także próchnica i wady zgryzu. Nie ma najmniejszej wątpliwości, że najzdrowsi byli ludzie, którzy jedli mięso, mleko, nieprzetworzone ziarna i warzywa. W 1939 roku ogłosił swe odkrycia w książce *Nutrition and Physical Degeneration* (Odżywianie a fizyczna degeneracja). Niedawno ukazało się szóste wydanie[5] tej pracy i jest to książka ważna dla każdego, kto chce się dowiedzieć więcej na temat związków między sposobem odżywiania a chorobami. Właściwie Price nigdy nie zalecał zmniejszenia ilości spożywanych węglowodanów, wspominał natomiast wielokrotnie, że cukier, ciasta, pieczywo i produkty o znacznym stopniu przetworzenia były tymi składnikami diety, które doprowadziły do pogorszenia zdrowia populacji ludzkiej. Wyraził też zaniepokojenie, że jeśli ludzie nie powrócą do pierwotnej, bogatej w tłuszcze i pokarmy zwierzęce diety, to gatunek ludzki będzie ulegał powolnej degeneracji. Stwierdził, że we współczesnej, opartej na węglowodanach diecie brakuje „rozpuszczalnych w tłuszczach aktywatorów". Aktywatory, o których mowa, występują w pokarmach pochodzenia zwierzęcego.

Spuścizna Westona Price'a i jego obserwacje do dziś są niezastąpione. W celu zapewnienia zainteresowanym aktualnych wiadomości na temat mitów diety niskotłuszczowej założono fundację[6].

Vilhjalmur Stefansson

Vilhjalmur Stefansson urodził się na Islandii. Był lekarzem i antropologiem i spędził piętnaście lat wędrując pieszo, konno, psim zaprzęgiem i łódką od osady do osady kanadyjskich Eskimosów. Wiódł tryb życia taki jak oni; jak oni sypiał, ubierał się i jadł. Jego medycznej uwadze nie umknął fakt, że poza niewielkim zapasem jagód zakonserwowanych w wielorybim tranie i odrobiną mchu z żołądków zwierząt, na które polowali, Eskimosi właściwie zadowalali się wyłącznie pokarmami pochodzenia zwierzęcego. Mimo to nie chorowali na żadną z groźnych chorób ludzi „cywilizowanych". Nie cierpieli na wysokie ciśnienie krwi, nie dręczyły ich zawały serca, udary mózgu, nowotwory ani – co szczególnie zainteresowało Stefanssona – nadwaga, choć jadali na tyle dużo, że gdyby tę samą liczbę kalorii przyjmowali w postaci węglowodanów, to na pewno nie uniknęliby otyłości. Kobiety eskimoskie nie cierpiały na żadną z typowych dolegliwości ginekologicznych: żadnych trudnych porodów i powikłań w czasie ciąży, żadnych wreszcie problemów z pokarmem w piersiach. Na dodatek Eskimosi żyli w stanie równowagi psychicznej, wolni od nerwowości i sporów, które są zwykle nieodłączną częścią naszej egzystencji. Oczywiście można było też przypuszczać, że po części była za to odpowiedzialna ich izolacja i odosobnienie.

Po powrocie do Stanów Stefansson wydał kilka książek na temat swych doświadczeń na północy Kanady, między innymi *The Friendly Arctic* (Przyjazna Arktyka), *Not by Bread Alone* (Nie samym chlebem) i *Fat of the Land* (Tłuszcz tego świata)[7].

W swej ostatniej książce pt. *Cancer, Disease of Civilization* (Nowotwór, choroba cywilizacji)[8], która ukazała się na krótko przed jego śmiercią, przedstawił dowody świadczące o tym, że do czasu kontaktów z cywilizacją amerykańską Eskimosi (podobnie jak inne prymitywne ludy) w ogóle nie chorowali na nowotwory. W misjach założonych w pobliżu eskimoskich ośrodków połowu wielorybów misjonarze prowadzili dokładny zapis przyczyn śmierci ludności tubylczej. Z tymi duszpasterzami lub wdowami po nich Stefansson zdołał się skontaktować i z materiałów, jakie zebrał, wynikało wyraźnie, że Eskimosi odżywiający się w sposób tradycyjny, a więc przede wszystkim mięsem, nie chorują na nowotwory.

Kiedy pod koniec wieku do rodowitych mieszkańców Kanady zaczęła docierać kultura zachodnia, zaczęli oni spożywać węglowodany. Właśnie wtedy zaczęły się wśród nich pojawiać choroby związane z cywilizacją. Współcześni Eskimosi cierpią z powodu otyłości, próchnicy, podwyższonego ciśnienia krwi, arteriosklerozy, choroby wieńcowej, udarów mózgu, wreszcie raka, a kobiety miewają problemy ginekologiczne i powikłania w czasie porodu i problemy z karmieniem.

Są to te same obserwacje, które poczynił Weston Price: społeczności, które zaczynają się odżywiać jedzeniem typowym dla kultur Zachodu zaczynają chorować na choroby cywilizacyjne. Fałszem, który zaciera sedno tych obserwacji, jest pogląd, że zachodnie „współczesne" diety są bogate w tłuszcz, podczas gdy w rzeczywistości zawierają nadmiar węglowodanów, a w porównaniu ze sposobem odżywiania społeczności prymitywnych – zawierają mało białka i tłuszczu. Jest jednak oczywiste, że choroby cywilizacyjne ujawniają się z pewnym opóźnieniem – na przykład cukrzyca dopiero po kilku pokoleniach.

Ponieważ Stefansson był nie tylko lekarzem i podróżnikiem, ale również antropologiem, zatem dzięki temu zdołał wychwycić związki, które dotychczas nie były dostrzegane. Jako pierwszy zauważył, że to nie pochodzenie rasowe chroniło Eskimosów przed chorobami zachodniej cywilizacji, ale raczej ich „prymitywny" sposób odżywiania. Dostrzegł, że na wszystkich etapach rozwoju ewolucyjnego – od zarania do końca ery lodowcowej – człowiek odżywiał się, podobnie jak Eskimosi, prawie wyłącznie pokarmem pochodzenia zwierzęcego.

Środowisko naukowe zareagowało na książkę Stefanssona tyleż z lekceważeniem co niedowierzaniem. Umysły naukowców tamtego okresu były skoncentrowane na badaniach metabolizmu i zaletach witamin; wydawało się niemożliwe, by ktokolwiek mógł żyć długie lata bez świeżych owoców i warzyw. Całkiem otwarcie oskarżono Stefanssona, że publikuje nieprawdziwe i bezkrytyczne doniesienia. Taką reakcję obserwuje się i dzisiaj, zwłaszcza wtedy, gdy teorie, które się nie sprawdziły, są uparcie lansowane przez wyznawców tychże, a nowe poglądy lekceważone.

Tak więc Stefansson i jego wcześniejszy towarzysz podróży Karsten Anderson postanowili poddać się eksperymentowi, który miał być przeprowadzony w Bellevue Hospital w Nowym Jorku. Kierownictwo projektu przyjął na siebie Eugene Dubois, uznany ekspert w zakresie ludzkiego metabolizmu. Anderson, wieloletni towarzysz Stefanssona w wyprawach na daleką północ, który zawsze podczas tych wypraw czuł się znakomicie, od kilku lat pędził życie farmera na Florydzie (i stosował typową amerykańską wysokowęglowodanową dietę), a od jakiegoś czasu nieustannie niedomagał.

Stefansson i Anderson zostali przyjęciu do szpitala w 1928 roku i od razu rozpoczęli życie na diecie złożonej wyłącznie ze świeżego mięsa. Wykluczono całkowicie warzywa, owoce, jaja, mleko i produkty mleczne. Początek eksperymentu obserwowała grupa europejskich fizjologów, którzy w tym czasie przebywali w Nowym Jorku i specjalnie odłożyli swój powrót do Europy o kilka tygodni, aby odnotować początki szkorbutu i inne objawy niedoboru witamin, które musiały, jak sądzili, rozwinąć się u obu badanych.

Obaj trwali na mięsnej diecie przez miesiące, bez jakichkolwiek oznak choroby. Stefansson od czasu do czasu wyjeżdżał w różne podróże, ale ściśle przestrzegał ustalonej diety, natomiast Anderson na oddziale chorób metabolicznych szpitala Bellevue spędził cały rok. Choć **powinien** zachorować, to jednak czuł się nadzwyczaj dobrze, stracił zbędne kilogramy i inne dolegliwości, które martwiły go od czasu, kiedy zamieszkał na Florydzie. Po upływie trwającego rok eksperymentu Dubois stwierdził, że „najważniejsze w tym wszystkim jest to, że nic ważnego się nie wydarzyło".

Świat nauki przyjął do wiadomości wyniki doświadczenia, ale właściwie jedyną na nie reakcją była próba zastosowania diety niskowęglowodanowej do redukcji nadwagi[9], co bynajmniej nie przyczyniło się do wyjaśnienia, czy istnieją powiązania między nadmiernym spożyciem węglowodanów a innymi chorobami.

Mniej więcej w tym samym czasie zaczęły się ukazywać doniesienia naukowe wskazujące na znaczenie tłuszczów w procesie odchudzania. Na pewno był to przełom, przynajmniej w dotychczasowym podejściu, uwzględniającym wyłącznie kaloryczny aspekt wpływu poszczególnych składników produktów spożywczych na wagę ciała. Wydaje się jednak, że tylko Stefansson zdawał sobie sprawę ze znaczenia diety niskowęglowodanowej, nawet jeśli nie przedstawił tego poglądu jasno. Jak wiadomo z późniejszego listu jego żony do doktora Lutza, napisanego, gdy prezydent Eisenhower przeszedł zawał, Stefansson powrócił do swej „przyjaznej arktycznej diety" i pozostał jej wierny aż do śmieci. Wyraźnie też był przekonany o słuszności takiego sposobu odżywiania, i to nie tylko w leczeniu otyłości, ale także w walce z chorobami cywilizacyjnymi.

DIETA NISKOWĘGLOWODANOWA DZISIAJ

Stefansson wykazał wprawdzie, że Eskimosi odżywiający się w owych czasach pokarmem o małej zawartości węglowodanów nie cierpieli na choroby cywilizacyjne również w sędziwym wieku, jednakże nawet ci lekarze, którzy uwierzyli w korzyści płynące z diety niskowęglowodanowej, skupiali swą uwagę przede wszystkim na otyłości, jednej z dolegliwości najbardziej „opornych" na leczenie dietą. Żadna z książek na temat diety ubogiej w węglowodany nie kładła nacisku na to, co najważniejsze, a mianowicie prawdziwe podłoże większości chorób. Istnieje silny związek między zaburzeniami hormonalnymi i początkowymi etapami choroby, a dieta niskowęglowodanowa może złagodzić, a często nawet odwrócić skutki braku równowagi metabolicznej. Będziemy o tym mówić obszerniej w rozdziale trzecim.

O tym, że dieta niskowęglowodanowa jest dla człowieka zdrowa, napisano wiele książek. Pierwsza jednak, która prezentowała wyraźne dowody na to, że niektóre choroby można skutecznie leczyć dietą ograniczającą spożycie węglowodanów, została opublikowana w 1967 roku – przez autora niniejszej książki, doktora medycyny Wolfganga Lutza[10]. Tamta prekursorska publikacja, która doczekała się do dzisiaj już trzynastu wznowień, opierała się na dowodach, których dostarczyło autorowi doświadczenie w leczeniu ludzi dietą ubogą w węglowodany. Niestety dla Ameryki, książka została wydana tylko po niemiecku i w krajach anglojęzycznych poświęcono jej niewiele uwagi. Argumenty zawarte w kolejnych publikacjach na ten temat nie miały już tak wyczerpującej dokumentacji medycznej.

W opublikowanej w 1972 roku pracy *Sweet and Dangerous* (Słodkie i niebezpieczne)[11] doktor John Yudkin przyjrzał się związkom między ilością zjadanego cukru a chorobami. W znakomicie się sprzedającej książce *The Complete Scarsdale Medical Diet* (Kompletna dieta lecznicza ze Scarsdale)[12] doktor Herman Tarnower wspomniał wiele objawów, które poddają się leczeniu dietą niskowęglowodanową. Barry Sears opisał w swej popularnej książce *The Zone*[13] (Strefa) sportowców, którzy zawdzięczali swe sukcesy ograniczeniu ilości węglowodanów w pożywieniu. W tej samej publikacji Sears wspomniał też o pozytywnej roli tej diety w leczeniu stwardnienia rozsianego. Dwójka innych lekarzy, a mianowicie Michael i Mary Eades, też donosiła o terapeutycznych sukcesach, jakie towarzyszyły leczeniu dietą niskowęglowodanową[14]. Z kolei czworo autorów książki *Sugar Busters* (Poskramiacze cukrów) omawia wpływ insuliny i glukagonu na zdrowie i związek między tymi hormonami a ilością spożywanych węglowodanów[15]. Doktor Robert Atkins, najpoczytniejszy autor książek o diecie niskowęglowodanowej w Stanach Zjednoczonych, a być może nawet na świecie, koncentruje się przede wszystkim na otyłości, choć zauważa też, że do zmniejszenia poziomu cholesterolu we krwi można dojść poprzez ograniczenie spożycia cukrowców na rzecz diety bogatej w pokarmy pochodzenia zwierzęcego[16]. Ann Louise Gittleman, biolog, napisała liczne prace demaskujące mity na temat różnych diet niskotłuszczowych i wagi ciała. Jej najnowsza książka *Jedz tłuszcze i chudnij*[17] (wyd. polskie MADA 2001) omawia znaczenie, jakie niezbędne kwasy tłuszczowe mają dla zdrowia i kontroli wagi ciała. Z kolei lekarz Calvin Ezrin w swojej najnowszej publikacji pod tytułem *Your Fat Can Make You Thin*[18] (Tłuszcz, który zjadasz, może pomóc ci schudnąć) prezentuje dobrze udokumentowaną i wartościową ocenę procesu odchudzania z punktu widzenia dobrze wyszkolonego i doświadczonego endokrynologa. Jego książka obala jeden z mitów diety niskowęglowodanowej mówiący, że podwyższone stężenie kwasów ketonowych we krwi jest stanem niezdrowym. Korzyści płynące z diety niskowęglowodanowej znane są ludziom na całym świecie. Jan Kwaśniewski, polski lekarz, wykazał, że pożywienie o dużej zawartości tłuszczu, ale skąpe w węglowodany, może się przyczynić do wyleczenia wielu chorób. Jak zobaczymy w dalszej części niniejszej książki, również doktor Kwaśniewski leczył swych pacjentów tą dietą[19]. Barry Groves, brytyjski naukowiec i inżynier, prezentuje potężny argument przemawiający na rzecz diety opartej w dużej mierze na tłuszczach zwierzęcych. W swojej książce *Eat Fat Get Thin* (Jedz tłuszcze i chudnij[20]) wyjaśnia wiele nieścisłości na temat choroby i spożycia tłuszczów.

Ci, a także inni autorzy, zasługują na uznanie choćby z racji siły charakteru niezbędnej, by głosić teorie dietetyczne sprzeciwiające się potężnemu lobby, które popiera ideę diety niskotłuszczowej. Wprawdzie większość publikacji ogranicza się do dość wyrywkowego materiału dowodowego, jednakże nie ma wątpliwości, że właśnie dzięki nim dochodzi do nagłośnienia tych zagadnień i uzmysłowienia ludziom korzyści płynących z odżywiania pokarmem ubogim w węglowodany. Faktem jest jednak, że autorzy tych rozważań nie posuwają się w swych rozważaniach zbyt daleko i zgodnie popierają twierdzenie, że większe ilości tłuszczów nasyconych są szkodliwe, podczas gdy w rzeczywistości rzecz się ma zupełnie odwrotnie.

Mamy szczerą nadzieję, że nasza książka poprze ich wysiłki w sposób znaczący, jako że prezentujemy w niej najobszerniejszą dostępną dziś dokumentację korzyści płynących z ograniczenia spożycia węglowodanów. Nadszedł czas, by wszyscy zwolennicy diety ubogiej w cukrowce zaczęli się wymieniać wiedzą i uczyć społeczeństwo, jak stosować dietę niskowęglowodanową, a zarazem bogatą w tłuszcze. Nasycone tłuszcze zwierzęce i białko to leki w zasięgu ręki; nie przegapmy tego prostego remedium na wiele chorób cywilizacyjnych.

Przypisy

1. Herodot. *Dzieje*, przekład S. Hammer, Czytelnik 1954, s. 212.
2. A. B. Savarin, *Physiologie du gout*, Dtsch. Ausgabe: Bruckmann Querschnitte, Verlg. nr 1152, F. Bruckmann KG, München 1962.
3. W. Banting, *Letters on Corpulence*, Harrison, London 1864.
4. R. Mackarness, *Eat Fat and Grow Slim*, Doubleday & Co., Garden City, N.Y. 1959.
5. W. Price, *Nutrition and Physical Degeneration*, 6th ed. Keats Publishing, Inc., New Canaan, Conn. 1997.
6. The Weston A. Price Foundation for Wise Traditions in Food, Farming, and the Healing Arts, PMB #106-380, 4200 Wisconsin Avenue NW, Washington, D.C. 20016.
7. V. Stefansson, *The Fat of the Land*, Macmillan Publishing, New York 1957.
8. V. Stefansson, *Cancer, Disease of Civilization*, Hill & Wang, New York 1960.
9. A. W. Pennington, *New England J. Med.* 248 (1953): 959.
10. W. Lutz, *Leben Ohne Brot*, Springer-Verlag, Planegg 1967.
11. J. Yudkin, *Sweet and Dangerous*, Van Rees Press, New York 1972.
12. H. Tarnower, S. Baker, *The Complete Scarsdale Medical Diet*, Bantam Books, 1995.
13. B. Sears, *Enter the Zone*. Harper Collins, 1995.
14. M. Eades, M. Eades, *Protein Power.* Bantam Books, 1997.
15. Steward, H. L., M. Bethea, S. Andrews, L. Balart. *Sugar Busters*, Ballantine Books, New York 1995.
16. R. Atkins, *Dr. Atkins' Diet Revolution*, David McMay, New York 1972 (wznowienie: 1989).
17. A. L. Gittleman, *Eat Fat, Lose Weight*, Keats Publishing, Inc., 1999.
18. C. Ezrin, *Your Fat Can Make You Thin*, Lowell House, 2000.
19. J. Kwaśniewski, *Dieta optymalna*, Warszawa 1997.
20. B. Groves, *Eat Fat, Get Thin,* Vermilion, London 2000.

Rozdział III

Węglowodany i hormony: pomóż swemu organizmowi osiągnąć zdrową równowagę

Mówiąc najprościej, ilość spożywanych węglowodanów ma bezpośredni wpływ na równowagę hormonalną organizmu, a tym samym decyduje o stanie zdrowia. A mimo to wielu endokrynologów, czyli lekarzy specjalizujących się w hormonach, nie dostrzega faktu, że to właśnie węglowodany są główną przyczyną zaburzeń równowagi hormonalnej. Dlatego też w celu złagodzenia jej objawów zapisują pacjentom różne kuracje hormonalne i leki, choć w wielu wypadkach wystarczyłoby zwykłe ograniczenie spożycia węglowodanów.

Dokładne zrozumienie głębokiego wpływu, jaki wywierają na nasz organizm nadmierne ilości węglowodanów, wymaga wyjaśnienia licznych terminów i koncepcji. Przybliżymy to zagadnienie poprzez omówienie różnych chorób, o których wiadomo, że ich bezpośrednią przyczyną są zaburzenia endokrynologiczne. Omówimy hormony, procesy anaboliczne i kataboliczne organizmu, a także samo zagadnienie równowagi hormonalnej. W następnych rozdziałach powiążemy te zagadnienia z różnymi chorobami o podłożu wydzielniczym i schorzeniami degeneracyjnymi: cukrzycą, otyłością, opóźnionym dojrzewaniem płciowym, nadczynnością tarczycy, chorobami serca i nowotworami.

HORMONY

Hormony to cząsteczki, które spełniają przede wszystkim rolę regulacyjną. Są wydzielane przez różne gruczoły, a zatem wszelkie zaburzenia czynności tychże gruczołów wiążą się bezpośrednio z funkcjonowaniem hormonów. Hormony często odgrywają w organizmie rolę informatorów. Można też powiedzieć, że są sygnalizatorami komórkowymi. Są tak ważne, że kiedy do komórki dochodzi sygnał hormonalny, wszystkie inne sygnały zostają przez nią zignorowane. Hormony nie tylko krążą wewnątrz organizmu, utrzymując komunikację między jego poszczególnymi częściami, ale mogą też pełnić konkretną rolę w przemianach biochemicznych. Na przykład, kiedy się skaleczysz, twój organizm wysyła sygnał, że konieczne są działania w celu naprawy i zastąpienia uszkodzonej tkanki. Z procesem gojenia ran związany jest ściśle hormon wzrostu.

W okresie dojrzewania hormony odgrywają kluczową rolę w procesie wzrostu i rozwoju narządów płciowych, co jest nieodłącznie związane z rozmnażaniem i cyklem życiowym. Mowa tu o hormonach płciowych. Istnieją też hormony nadzorujące czynności układu odpornościowego, hormony sygnalizujące organizmowi, że powinien zacząć magazynować cukier w wątrobie, aby w przyszłości użyć go do wytwarzania energii, wreszcie hormony, które sprawiają, że w razie potrzeby nagromadzony tłuszcz ulega spaleniu.

INSULINA

Cóż sprawia, że zapaleni konsumenci węglowodanów cierpią na tak rozmaite przypadłości? Odpowiedź powinniśmy rozpocząć od insuliny. Insulina jest być może najważniejszym hormonem naszego organizmu, ponieważ to właśnie ona odpowiada bezpośrednio za obecność węglowodanów w pożywieniu. Zapamiętajmy niezwykle istotne stwierdzenie:

Pierwszą odpowiedzią naszego organizmu na dostarczoną mu porcję węglowodanów jest uwolnienie insuliny do krwiobiegu.

Ten szczegół o fundamentalnym znaczeniu często zostaje pominięty przez tych, którzy podkreślają, że nie to się liczy, z jakiego pożywienia czerpiesz kalorie, ale to, ile zjadasz. Nie wolno nam już dłużej nie zauważać faktu, że reakcja naszego organizmu jest zróżnicowana w zależności od pokarmu, którego mu dostarczamy. Istnieje wielka dysproporcja między ilością insuliny wydzielanej pod wpływem węglowodanów, a tą, która towarzyszy spożyciu tłuszczów lub białek.

W 1922 roku Banting i Best odkryli, że insulina jest wytwarzana w trzustce, w komórkach zwanych komórkami beta. Kiedy spożywasz węglowodany – proste lub złożone – do krwiobiegu uwalniana jest insulina, która ma dwa podstawowe zadania. Pierwsze z nich to transport glukozy do komórek, aby te mogły wykorzystać ją jako źródło energii. Glukoza jest cukrem prostym powstającym w trakcie rozkładu węglowodanów, zachodzącym w jelitach i żołądku. Drugie zadanie insuliny to pomoc w przekształcaniu cukru w glikogen lub tłuszcz i magazynowaniu tych wysokoenergetycznych związków – odpowiednio – w wątrobie lub komórkach tłuszczowych. Tłuszcz jest magazynowany w tkance tłuszczowej w postaci trójglicerydów.

Inny hormon, zwany glukagonem, wywiera skutek odwrotny do insuliny. Jest on tym informatorem, który mówi organizmowi, że pora metabolizować – czyli spalać tłuszcz. Kiedy poziom insuliny spada na dłuższy czas, powinno nastąpić wydzielanie glukagonu, który sygnalizuje, że czas rozpocząć spalanie tłuszczu nagromadzonego w postaci trójglicerydów. Insulina i glukagon pozostają w stanie równowagi, a choć mają działanie odwrotne, to wspólnie utrzymują balans między procesami magazynowania substancji zapasowych i ich spalaniem. Jeśli twój organizm zaczyna gromadzić tłuszcz, oznacza to, że glukagon nie jest wydzielany do krwiobiegu. Może to również oznaczać, że nie zużywasz całej energii, którą dostarczasz swojemu organizmowi. Co jest bodźcem do wydzielania glukagonu? Zarówno ta, jak i wiele innych czynności hormonalnych, jest nadzorowana przez wiele czynników, ale najważniejszym z nich jest ilość spożywanych węglowodanów. Wpływa ona na równowagę hormonalną, a tym samym na ogólny stan zdrowia.

RÓWNOWAGA METABOLICZNA

Proces, w którym powstają nowe tkanki i komórki, a stare ulegają rozkładowi, zwany jest **metabolizmem**. Bez wątpienia słowo to nie jest ci obce, ale co właściwie oznacza?

Wszystko, co dzieje się w twoim organizmie po to, by utrzymać przy życiu narządy, tkanki, komórki i organelle komórkowe, określane jest mianem metabolizmu. Mieszczą się w tym zarówno procesy stosunkowo proste, takie jak wzrost paznokci i włosów, jak i bardzo skomplikowane, jak rozkład tłuszczu w celu wyzwolenia energii. Jest to zatem dość ogólne określenie na całość reakcji biochemicznych, które utrzymują organizm przy życiu. Metabolizm to równowaga między powstawaniem nowych tkanek a ich rozpadem.

Teorię wyjaśniającą, w jaki właściwie sposób organizm równoważy procesy tworzenia i rozkładu, zaproponowano dopiero w latach sześćdziesiątych XX wieku. Była to teoria zakładająca „dwuskładnikowość" metabolizmu, a powstała w wyniku badań weterynaryjnych i doświadczeń na zwierzętach. Doktor Jurgen Schole, profesor chemii fizjologicznej w wyższej szkole weterynaryjnej w Hanowerze, oraz jego koledzy, Peter Sallmann i G. Harish, przeprowadzili szerokie studia nad wpływem węglowodanów na organizmy ciepłokrwiste[1]. Według tej teorii każdy fragment tkanki zwierzęcej, a więc również narządy i pojedyncze komórki, stara się utrzymać równowagę między siłami, metabolizującymi materię w celu wytworzenia energii a siłami pożytkującymi energię do tworzenia materii z dostarczonych substratów. Siły te nazywa się anabolizmem i katabolizmem. To właśnie one stanowią dwie składowe metabolizmu, o których była mowa.

Procesy anaboliczne prowadzą do budowy cząsteczek, tkanek, a nawet narządów. Reakcje te reprezentują jedną stronę owej niezwykle istotnej równowagi metabolicznej, do której osiągnięcia dąży każdy organizm. Jednym z przykładów takiego procesu anabolicznego jest zastępowanie tkanek zniszczonych w wyniku urazu tkankami nowymi.

Z kolei procesy kataboliczne to takie, które prowadzą do rozkładu substancji na prostsze. Za przykład może tu posłużyć proces spalania tłuszczu i cukru.

Anabolizm i katabolizm są precyzyjnie dopasowanymi procesami, a utrzymanie ich w stanie wzajemnego dostrojenia jest dążeniem każdego organizmu. Tam, gdzie zaczynają przeważać procesy anaboliczne, następuje nadmierny przyrost tkanek i niedostateczny rozpad. Przykładem nadmiernego anabolizmu jest tycie. Jeśli w organizmie zaczynają przeważać procesy kataboliczne, to zasoby tkankowe organizmu się kurczą, a nowe tkanki nie rozwijają się mimo zapotrzebowania.

Hormony są przekaźnikami, których rolą jest utrzymanie procesów anabolicznych i katabolicznych organizmu w równowadze. Hormonów anabolicznych i katabolicznych jest wiele. Insulina to hormon anaboliczny, ponieważ powoduje magazynowanie energii i przyrost tkanki tłuszczowej. Pod wpływem insuliny małe cząsteczki glukozy ulegają przekształceniu w związki o większych cząsteczkach. Tak więc insulina pobudza anaboliczny proces rozbudowy. Glukagon to z kolei hormon kataboliczny. Na jego sygnał organizm zaczyna rozkładać większe cząsteczki na mniejsze, które mogą zostać wykorzystane do wytwarzania energii. Wspólnie te dwa hormony są jednym z wielu przykładów równowagi procesów metabolicznych.

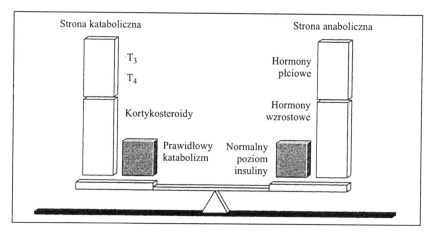

Ryc. 3.1. Równowaga metaboliczna między hormonami anabolicznymi, po prawej, i hormonami katabolicznymi, po lewej stronie. Kiedy nasza dzienna porcja węglowodanów nie przekracza sześciu jednostek chlebowych (BU – *bread unit*), „huśtawka" metaboliczna pozostaje w stanie równowagi.

Rycina 3.1 przedstawia równowagę hormonalną wewnątrz organizmu. Dla większej obrazowości równowaga ta została wyobrażona jako „huśtawka": widać wyraźnie, że wzrost lub spadek ilości któregokolwiek z hormonów w stosunku do pozostałych wywołuje zachwianie równowagi. Szala przeważa w lewo lub w prawo, zupełnie jakby po tej stronie huśtawki siadła osoba cięższa. Prawdopodobnie niewielkie wahania równowagi są na porządku dziennym u każdego z nas, jednakże prawdziwe zagrożenie stanowią zmiany, które powstają w wyniku długotrwałej przewagi jednej ze stron.

Hormony kataboliczne, pokazane po lewej stronie, to glukokortykoidy i hormony T_3 i T_4. Glukokortykoidy są wytwarzane przez korę nadnerczy; zwiemy je steroidami. Do grupy tej należy wiele hormonów, między innymi kortyzol i kortykosteron.

Chyba mało kto nie słyszał o sportowcach przyjmujących steroidy w celu podniesienia możliwości wyczynowych swego organizmu i zwiększenia masy mięśniowej. Steroidy te zwane są anabolicznymi, ponieważ powodują przyrost tkanki. W organizmie steroidy powstają w sposób naturalny z cholesterolu – jest to jedna z wielu ważnych funkcji, jakie ten związek chemiczny pełni w naszym ciele. O cholesterolu i jego kontrowersyjnym związku z chorobami serca będziemy szerzej mówić w rozdziale szóstym. Spośród wielu różnych funkcji steroidów warto wymienić tę, jaką pełnią w syntezie białek i w leczeniu stanów zapalnych. Często są one podawane doustnie jako leki redukujące zapalenie, bywa też, że wstrzykuje się je do uszkodzonej tkanki, aby zmniejszyć obrzęk powstały w wyniku ciężkich urazów. Hormony steroidowe pełnią też rolę regulacyjną w układzie odpornościowym.

Hormony tarczycy – tyroksyna (T_3) i trijodotyronina (T_4) – to hormony kataboliczne działające jako stymulatory wielu różnych funkcji komórkowych. W skład ich cząsteczek wchodzi jod. W okresie dojrzewania i w ciąży stężenie tych hormonów we krwi jest podwyższone, co koresponduje w pełni z dwuskładnikową teorią metabolizmu. Ponieważ we wspomnianych okresach dochodzi do zwiększenia ilości hormonów płciowych, a są to hormony anaboliczne, zatem naturalną odpowiedzią organizmu jest podniesienie stężenia hormonów katabolicznych. Organizm dąży do osiągnięcia równowagi, dlatego rekompensuje wzrost ilości hormonów anabolicznych wzmożoną produkcją hormonów katabolicznych. Z kolei pobudzenie czynności tarczycy w warunkach niedoboru jodu może doprowadzić do powstania wola.

Po prawej stronie naszej „huśtawki" mamy hormony anaboliczne: hormon wzrostowy, wspomniane przed chwilą hormony płciowe oraz insulinę. O insulinie już trochę mówiliśmy, przejdźmy zatem do pozostałych. Bardzo ważny hormon wzrostowy produkowany jest przez przysadkę mózgową. Jego funkcja to stymulowanie wzrostu komórek i budowy tkanek. Przez całe życie człowieka pełni istotną rolę w nadzorowaniu całości tkanek, natomiast w dzieciństwie jest głównym stymulatorem wzrostu. Od wytwarzania tegoż hormonu zależy na przykład porost włosów. Istnieje też wiele innych „czynników wzrostowych"; niektóre z nich omówimy w rozdziale dziesiątym. Obecności hormonu wzrostowego wymaga naprawa tkanek zniszczonych w wyniku urazu, jest on też potrzebny do normalnego przebiegu procesu starzenia.

Inną grupą hormonów anabolicznych są hormony płciowe wytwarzane w żeńskich i męskich narządach płciowych. Hormony płciowe też należą do steroidów. W jajnikach produkowane są estrogeny i progestyny, androgeny powstają w jądrach. Wszystkie one odgrywają przede wszystkim rolę w dojrzewaniu i funkcjonowaniu narządów rozrodczych, mają jednak też pewne inne ważne funkcje.

W organizmie człowieka występuje wiele różnych hormonów. Zdecydowaliśmy się skoncentrować na tych, które przedstawione zostały na rycinie 3.1, ponieważ niektóre z nich są bezpośrednio związane z chorobami, które będziemy omawiać w dalszej części tego rozdziału.

W jaki jednak sposób wiąże się to wszystko z węglowodanami i chorobami? Otóż nadmiar spożytych węglowodanów prowokuje zwiększenie stężenia insuliny we krwi, a tym samym zaburza równowagę metaboliczną między anabolicznymi i katabolicznymi siłami organizmu. Dążenie do stanu równowagi między reakcjami anabolicznymi i katabolicznymi sprawia, że organizm musi jakoś zareagować na zwiększone ilości insuliny. Rycina 3.2 pokazuje, co dzieje się z naszą hormonalną „huśtawką", gdy spożywamy zbyt dużo węglowodanów.

Przyjrzyjmy się, w jaki sposób nasz organizm próbuje przywrócić równowagę między procesami anabolicznymi i katabolicznymi.

Przy zwiększonym stężeniu insuliny warunkiem odzyskania równowagi metabolicznej jest albo ograniczenie ilości innego hormonu anabolicznego, albo też zwiększenie ilości jakiegoś hormonu katabolicznego, czyli dodanie „wagi" po prawej stronie naszej huśtawki. Każde z tych rozwiązań związane jest z ryzykiem i może doprowadzić do wystąpienia różnych chorób.

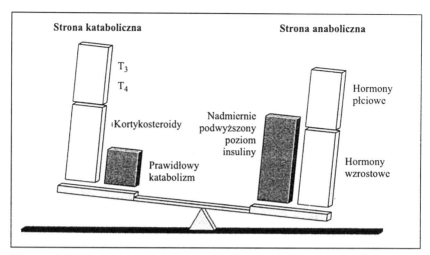

Ryc. 3.2. Nadmierne spożycie węglowodanów może prowadzić do nadprodukcji insuliny, a w rezultacie do zachwiania równowagi między hormonami.

Przywrócenie równowagi metabolicznej powoduje po stronie anabolicznej spadek poziomu hormonu wzrostowego. Jest to dobrze znane zjawisko u ludzi chorych na cukrzycę typu II, którą omówimy w rozdziale czwartym. Zmniejszone wydzielanie hormonu wzrostu wpływa ujemnie na układ odpornościowy oraz na mięśnie, chrząstkę, kości i tętnice. Niedobór ten może prowadzić do choroby wieńcowej. Wszystkie tkanki wymagają nieustannej odbudowy, która jest warunkiem ich prawidłowego funkcjonowania. Długotrwały niedobór hormonu wzrostowego może spowodować niedostateczną odnowę tkanek tętnic, a w końcu doprowadzić do choroby serca. Hormon wzrostowy pełni też ważną rolę w wytwarzaniu białek, między innymi enzymów. Ponieważ w czasie przemian metabolicznych enzymy ulegają zużyciu lub uszkodzeniu, zatem niedostateczne ich odnawianie może upośledzić wiele procesów komórkowych.

Hormon wzrostowy nie jest jedynym hormonem po stronie procesów anabolicznych, którego produkcja jest narażona na zahamowanie przez nadmiar węglowodanów w pożywieniu. Często zahamowaniu ulega cała czynność wydzielnicza przysadki mózgowej[2]. Zależność tę najłatwiej zaobserwować u otyłych chłopców na progu okresu dojrzewania; rozwój narządów płciowych jest u nich często opóźniony. Aby wywołać u tych chłopców gwałtowne przyspieszenie procesu dojrzewania, wystarczy nieraz zwykłe ograniczenie ilości spożywanych przez nich węglowodanów. Jest to możliwe, ponieważ wraz ze spadkiem poziomu insuliny dochodzi do zwiększenia produkcji hormonów płciowych.

Nawyk jedzenia dużych ilości węglowodanów może też wyjaśnić, dlaczego niektórzy ludzie stają się z czasem coraz mniej aktywni seksualnie. W odpowiedzi na nadmiar cukrów ich organizm produkuje zwiększone ilości insuliny, a równoważy to spadkiem wydzielania hormonów płciowych. Bardzo prawdopodobne jest, że przynajmniej u niektórych ludzi zaburzenia pociągu płciowego dałyby się wyleczyć zwykłym ograniczeniem węglowodanów w pożywieniu.

Nadmiar insuliny we krwi dotyka nie tylko hormony anaboliczne, ale także kataboliczne. Aby przywrócić zachwianą równowagę, organizm zaczyna produkować więcej hormonów tarczycowych i kortykosteroidów. Rycina 3.3 przedstawia dwa alternatywne sposoby na przywrócenie równowagi metabolicznej. Nadmiar hormonów katabolicznych może osłabić układ odpornościowy, a także spowodować inne problemy zdrowotne, takie jak nadczynność tarczycy.

Teraz, kiedy pokazaliśmy, w jaki sposób pierwotną przyczyną wielu chorób może być zachwiana równowaga hormonalna spowodowana nadmiernym spożyciem węglowodanów, możemy przyjrzeć się temu, co dzieje się z ludźmi, u których do owego zachwiania dochodzi. Wielu z nas doświadczyło takiego braku równowagi – często towarzyszącemu podenerwowaniu i chorobie. Kobiety odczuwają te zmiany, kiedy zbliża się miesiączka. To tylko jeden z przykładów, jak zachwianie równowagi hormonalnej może wpływać na nasze życie codzienne. Poważniejszą chorobą o tym samym podłożu jest cukrzyca, omówiona w rozdziale pią-

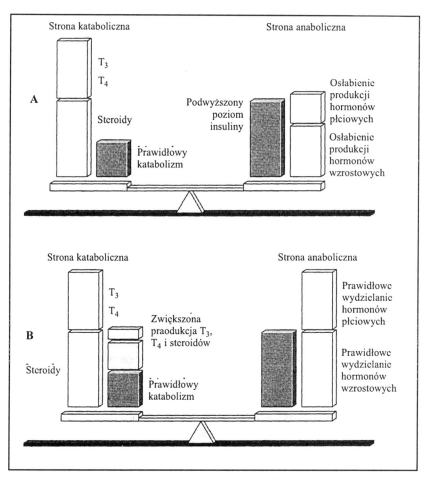

Ryc. 3.3. Różne sposoby, jakimi organizm próbuje przywrócić równowagę zaburzoną nadmierną produkcją insuliny w odpowiedzi na dietę wysokowęglanową: (A) spadek innych hormonów anabolicznych; (B) wzrost stężenia hormonów katabolicznych.

tym. Jest to tak poważne schorzenie, że poświęciliśmy jej cały rozdział. Tymczasem przyjrzyjmy się nieco innym dolegliwościom, które są wynikiem związanego z hormonami zachwiania równowagi metabolicznej.

NIEDOBORY HORMONU WZROSTOWEGO

Dorośli

Wspomnieliśmy już o tym, że wzrost stężenia insuliny może spowodować spadek produkcji hormonu wzrostowego. Odkryciu hormonu wzrostu towarzyszyło przekonanie, że jego rola ogranicza się do początkowych lat życia, a więc okresu od wczesnego dzieciństwa do dorosłości, kiedy to nadzoruje on rośnięcie i dojrzewanie organizmu. Z czasem jednak okazało się, że hormon wzrostowy odgrywa ważną rolę przez całe życie człowieka.

W miarę starzenia organizmu niedobór hormonu wzrostowego staje się zjawiskiem powszechnym, a już szczególnie u osób z cukrzycą typu II – jeszcze jednym skutkiem nadmiaru węglowodanów w pożywieniu. Podwyższony poziom insuliny prowadzi do zmniejszenia produkcji innych hormonów anabolicznych, na przykład hormonu wzrostowego. Wprawdzie amerykański Departament Kontroli Żywności i Leków dopuszcza obecnie suplementację hormonu wzrostowego u osób dorosłych, ale warto się zastanowić, czy jest to jedyna właściwa droga do wyeliminowania zagrożeń wynikających z jego niedoboru.

Każdy, kto przez dość długi czas stosuje dietę niskowęglowodanową, zauważy w swym organizmie rozliczne zmiany, które można przynajmniej częściowo przypisać podniesieniu stężenia hormonu wzrostowego. Z upływem czasu dochodzi do redukcji tkanki tłuszczowej i przyrostu masy mięśni, nawet bez dodatkowych ćwiczeń fizycznych. Ćwiczenia sprawiają, że przyrost mięśni odbywa się bardzo szybko. Szybciej rosną paznokcie, podobnie się ma sprawa z włosami. Choć odrost utraconego owłosienia może się okazać niemożliwy, to w każdym razie zazwyczaj następuje zahamowanie postępów łysienia. Poprawia się tempo naprawy tkanek i ogólny stan skóry.

Dzieci

Jedną z największych tragedii współczesnego trybu odżywiania pokarmem o dużej zawartości węglowodanów jest zjawisko niedoboru tłuszczów i białek w diecie dzieci. Trudno zliczyć, ile razy mieliśmy okazję obserwować dzieci na diecie niskotłuszczowej. Cóż jadły? Węglowodany – makaron, soki, ciastka, chrupki zbożowe, cukierki i odtłuszczone mleko. To wyraźny znak, że odżywianie trafiło w ślepą uliczkę. Rosnące i rozwijające się organizmy potrzebują białek i tłuszczu, z których powstają tkanki, a także dużych ilości hormonu wzrostowego, który sygnalizuje tkankom i narządom potrzebę rośnięcia.

Niedawna publikacja na łamach czasopisma *Pediatrics* rzuca nieco światła na to, w jaki sposób nadmiar węglowodanów w pożywieniu dzieci może wpłynąć na osłabienie produkcji hormonu wzrostowego. Magister nauk pielęgniarskich Melanie Smith i doktor medycyny Fima Lifshitz, obie z Oddziału Pediatrycznego Maimonides Medical Center (Nowy Jork), studiowały wpływ, jaki na wzrost i rozwój dzieci ma picie soków owocowych, czyli w zasadzie słodzonej wody z niewielką ilością witamin. Smith i Lifshitz odkryły, że dzieci w wieku od 14 do 20 miesięcy, których wzrost i rozwój odbiegały od normy wiekowej, spożywały m.in. nadmierne ilości soków owocowych[3]. U niektórych z tych dzieci odnotowano już zaburzenia jelitowe i biegunkę. Po zmianie sposobu odżywiania, czyli w tym wypadku zwiększeniu udziału kalorii pochodzących z tłuszczu i białek, tempo przyrostu wagi niemowląt zwiększyło się wyraźnie, a dzieci zaczęły się lepiej rozwijać.

Badania te, a także inne publikacje naukowe autorstwa Lifshitz, odsłaniają, jak bardzo negatywny wpływ na rozwój dzieci mogą mieć węglowodany, tutaj w postaci soków owocowych. Takie upośledzenie funkcji rozwojowych musi się przenosić na narządy, a nawet na mózg. Tymczasem zwykłe ograniczenie ilości węglowodanów w diecie wystarczy, aby rozwój przebiegał normalnie.

Omówiwszy podstawy, dzięki którym łatwiej będzie czytelnikowi ocenić prawdziwe zalety redukcji udziału węglowodanów w diecie, wspomnijmy teraz o niektórych z chorób możliwych do wyleczenia z pomocą diety niskowęglowodanowej. W następnych rozdziałach zaprezentujemy liczne, zobrazowane graficznie dane z medycznej praktyki doktora Lutza, trwającej przeszło czterdziesci lat i obejmującej kilka tysięcy pacjentów. Namawiamy cię, byś znalazł chwilę na wnikliwe przestudiowanie tych ilustracji, ponieważ ułatwiają one zrozumienie wielu zagadnień z zakresu żywienia i zdrowia. Czytelnik, który przeczyta i przeanalizuje tę książkę, nie będzie już więcej przyjmował bezkrytycznie dość powszechnego mniemania, że nie ma dowodów na pożyteczność diety niskowęglowodanowej. Co więcej, będzie miał w zasięgu ręki dowód na to, że jest wręcz przeciwnie.

Przypisy

1. J.Schole, *Theorie der Stoffwechselregulation unter besonderer Berucksichtingung der Regulation des Wachstums*, Paul Parey, Berlin and Hamburg 1966.
2. Przysadka mózgowa wydziela kilka hormonów, m.in. hormon regulujący czynność kory nadnerczy (ACTH), gonadotropinę (FSH), która pobudza dojrzewanie pęcherzyków w jajnikach i przyspiesza spermatogenezę w jądrach oraz prolaktynę stymulującą wydzielanie mleka (przyp. tłum.).
3. A. M. Smith, F. Lifshitz, *Excess fruit juice consumption as a contributing factor in nonorganic failure to thrive*, Pediatrics 93, (1994): 438–443.

Rozdział IV

Cukrzyca i insulinooporność

Cukrzycy towarzyszy wiele chorób degeneracyjnych i związanych ze starzeniem. Początek cukrzycy i oporności na insulinę to właśnie pierwsze objawy zmian fizjologicznych, które pojawiają się, zanim jeszcze wystąpią różne inne schorzenia, takie jak nowotwór czy choroba serca. Nie jest to żadna nowość. Prawdę tego twierdzenia potwierdziły liczne inne badania. Prekursorska praca doktora Lutza, wsparta wieloma późniejszymi badaniami, pokazuje, że oporność na insulinę i cukrzyca są pierwszymi objawami potencjalnych chorób metabolicznych w przyszłości.

Jak powiedziano wcześniej, insulina jest hormonem reagującym na obecność węglowodanów w pożywieniu. Powstaje w trzustce, w komórkach zwanych komórkami beta. Kataboliczny przeciwnik insuliny, glukagon, powstaje w komórkach alfa trzustki. Insulina odgrywa ważną rolę w przebiegu cukrzycy. Jest odpowiedzialna za usuwanie glukozy z krwi, dostarcza ją bowiem do komórek jako źródło energii oraz do wątroby, mięśni i tkanki tłuszczowej jako substrat, który po przetworzeniu w glikogen lub tłuszcz staje się materiałem zapasowym.

Bardziej dogłębna analiza wielu chorób składających się na spektrum stanu zdrowotnego współczesnego społeczeństwa wykazała, że oporność na insulinę jest pierwszym etapem całej serii zaburzeń fizjologicznych, prowadzących w końcu do załamania się czynności komórek. Opornością na insulinę określamy stan, w którym zdolność organizmu do prawidłowego wykorzystania glukozy ulega wyraźnemu zmniejszeniu. Upośledzenie to może się przejawiać z różnym nasileniem, jednakże w zasadzie cukrzyca typu II jest w pełni rozwiniętą opornością na insulinę. Przyczyną oporności insulinowej może być zwykły, długotrwały nadmiar węglowodanów w pożywieniu, w wyniku którego u niektórych osób rozwija się oporność na insulinę, czyli niejako przeciwwaga dla stale podwyższonego stężenia tego hormonu.

Dziś, kiedy beztłuszczowemu pożywieniu towarzyszy wzrost spożycia węglowodanów, cukrzyca i oporność na insulinę mają się lepiej niż kiedykolwiek wcześniej, a ludzie stają się cukrzykami wcześniej niż dawniej. Ośmielamy się twierdzić, że ani jeden z czytelników nie może powiedzieć patrząc na to, co konsumują jego dzieci, że w ich jedzeniu nie ma nadmiaru węglowodanów. A my, czy u nas wygląda to lepiej? Na śniadanie słodkie zbożowe chrupki, czyli cukier i węglowodany złożone, na drugie śniadanie kanapka z cienkim plasterkiem wędliny i, być może, odrobiną sera między dwoma plastrami pieczywa, do tego chipsy, owoc i coś słodkiego na deser (współczesne drugie śniadanie składa się pewnie w 90% z węglowodanów); w końcu obiadokolacja w barze szybkiej obsługi, czasem bułka i frytki, może pizza, a wszystko podlane słodkim napojem, by jakoś spłynęło do żołądka.

Cukrzyca jest obecnie jedyną chorobą nie zakaźną, która według Światowej Organizacji Zdrowia przybiera charakter epidemii. Według szacunków Międzynarodowej Federacji Diabetologicznej i Amerykańskiego Towarzystwa Diabetologicznego na cukrzycę typu II choruje ponad 15 milionów mieszkańców Stanów Zjednoczonych i co najmniej 100 milionów ludzi na całym świecie. Liczba osób dotkniętych lżejszą formą oporności insulinowej jest prawdopodobnie znacznie większa.

Niestety, cukrzyca, czyli skutek nieprawidłowej przemiany cukru, jest wywoływana właśnie przez cukry (czyli węglowodany) zawarte w pożywieniu. Natomiast dobrze się składa, że można ją powstrzymać ograniczając spożycie produktów bogatych w węglowodany. Oczywiście wielu ludzi nadal uważa, że winę za tę chorobę ponosi tłuszcz, my jednak wykażemy, że prawdziwa przyczyna leży w nadmiarze węglowodanów. Raz po raz obserwujemy cukrzyków, u których gruntowną poprawę zdrowia przynosi już zwykłe ograniczenie spożycia węglowodanów do 6 jednostek chlebowych dziennie. Jesteśmy przekonani, że większości przypadków cukrzycy typu II można by zapobiec, gdyby chorzy stosowali opisaną w tej książce dietę, zanim jeszcze zaczęła się u nich choroba.

Jak zobaczysz w dalszym ciągu tej książki, teoria oporności insulinowej powstała w celu wyjaśnienia wstępnych zaburzeń fizjologicznych, będących podstawą wielu różnych chorób. Sądzimy, że po przeczytaniu tego rozdziału zgodzisz się z nami, że zdanie, jakoby cukrzycę wywoływał tłuszcz, nie znajduje już uzasadnienia.

Kiedy spożywasz produkt zawierający jakieś węglowodany, twój organizm odpowiada wytwarzając insulinę, której rolą jest zużyć cukier powstający w wyniku rozkładu tego węglowodanu. Taki przebieg mają prawidłowe procesy. Jednakże na nadmiar cukru może organizm zareagować na wiele różnych, niewłaściwych sposobów.

CUKRZYCA TYPU I

Cukrzyca typu I, zwana też czasem **cukrzycą wieku dziecięcego**, nosi medyczne miano **cukrzycy insulinozależnej**. Jest to ta forma cukrzycy, która pojawia się bardzo wcześnie w życiu człowieka, a jej przyczyną jawi się upośledzona zdolność trzustki do wydzielania insuliny. Uważa się, że może to być związane z infekcją wirusową, która — przy współudziale reakcji odpornościowej organizmu — niszczy komórki beta trzustki.

Osoby z cukrzycą typu I muszą codziennie przyjmować zastrzyki z insuliny. Jednym z przełomowych osiągnięć współczesnej farmacji było opracowanie technologii otrzymywania ludzkiej insuliny metodą rekombinacji. Pozwoliło to na masową produkcję tego ważnego składnika i pomogło tysiącom pacjentów prowadzić w miarę normalne życie.

Osoby cierpiące na cukrzycę typu I muszą stale badać stężenie cukru we krwi. Dziś służą do tego podręczne paski testów glukozowych, a nawet jeszcze bardziej nowoczesne, małe cyfrowe urządzenia pomiarowe.

Sądzimy, że cukrzyca insulinozależna pod pewnymi względami bardzo przypomina stwardnienie rozsiane (MS — *multiple sclerosis*). Prawdopodobnie tak jak ono, powstaje wskutek infekcji wirusowej, nie dość szybko zwalczonej przez układ odpornościowy, który osłabiony został wcześniej nadmiernym spożyciem węglowodanów. Układ odpornościowy atakuje nie tylko samego wirusa, ale także tkankę przezeń uszkodzoną. W cukrzycy insulinozależnej tkanką tą są komórki beta trzustki. W stwardnieniu rozsianym jest to tkanka osłonki mielinowej włókien nerwowych. W cukrzycy insulinozależnej trzustkowe komórki beta są poddane szczególnemu stresowi u osób spożywających duże ilości węglowodanów, ponieważ taki sposób odżywiania wymusza na nich ciągłą produkcję insuliny. Z czasem układ odpornościowy zaczyna postrzegać uszkodzoną tkankę jako strukturę obcą, co w końcu może doprowadzić do dobrze poznanych reakcji autoimmunologicznych organizmu. Współczesna ortodoksyjna medycyna nie uznaje oficjalnie takiego punktu widzenia, ale znakomicie pasuje on do faktów.

Spójrzmy na to inaczej. Wielu z nas doświadczyło kiedyś dokuczliwego przeziębienia czy infekcji, która po prostu nie chciała minąć, nawet po antybiotykach. Jest to typowy przykład choroby autoagresyjnej rozwijającej się w tkankach z powodu osłabionego układu odpornościowego. Silny układ odpornościowy powinien bez trudu eliminować pospolite choroby wirusowe i bakteryjne w możliwie najkrótszym czasie. Stwierdziliśmy, że w niektórych wypadkach te uciążliwe objawy infekcji ustępują po 3–5 dniowym podawaniu średnich dawek kortyzonu lub prednizonu (leków immunosupresyjnych). Jak się to dzieje? Prednizon lub kortyzon hamuje działanie układu odpornościowego, co można zrobić stosunkowo bezpiecznie pod warunkiem, że infekcja wirusowa została zwalczona. Leki chwilowo powstrzymują autoagresyjną destrukcję tkanek. To pozwala tkance na wyleczenie, a kiedy leki zostają odstawione, układ immunologiczny rozpoznaje uzdrowioną tkankę jako „swoją" i objawy ustępują. Kiedy jednak leczenie takie nie skutkuje, wtedy zaczyna się w pełni rozwinięta choroba autoimmunologiczna, taka jak cukrzyca typu I lub stwardnienie rozsiane.

Jest to dość paradoksalne zawirowanie wewnątrz skomplikowanego świata układu odpornościowego. Nadmierne spożycie węglowodanów zaburza równowagę hormonalną i w ten sposób osłabia układ immunologiczny, który obraca się przeciw tkankom własnego organizmu, zmienionym w trakcie przedłużającej się infekcji, której organizm nie był w stanie zwalczyć dość szybko.

CUKRZYCA TYPU II

Ten rodzaj cukrzycy zwany jest też często **cukrzycą wieku dorosłego**, ponieważ zwykle rozwija się w późniejszych latach życia. Nazwa naukowa cukrzycy typu II to **cukrzyca insulinoniezależna**. Oznacza to, że stan chorych zazwyczaj nie wymaga podawania insuliny. To właśnie ta odmiana cukrzycy dotyka większość chorych – nawet 90% zdiagnozowanych przypadków.

TESTY CUKROWE

Istnieją trzy główne rodzaje testów oceniających prawidłowość reakcji organizmu na cukier, a tym samym sygnalizujących potencjalne zagrożenie ze strony cukrzycy. Jeden z nich mierzy stężenie cukru w moczu, dwa inne – test tolerancji glukozy (GTT – *glucose tolerance test*) i test na stężenie cukru we krwi na czczo – wykazują poziom glukozy we krwi.

Test tolerancji glukozy

Jest to jedna z najskuteczniejszych prób oceniających wydajność metabolizmu cukrów u człowieka. Test jest pomiarem tolerancji organizmu na zaaplikowaną doustnie dawkę cukru. Oto, jak przebiega: pacjent dostaje porcję glukozy lub jakiegoś innego cukru (zwykle w postaci wodnego roztworu). Po jego wypiciu pozostaje pod stałym nadzorem, a co jakiś czas pobiera się mu krew, aby zmierzyć poziom cukru. Wykres zachodzących zmian zwany jest krzywą tolerancji glukozy.

Przyjrzyjmy się jednemu z takich wykresów. Ilustracja 4.1 przedstawia typową krzywą tolerancji glukozy u osoby zdrowej. Oś y prezentuje poziom glukozy w miligramach na decylitr (mg/dl). Jest to jednostka stężenia. Oś x przedstawia upływ czasu w godzinach.

Zrozumienie tego wykresu ma wielkie znaczenie, ponieważ odnosi się on bezpośrednio do oporności na insulinę i cukrzycy. Łatwo zauważyć ostry wzrost stężenia glukozy, który następuje wkrótce po wypiciu roztworu cukru. Skok ten następuje zwykle po 30–60 minutach. Tego właśnie oczekujemy po dostarczeniu organizmowi glukozy (np. wysokowęglowodanowego posiłku), a jeśli mechanizm ten działa prawidłowo, to dostarczony cukier powinien zostać usunięty z krwiobiegu w sposób zależny od konkretnych potrzeb człowieka. Organizm wykorzystuje ją zatem jako źródło energii dla komórek, a jeśli chwilowo potrzeby energetyczne komórek są zaspokojone, magazynuje ją albo w postaci glikogenu w wątrobie albo jako trójglicerydy w tkance tłuszczowej. Trójglicerydy są jedną z postaci tłuszczu i zostaną omówione, wraz z kwasami tłuszczowymi, w rozdziale piątym.

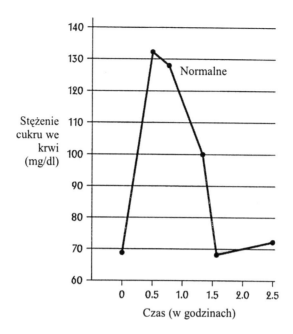

Ryc. 4.1. Krzywa tolerancji glukozy u osoby zdrowej. Po zażyciu 50 gramów cukru (dekstrozy) następuje gwałtowny skok stężenia glukozy we krwi, a następnie wyraźny spadek, aż do poziomu wyjściowego.

Na rycinie 4.1. przedstawiono reakcję organizmu człowieka zdrowego. Po mniej więcej 30 minutach stężenie glukozy we krwi zaczyna spadać, aby po godzinie do półtorej osiągnąć poziom wyjściowy (czyli odpowiadający stanowi „na czczo"), po czym utrzymuje się na stałym poziomie. Oznacza to, że organizm zdołał zagospodarować dostarczoną mu ilość glukozy. Ale często dzieje się inaczej.

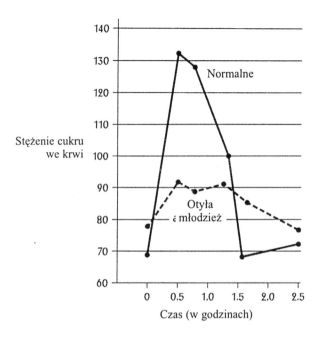

Ryc. 4.2. Stromo wznosząca się linia odzwierciedla normalną reakcję na przyjętą doustnie dawkę 50 gramów dekstrozy. U dzieci otyłych znacznie spłaszczona krzywa oznacza, że ten sam bodziec spowodował wydzielenie większej ilości insuliny. Ta nadprodukcja insuliny (hiperinsulinizm) jest pierwotną przyczyną „choroby węglowodanowej".

Jeśli przyjrzysz się krzywej tolerancji glukozy u otyłej młodzieży, zauważysz całkiem odmienny obraz. Na rycinie 4.2 prezentujemy taką właśnie „nienormalną" krzywą; dla porównania umieszczono na wykresie obraz krzywej tolerancji glukozy dla osoby zdrowej.

Najbardziej rzucającą się w oczy różnicą jest kształt krzywej: wzrost stężenia glukozy u otyłych nastolatków jest znacznie mniejszy niż u osób zdrowych. Bardziej szczegółowa analiza wykresu wykazuje też, że wyższy jest u nich również poziom wyjściowy i końcowy (czyli stężenie cukru we krwi osoby będącej na czczo lub dłuższy czas po posiłku).

Dlaczego krzywa tolerancji glukozy u otyłej młodzieży ma tak odmienny kształt? Przyczyny należy szukać w tak zwanym hiperinsulinizmie; organizm tych chorych wytwarza zbyt wiele insuliny. Ponieważ bezpośrednią odpowiedzią na spożycie węglowodanów jest wydzielanie insuliny, zatem wydaje się logiczne, że ograniczenie ilości węglowodanów w diecie powinno się przyczynić do zmniejszenia ilości produkowanej przez chorych insuliny.

Oto cykl, który, jak sądzimy, zachodzi u tych osób. Codziennie zjadają duże ilości pokarmów węglowodanowych, a to sprawia, że do ich krwi nieustannie wydziela się insulina. Taka sytuacja trwa całe lata, a stężenie insuliny nieustannie się podwyższa. Trzustka, która wytwarza insulinę, reaguje na każdą, nawet małą ilość glukozy. Reaguje przesadnie, produkując nadmiar insuliny, a wówczas glukoza jest usuwana z krwi zbyt szybko.

Całą sprawę pogarsza jeszcze fakt, że nie cała glukoza zostaje zużyta jako źródło energii, a zatem zostaje odłożona w postaci materiałów zapasowych. Jest to zaiste błędne koło: im więcej węglowodanów zjadasz, tym więcej twój organizm wytwarza insuliny i tym więcej przyrasta tkanki tłuszczowej.

Przerwanie błędnego koła

Czy jednak rzeczywiście jest to aż tak proste, czy faktycznie wystarczy ograniczyć ilość spożywanych węglowodanów, aby odbudować normalny metabolizm insulinowy? Sądzimy, że odpowiedź brzmi „tak".

Przyjrzyjmy się dokładniej, jakim zmianom podlega krzywa tolerancji glukozy u otyłej młodzieży po rozpoczęciu diety niskowęglowodanowej. Dla uzmysłowienia czytelnikom mechanizmu, z pomocą którego po ograniczeniu ilości spożywanych węglowodanów organizmy tych dzieci ulegają uregulowaniu, wybraliśmy zaledwie siedmiu pacjentów. Wykresy prezentujące przebieg zmian przedstawia ryc. 4.3.

Ilustracja przedstawia krzywe tolerancji glukozy siedmiu pacjentów przed rozpoczęciem kuracji niskowęglowodanowej i po

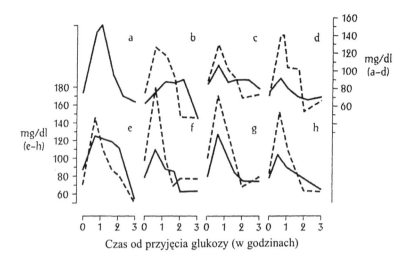

Ryc. 4.3. Krzywa tolerancji glukozy u dzieci otyłych leczonych dietą niskowęglowodanową (zawierającą co najwyżej 6 BU) dąży do powrotu do normy. Wykres oznaczony „a" to krzywa tolerancji glukozy o normalnym przebiegu, zamieszczona dla porównania. Wykresy b–h reprezentują siedem przypadków chorobowych. Linie przerywane oddają kształt krzywej po zastosowaniu diety. Warto zauważyć wzrost wysokości krzywej, świadczący o zmniejszeniu hiperinsulinizmu.

wielu miesiącach trwania leczenia dietą. Osoby te konsumowały węglowodany w ilości sześciu lub mniej jednostek chlebowych dziennie (72 gramy węglowodanów na 24 godziny). W każdym z zaprezentowanych przypadków pierwotny kształt krzywej bardzo przypomina ryc. 4.2 – mowa tu o linii ciągłej. Jak łatwo zauważyć, węglowodanowy posiłek nie wywołuje u chorych znacznego wzrostu stężenia cukru we krwi.

Krzywe tolerancji glukozy dla badanych pacjentów, ale po kilkumiesięcznej kuracji dietą niskowęglowodanową, nakreślono na ryc. 4.3 linią przerywaną. Można zauważyć powrót do bardziej normalnego kształtu krzywej: pojawia się wyraźny „szpic" wkrótce po przyjęciu cukru, co świadczy o tym, że trzustka nie wytwarza już nadmiaru insuliny, a tym samym glukoza jest z krwi usuwana wolniej. Zwyczajne ograniczenie ilości węglowodanów w pożywieniu wystarczyło, by zniknął hiperinsulinizm, na który cierpieli młodzi pacjenci – a tym samym zbędne się okazały wszelkie pigułki i lecznicze mikstury. Oczywiście, pacjenci musieli zwalczyć nałóg jedzenia słodyczy; przyznajemy, że nie zawsze jest to łatwe.

Hipoglikemia

Cukrzyca przejawia się jeszcze na inne sposoby. Wiele osób od czasu do czasu doświadcza sensacji związanych z niskim stężeniem cukru we krwi. Często przyjmuje się wówczas, że to całkiem normalne zjawisko i że problem ustąpi po małej przekąsce. Tymczasem objawy te wcale nie są normalne, a można je usunąć ograniczając ilość spożywanych węglowodanów.

Zdajemy sobie sprawę z tego, że prezentowane przez nas poglądy stoją w opozycji do opinii lansowanych przez większość lekarzy, którzy zwykli mówić, że kiedy stężenie cukru we krwi jest małe, wtedy dla podniesienia go należy jeść więcej węglowodanów i cukrów. Oczywiście w chwili, gdy stężenie to staje się bardzo niskie, chory może potrzebować porcji węglowodanów dla doraźnego usunięcia problemów, postępowanie takie nie rozwiązuje sytuacji, gdyż nie przywraca normalnej reakcji insulinowej.

Jak zobaczysz, to właśnie nadmiar węglowodanów w diecie jest główną przyczyną nagłych spadków stężenia cukru we krwi. Oto, jak do tego dochodzi: nadmiar węglowodanów prowadzi do wzmożonego uwalniania insuliny do krwi. U niektórych osób powoduje to nieustanne usuwanie z krwi glukozy i w konsekwencji niebezpiecznie niskie jej stężenie. Kiedy chory stara się zaradzić sytuacji spożywając węglowodany, organizm wytwarza jeszcze więcej insuliny, a hipoglikemiczne epizody powtarzają się, a z czasem nawet nasilają. Mówiąc pacjentowi, by na spadek stężenia cukru we krwi reagował zjedzeniem czegoś słodkiego, postępujemy jak ktoś, kto radzi narkomanowi, by za każdym razem, gdy jest na głodzie, wziął „działkę". W rzeczywistości osoba uzależniona powinna ograniczać stopniowo ilość przyjmowanych środków uzależniających, aż zacznie się obywać bez nich, a napady głodu narkotykowego miną.

Aby dać ci wyobrażenie o tym, na czym polega atak hipoglikemii i w jaki sposób dieta niskowęglowodanowa eliminuje ten problem, zamieściliśmy ryc. 4.4. Przedstawia ona dwie krzywe tolerancji glukozy, przy czym linią przerywaną oznaczono krzywą osoby cierpiącej na zaburzenia hipoglikemiczne. Chorej podano 50 gramów glukozy w herbacie, po czym w czasie sześciu godzin badano stężenie glukozy w jej krwi. Zauważ, że po trzech godzinach stężenie to osiąga wartość o wiele niższą (linia przerywana) niż na krzywej reprezentującej normalną reakcję organizmu – mamy tu obraz tego, co dzieje się w czasie napadu hipoglikemicznego. U niektórych osób napad taki pojawia się po posiłku złożonym przede wszystkim z węglowodanów, zwykle w kilka godzin po jego spożyciu. Aby usunąć jego skutki, chorzy zazwyczaj zjadają niewielką przekąskę, jak cukierek lub kawałek pieczywa, czy na przykład wypijają osłodzoną kawę lub herbatę. Tymczasem należy pamiętać, że niedocukrzenie krwi w trzy czy cztery godziny po posiłku nie jest zjawiskiem normalnym; będziemy ten temat omawiać bardziej szczegółowo w rozdziale następnym.

Powróćmy jednak do ryc. 4.4. Po zaledwie trzech miesiącach stosowania diety niskowęglowodanowej pacjentka przestała miewać napady hipoglikemiczne. Na ryc. 4.4 krzywą tolerancji glukozy u chorej, u której ograniczono ilość spożywanych węglowodanów, reprezentuje linia ciągła. Odmiennie niż przed leczeniem, po trzech godzinach od posiłku nie widać objawów niedocukrzenia.

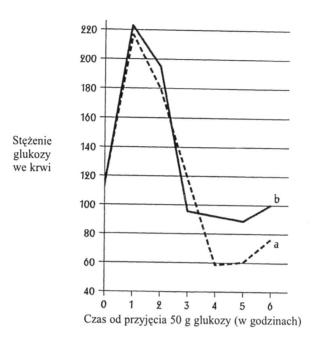

Ryc. 4.4. Przykład osoby, u której po trzech miesiącach stosowania diety niskowęglowodanowej przestały się pojawiać napady hipoglikemiczne: (a) przed zastosowaniem diety, (b) po kuracji.

Po ograniczeniu spożycia węglowodanów wydzielanie insuliny wraca do normy, a po posiłku cukier jest usuwany z krwi stopniowo. Pamiętaj, że w Stanach Zjednoczonych większości hipoglikemików mówi się, że powinni jeść więcej cukru, a nie ograniczać go. Staraliśmy się dowieść, że takie postępowanie prowadzi jedynie do nasilenia problemu. Dlatego kiedy następnym razem lekarz powie ci, abyś na napad hipoglikemiczny reagował zwiększając ilość spożywanych węglowodanów, poproś go, by pokazał ci krzywe tolerancji chorych, których wyleczono dietą bogatą w cukrowce.

Test na stężenie cukru we krwi na czczo

Test na poziom cukru we krwi na czczo należy do najbardziej popularnych testów w trakcie badań lekarskich. Jest on prostszy niż określanie krzywej cukrowej, ponieważ do jego przeprowadzenia potrzeba tylko jednej próbki krwi. Nie przedstawia wprawdzie zmian w czasie i naszym zdaniem wnosi znacznie mniej informacji niż krzywa tolerancji glukozy, daje jednak pewien obraz procesów regulacji poziomu cukru we krwi osoby badanej.

Test ten określa stężenie cukru we krwi badanego, który nie jadł przez pewien określony czas, zwykle przez noc, i jest na czczo. Osoby zdrowe mają na czczo dość niski poziom glukozy (70–90). Oczywiście wielkość ta może się wahać, kiedy jednak przekracza 100, bez wątpienia oznacza to, że coś jest nie tak.

Problem z wysokim stężeniem cukru

Dlaczego wysoki poziom cukru we krwi wywiera na nasz organizm tak bardzo negatywny wpływ? Odpowiedź na to pytanie leży w chemicznych i biochemicznych reakcjach glukozy oraz współzależnościach między nią a białkami i tłuszczami.

Białka są cząsteczkami uczestniczącymi w znacznej części reakcji chemicznych związanych z funkcjonowaniem naszego organizmu. W grupie najważniejszych białek wymienić należy enzymy. Są to białka, które katalizują, czyli inaczej mówiąc przyspieszają, reakcje biochemiczne. Bez nich reakcje chemiczne zachodziłyby w organizmach zwierzęcych (ale także i w innych formach życia) zbyt wolno, by mogły być przydatne do utrzymania ich przy życiu.

Jeden z podstawowych problemów związanych z nadmiarem glukozy we krwi i w tkankach polega na tym, że może ona wchodzić w reakcje chemiczne z białkami i niszczyć te ich właściwości, które decydują o ich funkcjonowaniu. Reakcje z glukozą – zwane reakcjami glikacji – zachodzą bez udziału enzymów. Jedyny warunek niezbędny do ich spełnienia to wzajemne zderzenie cząsteczek i wystarczająca ilość energii, by zaszła reakcja wywołana tą kolizją. (Mamy tu do czynienia również z innymi wymaganiami, wynikającymi z zasad chemii organicznej, które jednak do tych wyjaśnień nie wnoszą nic nowego). Tu również, jak we wszystkich reakcjach nieenzymatycznych, im wyższe stężenie reagentów, tym szybciej zachodzi reakcja. Ponadto same reakcje częściej zachodzą przy dużych stężeniach. Zatem wysoki poziom cukru we krwi prowokuje większą liczbę szkodliwych reakcji glikacji.

Cukry, które działają w ten sposób, a więc na przykład glukoza, nazywamy cukrami **redukującymi**. Mogą też one reagować z tłuszczowcami (tłuszczami), które wchodzą w skład błon komórkowych. Im wyższe stężenie cukrów redukujących we krwi i w tkankach, tym większe ryzyko, że dojdzie do groźnych w skutkach reakcji między nimi i białkami oraz tłuszczami. W rezultacie takich destrukcyjnych przemian może dojść nawet do całkowitego zniszczenia funkcji komórkowych. Dlatego też utrzymywanie stężenia cukrów we krwi na stosunkowo niskim poziomie przez całe życie jest niezwykle istotne dla zdrowia. Jak widać z krzywych tolerancji glukozy, które zaprezentowaliśmy wcześniej, w tym, że stężenie cukru rośnie po przyjęciu dawki glukozy, nie ma nic złego. Jednakże porcja ta powinna zostać usunięta z krwi w ciągu kilku godzin. Do utrzymania dobrego stanu zdrowia potrzebny jest właściwy metabolizm cukrów. Jeśli stale podjadasz słodycze, to poziom cukru w twojej krwi jest stale podniesiony.

Do określenia, jak silne są reakcje glikacji w organizmie chorego na cukrzycę, lekarze stosują specjalny test. W czasie tego badania mierzy się ilość cukru związanego z **hemoglobiną**, czyli białkiem krwi, które rozprowadza tlen do tkanek. Im więcej cukru, tym poważniejsza cukrzyca. W organizmie ssaków znajduje się wiele białek z przyłączonymi do nich cukrami – biorą one udział w normalnym jego funkcjonowaniu. Te kompleksy białkowo-cukrowe powstają w sposób planowy, z użyciem maszynerii komórkowej, natomiast chaotyczna reakcja białek z glukozą ma przebieg niekontrolowany i nie jest organizmowi potrzebna. Reakcje glikacji są szkodliwe, ponieważ mogą upośledzić prawidłowe działanie białek i enzymów.

Jeśli tak ważne jest, aby przez całe życie poziom cukru we krwi pozostawał na odpowiednio niskim poziomie, to w jaki sposób tego dokonać? Choć odpowiedź jest niezwykle prosta, wciąż jeszcze dominuje silna niechęć do przyjęcia jej do wiadomości.

JEDZ MNIEJ WĘGLOWODANÓW

Jeśli badania wykazały u ciebie podwyższony poziom cukru we krwi, jedz mniej węglowodanów. To aż tak proste. Cukrzykom przepisuje się leki na obniżenie poziomu cukru, a koncerny farmaceutyczne ponoszą duże nakłady na ich reklamowanie. Chorym mówi się, że powinni zacząć leczenie od zmniejszenia spożycia tłuszczów; o węglowodanach się wspomina, ale zwykle nie zaleca większych ograniczeń.

Cukrzyca typu II jest chorobą wynikającą z nadmiaru węglowodanów. Człowiek, który przez większą część swej ewolucji był myśliwym i zbieraczem, nie przystosował się do spożywania dużych ilości cukrowców, dlatego też jedząc ich dużo, przekracza naturalne możliwości organizmu do przetwarzania cukrów. Jak to się dzieje, że lekarz stwierdza podwyższony poziom cukrów we krwi i nie zaleca zmniejszenia ich spożycia? Jest to tyleż niedorzeczne, co groźne. Nie daj się omamić tym, którzy twierdzą, że zmniejszenie ilości zjadanych węglowodanów nie wpływa korzystnie na stan zdrowia cukrzyka.

Niemal każdy nadmiar prowadzi w końcu do jakichś szkodliwych zmian. Po pewnym czasie ramię miotacza baseballowego nie jest w stanie sprostać dużym obciążeniom, dlatego też miotaczy zmienia się co trzy, cztery rozgrywki. Jeśli namiętnie pijasz dżin, to po kilku latach twoja wątroba nie może już metabolizo-

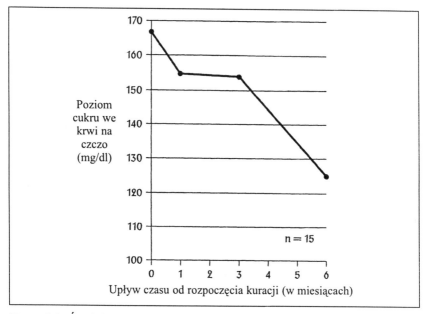

Ryc. 4.5. Średnie stężenie cukru we krwi na czczo w grupie piętnastu pacjentów z lekką cukrzycą po sześciu miesiącach stosowania diety polegającej na ograniczeniu ilości spożywanych węglowodanów do maksimum 72 g dziennie. Średnia wartość dla piętnastu chorych spadła z 165 do 127 mg/dl.

wać alkoholu. Jeśli palisz zbyt wiele, to w którymś momencie twoje płuca i tkanki tracą zdolność usuwania toksycznych substancji odpadowych. Oczywiście wyliczenia te można by mnożyć i mnożyć.

Z naszych doświadczeń wynika, że niemal każdy korzysta na ograniczeniu spożycia węglowodanów, nawet chorzy, którzy od lat cierpią na cukrzycę typu II i przyjmują leki na obniżenie poziomu cukru we krwi. Ryc. 4.5 pokazuje zmiany średniego stężenia cukru we krwi na czczo u piętnastu pacjentów po sześciomiesięcznej kuracji dietą zawierającą nie więcej niż 72 gramy węglowodanów dziennie. W chwili rozpoczęcia leczenia chorzy brali środki obniżające stężenie cukru we krwi. Po sześciu miesiącach średni poziom cukru we krwi spadł z 165 do 127 mg/dl. Co więcej, pacjenci potrzebowali też mniej leków, a to już jest bezpośredni dowód na to, że ograniczenie spożycia węglowodanów powoduje spadek poziomu glukozy we krwi.

Dr Allan, pracując w Narodowych Instytutach Zdrowia (NIH), przekazał swemu koledze, Dolphowi Hatfieldowi, informacje, z którymi właśnie zaznajomiliśmy czytelnika. Hatfield jest w podeszłym wieku i ma cukrzycę typu II, ale prowadzi aktywny tryb życia. Rozpoczął dietę niskocukrową, ponieważ wydawało mu się, że ma ona sens. Po mniej niż sześciu miesiącach kuracji Hatfield stał się jej gorącym orędownikiem. Stwierdził, że stężenie glukozy w jego krwi znacznie spadło pomimo ograniczenia do połowy dawki leków na obniżenie poziomu cukru, a wyniki testu na glikację hemoglobiny poprawiły się wyraźnie. Co więcej, Hatfield powiedział też, że przestał doświadczać napadów hipoglikemicznych i nie męczy się tak łatwo. Ba, dodał nawet, że to właśnie węglowodany złożone, czyli te, o których zapewne słyszałeś same superlatywy, powodują najsilniejsze niepożądane spadki poziomu cukru we krwi. Wiele osób powie, że dowód ten ma raczej charakter anegdotyczny, ale z punktu widzenia doktora Dolpha Hatfielda jest to fakt, a zatem być może dotyczy to również ciebie.

Przy przechodzeniu na dietę niskowęglowodanową chorzy na cukrzycę powinni pamiętać o kilku rzeczach. Po pierwsze, podobnie jak w przypadku każdej innej choroby, powinieneś być w stałym kontakcie ze swoim lekarzem. Nie pozwól, by wyperswadował ci tę dietę, za to zapewnij sobie z jego strony stałe monitorowanie jej efektów. Będzie to pouczające doświadczenie dla was obojga – być może w ten sposób świadomość korzyści z niej płynących stanie się udziałem większej liczby lekarzy. Po drugie, pamiętaj, że aby przestroić się i wyregulować wszelkie braki w równowadze fizjologicznej, które nieraz narastały latami, organizm potrzebuje czasu. O wiele za często oczekujemy natychmiastowych wyników. Jak zauważysz podczas lektury następnych rozdziałów, część pacjentów cierpiących na pewne schorzenia wymaga długich lat na diecie niskowęglowodanowej, by osiągnąć optimum możliwości zdrowotnych, ale jednak w końcu je osiąga. Istnieje kilka chorób, co do których nie ma pewności, jakie skutki wywrze na nie ograniczenie węglowodanów, ale o tym będziemy mówić później.

Z naszych dotychczasowych rozważań wynika, że ograniczenie spożycia węglowodanów jest korzystne dla większości ludzi, zwłaszcza gdy stosują się oni do diety opisanej w rozdziałach 2 i 12 tej książki. Jest to również prawdą w wypadku osób chorych na którąś z opisanych wcześniej chorób metabolicznych, a także tych, którzy pragną zmniejszyć potencjalne ryzyko zapadnięcia na cukrzycę, a to oznacza, że stosując ów program skorzystać może praktycznie każdy. Jednakże chcielibyśmy cię zapewnić, że nie jest to dieta podyktowana jakąś chwilową modą, ale raczej sposób odżywiania, do którego dostosowały się nasze organizmy na drodze ewolucji. Prawdziwe utrapienie stanowi swoista „moda" na spożycie nadmiaru węglowodanów. Temat ten będziemy jeszcze omawiać, zwłaszcza w rozdziale 11, poświęconym ewolucji.

NOWE BADANIA, STARE ROZWIĄZANIA

Studia bibliograficzne z użyciem wyszukiwarki internetowej Narodowej Biblioteki Medycznej pokazują, że nad skutkami ograniczenia spożycia węglowodanów podjęto ostatnio liczne badania. Jedne z nich, przeprowadzone w Centrum Medycznym Uniwersytetu Kalifornijskiego w Irvine, na oddziale położniczym i ginekologicznym, skoncentrowały się na skutkach, jakie wywiera taka dieta na pacjentki z cukrzycą ciążową[1].

W czasie ciąży często dochodzi do rozwoju krótkotrwałej cukrzycy i oporności insulinowej. Badania te miały ukazać wpływ węglowodanów na różne wymierne czynniki związane z metabolizmem cukru, o których wiadomo jednocześnie, że mają duże znaczenie w okresie ciąży. Do próby wybrano losowo dwie grupy kobiet; u jednej z grup stosowano dietę wysokowęglowodanową (węglowodany zaspokajały ponad 45% dziennego zapotrzebowania energetycznego); dieta kobiet w grupie drugiej była uboższa w cukrowce (z pokarmów węglowodanowych pochodziło mniej niż 42% energii).

Wyniki tych eksperymentów pokazują, że „ograniczenie ilości węglowodanów u chorych z cukrzycą ciążową leczoną dietą prowadzi do lepszej kontroli glikemicznej, ograniczenia konieczności stosowania insuliny, wpływa na prawidłowy przebieg ciąży i redukcję liczby porodów przez cesarskie cięcie". Dla wyjaśnienia – „lepsza kontrola glikemiczna" oznacza, że przemiany metaboliczne cukru przebiegały u tych kobiet sprawniej, a tym samym zredukowano w ich przypadku konieczność stosowania insuliny. Również wielkość płodu mniej odbiegała od normy u pacjentek na diecie niskowęglowodanowej; mniej wystąpiło komplikacji porodowych wymagających interwencji chirurgicznej.

Ten eksperyment z udziałem kobiet ciężarnych dowodzi kilku nowych i ważnych korzyści wypływających ze stosowania diety niskowęglowodanowej. Jak w wypadku wielu innych podobnych eksperymentów, ilość cukrowców stosowanych w tych badaniach znacznie przewyższa zalecane przez nas dawki. W diecie ograniczającej ich ilość do 6 jednostek chlebowych dziennie udział kalorii pochodzenia węglowodanowego nie przekracza 10–15% dziennego zapotrzebowania energetycznego, jednakże już w grupie pacjentek zaspokajających węglowodanami 42% zapotrzebowania energetycznego dał się zaobserwować spadek konieczności stosowania insuliny i zmniejszenie liczby cesarskich cięć. Wszystkie dowody, które prezentujemy w tej książce, wskazują na to, że korzyści, jakie kobiety ciężarne – a także ich noworodki – osiągną stosując program ograniczający ilość węglowodanów do 6 jednostek chlebowych dziennie są jeszcze większe.

Inna grupa eksperymentów dotyczyła wpływu węglowodanów na osoby ze świeżo zdiagnozowaną cukrzycą typu II. W badaniach tych naukowcy zwrócili uwagę na nienormalną lipoproteinę u tych diabetyków[2]. Lipoproteiny to białka biorące udział w transporcie tłuszczów (lipidów). Niektóre lipoproteiny przenoszą cholesterol, bardzo ważną cząsteczkę biologiczną, do różnych części ciała. Prawdopodobnie słyszałeś o związanych z cholesterolem lipoproteinach dużej gęstości (HDL) i lipoproteinach małej gęstości (LDL), ale istnieją jeszcze inne. Bardziej szczegółowo będziemy omawiać to zagadnienie w rozdziale szóstym.

U diabetyków upośledzenie metabolizmu tłuszczów jest skutkiem nieprawidłowego metabolizmu cukrów, jako że oba te procesy są ze sobą ściśle związane. Mówiąc prościej, gdzie poziom cukru i insuliny jest wysoki, tam tłuszcz ulega magazynowaniu i nie zostaje zużyty. Wykorzystanie zapasów tłuszczowych możliwe bywa tylko wtedy, gdy stężenie cukru we krwi nie jest wysokie.

Badacze przyjrzeli się hiperlipoproteinemii u cukrzyków. Nazwa hiperlipoproteinemia oznacza po prostu nadmierne stężenie lipoprotein we krwi. U cukrzyków pojawia się ono zwykle z tego samego powodu: zbyt wiele insuliny oznacza przewagę procesów anabolicznych i odkładanie tłuszczów. Ponieważ lipoproteiny pełnią ważną rolę w transporcie tłuszczów, zatem ich ilość zwiększa się, ponieważ organizm próbuje znaleźć miejsce, gdzie mógłby go zmagazynować. **Pamiętaj, że to nie tłuszcz w pożywieniu stanowi problem. Jeśli ilość węglowodanów jest ograniczona, tłuszcz zostaje zmetabolizowany, a poziom lipoprotein ulega normalizacji.**

Doświadczenie rozpoczęto od wprowadzenia u 42 pacjentów diety niskowęglowodanowej. W grupie tej w chwili rozpoczęcia eksperymentu 57% osób cierpiało na hiperlipoproteinemię. Po zaledwie jednym miesiącu takiej kuracji u połowy spośród owych 57% chorych nastąpił powrót do normy. Po dziesięciu miesiącach zaledwie ośmiu diabetyków miało jeszcze wysoki poziom lipoprotein we krwi. Oznacza to sześćdziesięciosześcioprocentowy sukces w ciągu zaledwie dziesięciu miesięcy. W konkluzji autorzy stwierdzają, że „pospolite nieprawidłowości lipoproteinowe cukrzycy wieku dojrzałego mogą być zwykle wyleczone najprostszą z możliwych niskowęglowodanowych diet. Większość pacjentów nie potrzebuje ani specjalistycznych i złożonych planów dietetycznych, ani obniżających poziom tłuszczów leków".

Czy zaczynasz dostrzegać moc drzemiącą w diecie niskowęglowodanowej? Skoro widać, że ograniczenie spożycia węglowodanów rzeczywiście odwraca wiele metabolicznych nieprawidłowości, to można też podejrzewać, że być może stosowanie takiej diety przez całe życie w ogóle nie dopuszcza do ich rozwoju.

Wprawdzie istnieje wiele doniesień wskazujących na korzyści płynące z diety niskowęglowodanowej, ale nie brak też takich, które sugerują, że jest ona niezdrowa. We wszystkich, które analizowaliśmy, albo poziom węglowodanów nie był wystarczająco niski do przetestowania tego sposobu odżywiania, albo okres, w którym obserwowano jego działanie, był zbyt krótki. Jak już wspomnieliśmy, i jak wynika z dalszego ciągu naszych wywodów, w niektórych dolegliwościach czas potrzebny do tego, aby ujawniły się korzyści płynące z diety niskowęglowodanowej, jest dość długi.

Doktor Gerald Reaven jest tym z dobrze znanych badaczy, który wypowiadał się otwarcie na temat związków insuliny i chorób degeneracyjnych. Reaven to jeden z pierwszych ludzi w USA, którzy zasugerowali, że oporność na insulinę jawi się przyczyną różnych chorób metabolicznych związanych ze starzeniem i degeneracją organizmu. W ciągu ostatnich dwudziestu lat Reaven i jego koledzy przeprowadzili na Uniwersytecie Stanforda wiele dobrze zaplanowanych badań, które zazwyczaj potwierdzają zasadność niskowęglowodanowego sposobu odżywiania, choć sam Reaven kładzie raczej nacisk na zagadnienia związane z odchudzaniem.

Jednym z wielkich mitów współczesności jest mniemanie, że od węglowodanów się nie tyje. Tymczasem do nasilenia wytwarzania trójglicerydów, czyli tej formy tłuszczu, która ulega zmagazynowaniu w tkance tłuszczowej, dochodzi właśnie przy nadmiernym spożyciu cukrowców. Węglowodany, które nie zostaną natychmiast zużyte do produkcji energii, zostają na drodze reakcji biochemicznych przetworzone w trójglicerydy lub glikogen. Miejsca, w których organizm może magazynować glikogen, zostają szybko wypełnione, dlatego z glukozy i innych cukrów zaczynają powstawać trójglicerydy. Jak wiadomo, tak właśnie jest „pożytkowana" większość zjadanego przez nas cukru. Trójglicerydy mają swój udział w wielu problemach zdrowotnych, z chorobą serca na pierwszym miejscu.

W trakcie licznych testów Reaven i jego współpracownicy wykazali, że obecność glicerydów jest skutkiem jedzenia pokarmów węglowodanowych, a z opornością insulinową wiążą się inne problemy metaboliczne, takie jak wysokie ciśnienie krwi i podwyższone ryzyko choroby serca.

Wyniki jednego z takich eksperymentów zostały opublikowane w 1989 roku[3]. Pacjentów z cukrzycą wieku dojrzałego podzielono na dwie grupy, stosujące różne diety. W jednej 60% pożywienia stanowiły węglowodany, a 20% tłuszcze, w drugiej oba składniki pożywienia występowały w równych proporcjach, po 40%. U osób w grupie wysokowęglowodanowej następowało w ciągu dnia znaczne podwyższenie poziomu insuliny i glukozy. W cyklu dwudziestoczterogodzinnym zaobserwowano podwojenie ilości wydalanej z moczem glukozy, a poziom trójglicerydów wzrósł o ponad 30%. Jak we wszystkich wykazanych dotychczas przypadkach, to węglowodany, a nie tłuszcze, były przyczyną większości kłopotów.

Również w 1989 roku Reaven i jego współpracownicy opublikowali artykuł wstępny w czasopiśmie *Diabetes Care*, z którego to opracowania wynikało, że błędna jest panująca obecnie tendencja do pozwalania diabetykom na dietę dopuszczającą na większe spożycie cukru[4]. Na poparcie tego twierdzenia autorzy przytaczają fakt, że przeprowadzono wiele badań sugerujących udział diety wysokowęglowodanowej w rozwoju hiperglikemii, hiperinsulinizmu, podwyższonego poziomu cholesterolu oraz nadmiaru trójglicerydów we krwi. Mamy zatem do czynienia z nadmiarem, kolejno: glukozy, insuliny, cholesterolu i trójglicerydów. Badacze dodają, że wyniki te znajdują potwierdzenie w wielu dobrze zaplanowanych badaniach perspektywicznych. Przyznają wprawdzie, że niektóre doniesienia nie pokrywają się z ich twierdzeniem, ale podkreślają też, że wcale nie musi to oznaczać, że badania potwierdzające słuszność ich wniosków są błędne.

Reaven i członkowie jego grupy badawczej opublikowali wyniki wielu badań; liczne z nich wyjaśniają, w jaki sposób stany wywołujące cukrzycę wpływają też na kondycję serca. W rozdziale szóstym omówimy niektóre z tych analiz bardziej szczegółowo.

Rozważmy teraz kolejny przykład na to, że dieta wysokowęglowodanowa nie stanowi właściwej podstawy zdrowia. Ośmiu pacjentów z cukrzycą typu II pozostawało na diecie złożonej w 15% z białka, 40% z tłuszczu i 45% z węglowodanów, albo na diecie złożonej w 15% z białka, 25% tłuszczu i 60% węglowodanów[5]. Badania te skoncentrowały się na tych parametrach, które są istotne w chorobie serca. Naukowcy stwierdzili, że zastąpienie tłuszczów nasyconych węglowodanami spowodowało wzrost poziomu trójglicerydów, a tym samym podniosło ryzyko wystąpienia choroby wieńcowej. Autorzy badań konkludują: „Ponieważ lipoproteiny bogate w trójglicerydy są czynnikami miażdżycorodnymi, zatem kwestia właściwych zaleceń dietetycznych dla pacjentów z cukrzycą typu II wymaga ponownego przemyślenia".

A chodzi o to, że kardiolodzy powinni przestać przekonywać pacjentów, iż zdrowa jest dieta niskotłuszczowa i wysokowęglowodanowa, kiedy istnieje tyle doniesień naukowych, które sugerują coś zupełnie odwrotnego. Co więcej, powinni zacząć mówić chorym, że to sposób odżywiania szczególnie nieodpowiedni dla osób z cukrzycą typu II.

Jak już wykazaliśmy, wnioski wypływające z wielu lat klinicznych obserwacji doktora Lutza pokazują, że ograniczenie ilości spożywanych węglowodanów do około 72 gramów dziennie prowadzi do zlikwidowania oporności insulinowej. Jednakże 40–45% udział węglowodanów w diecie stosowanej w innych, cytowanych przez nas doniesieniach, jest zdecydowanie zbyt duży, by można było w pełni ocenić zalety diety niskowęglowodanowej. Należy jednak pamiętać, że przeprowadzone przez Reavena badania nie przewidywały długotrwałego monitorowania chorych, a tylko wtedy można by stwierdzić, czy poziom cukru we krwi pacjentów uległ normalizacji.

Mimo to nadal pokutuje utarte myślenie, że dieta niskotłuszczowa i wysokowęglowodanowa stanowi wybór ze wszech miar „zdrowy". Z pewnością podejście różnych agencji rządowych nie zmieniło się jeszcze, a przecież istnieją liczne dowody demaskujące prawdziwe oblicze diety niskotłuszczowej.

Przypisy

1. A. C. Major, M. J. Henry, M. De Veciana, M. Morgan, „The effects of carbohydrate restriction in patients with diet-controlled gestational diabetes", *Obstet Gynecol* 91 (1998): 600–604.
2. E. J. Thomson, I. N. Scobie, F. Ballantyne, A. Smith, W. G. Manderson, A. C. MacCuish, „The effect of carbohydrate restriction on lipoprotein abnormalities in maturity-onset diabetes mellitus", *Acta Diabetol Lat.* 17 (1980): 33–39.
3. A. Coulston, C. Hollenbeck, A. Swislocki, G. Reaven, „Persistence of hypertriglyceridemic effect of low-fat, high-carbohydrate diets in NIDDM patients," *Diabetes Care,* 12 (1989): 94–101.
4. C. Hollenbeck, Coulston, A., C., G. Reaven, „Effects of sucrose on carbohydrate and lipid metabolism in NIDDM patients", *Diabetes Care,* 12 (1989): 62–66; dyskusja 81–82.
5. Y. Chen, S. Swami, R. Skowronski, A. Coulston, G. Reaven, „Effect of variations in dietary fat and carbohydrate intake on postprandial lipemia in patients with noninsulindependent diabetes mellitus", *Journal of Clinical Endocrinology Metabolism* 76 (1993): 347–351.

Rozdział V

Energia: mniej znaczy więcej

Energia to coś, co dotyczy wszystkich, każdego dnia i na każdy możliwy sposób. Niezależnie od tego, czy próbujesz wyprawić dzieci do szkoły, czy biegniesz w maratonie, energia jest rzeczą niezbędną.

Większość z nas myśli o niej przez pryzmat samopoczucia: „Czy jestem zmęczony?", „Czy mam dość energii, by dokończyć koszenie trawnika?" albo „Czy chce mi się szykować obiad?" Naszym osobistym miernikiem energii jest nasze samopoczucie i zdolność do wykonywania zadań, które stawia przed nami życie. Czym jednak jest właściwie owa energia i skąd bierze się w naszych ciałach i komórkach?

Pytania te są tak zasadnicze, że omówieniu tych zagadnień poświęcimy cały rozdział. Wokół sposobów, w jakie nasz organizm wytwarza energię, a także tego, które produkty spożywcze dostarczają energii, narosło wiele mitów. Mamy nadzieję, że uda się nam rozwiać niektóre z niejasności, które gęstą chmurą otoczyły dogmat dotyczący węglowodanów i energii.

Najbardziej popularne usprawiedliwienie konsumpcji dużych ilości węglowodanów mówi, że trzeba je jeść, bo są źródłem energii. Jest to nie tylko stwierdzenie niedokładne, ale wręcz błędne. Organizm dysponuje bardzo szczególnymi mechanizmami do produkowania energii. Węglowodany są tylko jednym z możliwych jej źródeł, i to wcale nie najlepszym.

Co więcej, twoja dieta w ogóle nie musi zawierać węglowodanów, abyś mógł je użytkować do celów energetycznych. Organizm człowieka może je syntetyzować, pod warunkiem że dostarczymy mu dość białka. Ograniczenie dziennego spożycia cukrowców do najwyżej 72 g – 6 jednostek chlebowych – przysporzy ci **więcej** energii, **przynajmniej dopóki będziesz jeść dość białka**. Nie przyjmuj tego twierdzenia na wiarę: spróbuj sam! Tylko praktyka pozwoli ci docenić wpływ diety niskowęglowodanowej na możliwości energetyczne twego organizmu.

Ten rozdział należy do najbardziej skomplikowanych rozdziałów książki, dlatego może wymagać od czytelnika szczególnie starannego przeczytania. Nasz cel polega na rozproszeniu chmur nieprawdziwych informacji i bajd zaciemniających kwestię fizjologii produkcji energii u człowieka. Przede wszystkim do jej wytwarzania nie są potrzebne węglowodany. Tłuszcz dostarcza więcej energii niż węglowodany w odpowiadającej mu ilości, a dieta niskowęglowodanowa podnosi wydajność procesu jej wytwarzania. Co więcej, dla wielu narządów właśnie tłuszcz jest bardziej odpowiednim źródłem energii.

A oto coś, co powinno podziałać na ciebie jak zimny prysznic. Nauczono nas uważać, że diety niskotłuszczowe są zdrowe dla serca. Ale czy wiesz, że głównym źródłem energii dla serca jest tłuszcz? To prawda. Węglowodany mają bardzo niewielki udział w procesach energetycznych podtrzymujących czynności serca, a preferowanym przez nie źródłem energii jest tłuszcz nasycony. Tak więc odżywiając się pokarmem wysokowęglowodanowym odmawiamy sercu właśnie tego, co jest mu najbardziej potrzebne.

Jeśli nie jesteś zainteresowany szczegółami biochemii procesów prowadzących do wytwarzania energii, możesz ominąć ten rozdział, nie gubiąc jednak z pola widzenia głównego przesłania tej książki. Jednakże do niektórych zasad omówionych w tym rozdziale będziemy się odwoływać w rozdziale 10, dlatego proponujemy, abyś przynajmniej rzucił okiem na ten materiał. Jeśli jednak decydujesz się przeskoczyć ten rozdział, będziesz musiał przyjąć na wiarę nasz punkt widzenia, że węglowodany nie są niezbędnym źródłem energii dla człowieka, nawet tej najbardziej poszukiwanej „szybkiej" energii.

CYKLE ENERGETYCZNE

Wytwarzanie energii jawi się podstawowym procesem niezbędnym do życia. Energia potrzebna jest nie tylko do wejścia na schody; bez prawidłowego działania procesów energetycznych komórki nie mogą się dzielić, wszystkie reakcje biochemiczne ulegają upośledzeniu, a wreszcie całe ciało odmawia sprawnego funkcjonowania.

Energia może występować w różnej postaci, jako ciepło, światło, energia elektryczna i chemiczna, ale jedno z podstawowych praw fizyki stanowi, że nie może być stworzona ani zniszczona. Może tylko ulegać przemianom z jednej formy w drugą i właśnie tę jej właściwość wykorzystują wszystkie istoty żywe na Ziemi. Cały cykl energetyczny życia bierze się ze Słońca. To jego reakcje jądrowe dostarczają energii początkowej, która umożliwia życie zwierząt i roślin.

Światło słoneczne, jedna z form energii, zostaje przekształcone w roślinach w węglowodany, a procesowi temu towarzyszy wydzielanie tlenu. Proces ten zwiemy **fotosyntezą**. Poza światłem słonecznym do fotosyntezy potrzebny jest jeszcze dwutlenek węgla i woda. Melvin Calvin i naukowcy, którzy w latach pięćdziesiątych pracowali z nim na Uniwersytecie Kalifornijskim w Berkeley, wyjaśnili wiele etapów chemicznych fotosyntezy. Za osiągnięcia na tym polu Calvin otrzymał w 1961 roku Nagrodę Nobla w dziedzinie chemii i od tego czasu fotosyntezę nazywa się często cyklem Calvina.

Węglowodany w roślinach są zjadane przez zwierzęta, a te z kolei używają ich do wytworzenia energii. Produktem ubocznym rozkładu węglowodanów jest dwutlenek węgla, który zwierzęta wydychają do środowiska, gdzie znów może zostać spożytkowany przez rośliny do fotosyntezy. Jest to zatem główny cykl energetyczny.

Między tymi podstawowymi etapami zachodzą inne ważne procesy. W niniejszym rozdziale spróbujemy zaznajomić cię z tym, w jaki sposób zwierzęta wytwarzają energię, a także z różnicami między wytwarzaniem energii przez zwierzęta i prymitywne jednokomórkowce. Wprowadzenie to pozwoli rozwiać chmurę mitów otaczającą węglowodany i procesy energotwórcze organizmu.

ENERGIA ŻYCIA

Jak już wspomnieliśmy, energia, która w formie energii chemicznej podtrzymuje życie na Ziemi, bierze swój początek na Słońcu. Powstaje ona w wyniku dwóch podstawowych procesów. W jednym z nich cząsteczka, która dostarcza energii – np. zawarta w pokarmie – ulega utlenieniu, czemu towarzyszy wydzielenie energii. W drugim procesie energia jest pozyskiwana poprzez reorganizację cząsteczek, bez utleniania.

Utlenianie zachodzi poprzez usuwanie elektronów (ujemnie naładowanych cząstek elementarnych) lub przyłączanie tlenu. Elektrony usunięte z cząsteczki pożywienia służą niektórym komórkom do wytwarzania energii. Proces ten wymaga udziału tlenu. W innych rodzajach komórek dochodzi do **fermentacji** – serii przemian chemicznych, które również prowadzą do wytworzenia energii, tyle że w warunkach beztlenowych.

W obu tych procesach powstaje cząsteczka zwana trójfosforanem adenozyny (ATP). ATP to związek chemiczny, w którego

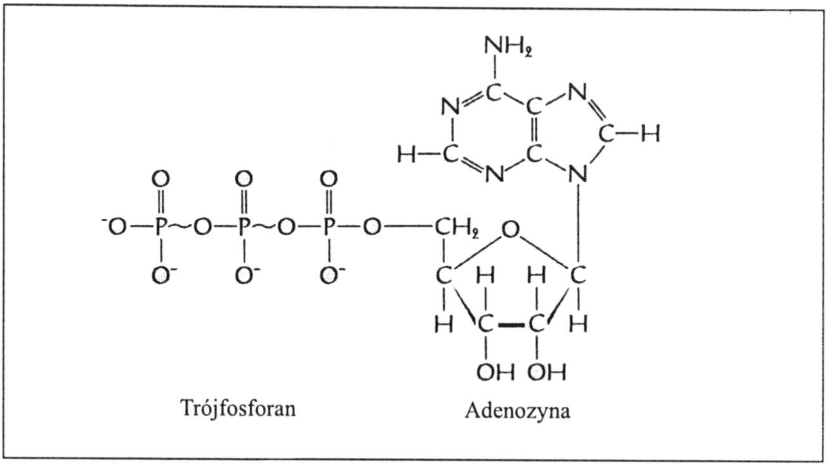

Ryc. 5.1. Budowa chemiczna ATP (trójfosforanu adenozyny), głównej cząsteczki zapewniającej energię komórkom.

wiązaniach zmagazynowana została energia. Ryc. 5.1 przedstawia budowę chemiczną ATP; widać trzy grupy fosforanowe (trójfosforan) przyłączone do jednej cząsteczki adenozyny. Istotną cechą budowy tego związku są właśnie owe wiązania z grupami fosforanowymi, ponieważ to w nich zmagazynowana jest energia chemiczna tej cząsteczki.

Kiedy komórki potrzebują energii do wypełniania swych różnorakich funkcji, wiązania chemiczne w cząsteczce ATP służą jako jej źródło. Jednakże, aby energia chemiczna wiązań mogła zostać uwolniona na potrzeby komórek, wiązania muszą zostać rozerwane. W wyniku pękania wiązań ATP powstają dwie nowe cząsteczki chemiczne, a mianowicie dwufosforan adenozyny (ADP) i grupa fosforanowa. Rozerwanie jednego z wiązań z resztami fosforanowymi powoduje uwolnienie energii. Proces ten został schematycznie przedstawiony na ryc. 5.2. Z kolei do wytworzenia ATP potrzebne są zasoby energetyczne zmagazynowane w pokarmie. Jest to kolejny przykład cyklu energii w organizmach żywych.

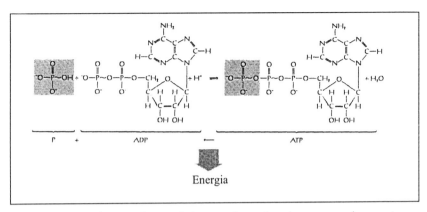

Ryc. 5.2. Energia zostaje uwolniona, gdy pod wpływem wody cząsteczka ATP ulega rozkładowi do ADP i reszty fosforanowej. Energia zostaje uwolniona w wyniku odłączenia grupy fosforanowej, która na rysunku została zacieniona.

Aby doszło do wytwarzania, magazynowania i użytkowania energii, konieczne jest pierwotne jej źródło. W wypadku zwierząt źródłem tym jest pokarm. Cząsteczki wchodzące w skład pokarmu ulegają utlenieniu wewnątrz komórek organizmu, co powoduje uwolnienie elektronów. To właśnie te elektrony są niezbędne do produkcji ATP, a z kolei ATP jest używany przez komórki do wytwarzania energii. Takich złożonych zależności mamy w organizmach wiele.

Ważne, by zapamiętać:

- w jaki sposób różne organizmy pozyskują energię,
- które z cząsteczek wchodzących w skład pożywienia są najlepsze dla tych czy innych organizmów,
- jakie są wymagania tkanek i narządów bardziej skomplikowanych organizmów.

Wielu ludzi wierzy, bez jakichkolwiek podstaw naukowych, że to właśnie węglowodany są tym, czego potrzebujemy do pozyskania energii, oraz że zjadając duże ilości węglowodanów zapewniamy sobie doskonałe źródło energii. Tymczasem doświadczenie sugeruje nam raczej, że być może nie jest to wcale prawda. Nasuwa się na myśl słodki podwieczorek, po którym wcale nie czujesz się dobrze, ponieważ po nagłym „zastrzyku" energii szybko następuje odczuwalne i wyraźne jej obniżenie. Jest to bezpośredni skutek spadku stężenia cukru we krwi wskutek nadmiernej produkcji insuliny.

Przyjrzyjmy się zatem, w jaki sposób różne zwierzęta pozyskują niezbędną im energię i postarajmy się ocenić, jak ważne są dla człowieka węglowodany.

KOMÓRKI: DAWNIEJ I DZIŚ

Ziemia liczy sobie mniej więcej cztery i pół miliarda lat. Przez cały ten czas wyewoluowały jedynie dwa główne rodzaje komórek: prokariotyczne i eukariotyczne. Pierwszymi istotami zasiedlającymi naszą planetę były bakterie, czyli komórki prokariotyczne. Wyższym formom życia dały początek komórki eukariotyczne i to one właśnie tworzą organizmy zwierząt.

Główna różnica między owymi dwoma typami komórek polega na tym, że komórki eukariotyczne mają wewnątrz komórek różne organelle komórkowe, podczas gdy komórki prokariotyczne ich nie mają. (Być może pamiętasz *organelle* z lekcji biologii w szkole. Do najbardziej charakterystycznych organelli należą jądro komórkowe, rybosomy, aparat Golgiego i mitochondria). Organelle to wyspecjalizowane, wydzielone miejsca wewnątrz komórek eukariotycznych; mają one ściśle określone funkcje i od pozostałych części komórki są odgrodzone półprzepuszczalną błoną komórkową.

Budowa komórek prokariotycznych jest o wiele prostsza. Nie mają one organelli komórkowych, a wszystkie procesy biochemiczne, które są potrzebne do utrzymania ich przy życiu, zachodzą w czymś, co można by określić jako „komórkowy bulion", gdzie nie ma żadnych specjalnie wydzielonych miejsc dla poszczególnych reakcji.

Różnice między tymi dwoma rodzajami komórek są bardzo istotne, ponieważ to właśnie one pozwalają nam zrozumieć, w jaki sposób produkuje energię człowiek i jak proces ten różni się od sposobu stosowanego w tym celu przez bakterie. Istnieje też kilka ważnych różnic w samym przebiegu procesu pozyskiwania energii potrzebnej do podtrzymania procesów życiowych tych komórek.

WYTWARZANIE ENERGII W KOMÓRKACH PROKARIOTYCZNYCH

Mamy nadzieję, że nasi czytelnicy wciąż jeszcze są z nami! Te podstawowe informacje mają naprawdę kluczowe znaczenie dla zrozumienia procesu wytwarzania energii w komórkach organizmu człowieka, ponieważ wiążą się bezpośrednio z zagadnieniem chorób nowotworowych, które zostanie omówione w rozdziale 10.

Ponieważ bakterie, czyli organizmy prokariotyczne, były na Ziemi jeszcze przed pojawieniem się na niej tlenu, zatem musiały wytwarzać energię w sposób, który nie wymagał tego pierwiastka, czyli anaerobowo.

Głównym źródłem energii dla bakterii jest glukoza. Jest to węglowodan, w skład cząsteczki którego wchodzi sześć atomów węgla, a proces biochemiczny prowadzący do jej rozkładu i wydzielenia energii zwany jest **glikolizą**. Słowo glikoliza pochodzi od greckiego *glycos*, czyli „słodki", i *lysis*, czyli „poluzowanie", co w tłumaczeniu dosłownym daje poluzowanie lub rozdzielenie czegoś słodkiego.

Według ogólnie przyjętego przez środowisko biochemiczne i chemiczne poglądu, glikoliza jest procesem pierwotnym, który prawdopodobnie pojawił się wcześnie, zanim jeszcze wyewoluowały w komórkach wyspecjalizowane organelle. Nie zmienia to faktu, że glikoliza pozostaje bardzo ważnym elementem procesu wytwarzania energii również u zaawansowanych ewolucyjnie form życia i zachodzi w niemal każdej żywej komórce. Podstawowe badania nad procesami glikolitycznymi zostały przeprowadzone w latach trzydziestych przez niemieckich biochemików: G. Embdena, O. Meyerhofa i O. Warburga.

Czy pamiętasz, że proces wytwarzania energii wymaga powstania ATP, który jest następnie zużywany przez komórkę? Podstawowe etapy przemiany glukozy w ATP polegają na podziale, czyli rozkładzie, cząsteczki glukozy, w czasie którego powstają dwie nowe cząsteczki, każda trójwęglowa. Jedna z cząsteczek zwana jest aldehydem 3-fosfoglicerynowym. Aldehyd 3-fosfoglicerynowy stanowi jedyny produkt rozpadu glukozy, który może ulec utlenieniu, dlatego też to właśnie metaboliczne przemiany tej cząsteczki mają kluczowe znaczenie dla zrozumienia drogi wiodącej od glukozy do ATP.

A oto przebieg procesu: po powstaniu aldehydu 3-fosfoglicerynowego następuje seria etapów metabolicznych zachodzących w obecności wielu enzymów, która prowadzi do powstania fosfoenolopirogronianu (PEP). Na tym etapie następuje oddzielenie od PEP grupy fosforanowej, w rezultacie czego powstaje inna ważna cząsteczka, zwana **pirogronianem**. Jednakże podczas opisanego stadium z jednej cząsteczki glukozy otrzymujemy nie jedną cząsteczkę ATP, ale dwie, ponieważ z każdej cząsteczki glukozy powstają dwie cząsteczki PEP. Powstałe w trakcie tych przemian cząsteczki ATP mogą zostać wykorzystane przez komórki jako źródło energii.

Oczywiście proces glikolizy jest w rzeczywistości o wiele bardziej złożony, ale szczegółowe jego omówienie wykracza poza ramy tej książki. Mimo to ważne jest, by mieć choć ogólne pojęcie o tym, co dzieje się wewnątrz naszych tkanek.

Powróćmy jednak do pirogronianu. Tę trójwęglową cząsteczkę może czekać różnoraki los, w zależności od tego, w jakim rodzaju komórki się znajduje i jakie jest zapotrzebowanie owej komórki na energię.

W jednej z anaerobowych (beztlenowych) reakcji pirogronian zostaje przekształcony do mleczanu. Mleczan jest produktem końcowym procesu anaerobowego utleniania glukozy. Być może słyszałeś o kwasie mlekowym – to produkt uboczny, który gromadzi się w tkance mięśniowej podczas wytężonych ćwiczeń fizycznych. Dzieje się tak dlatego, że komórki mięśni, którym brakuje tlenu, zaczynają produkować energię anaerobowo, zupełnie jak organizmy bakteryjne, a produkt uboczny tego procesu stanowi właśnie kwas mlekowy.

Rozkład glukozy do mleczanu jest tylko jednym z możliwych rodzajów fermentacji, a przy tym najprostszą znaną reakcją fermentacji, zresztą zupełnie w zgodzie z jej przeznaczeniem.

Innym rodzajem fermentacji jest ten, w którym powstaje alkohol etylowy, znany wszystkim w postaci, jaką przybiera w napojach wyskokowych. W tym procesie sześciowęglowa cząsteczka glukozy zostaje rozłożona do dwóch cząsteczek alkoholu etylowego i dwóch cząsteczek dwutlenku węgla(CO_2). Organizmami, których używa się do wytwarzania produktów fermentacji, które od czasu do czasu spożywamy z przyjemnością, są drożdże. Należą one do najprostszych organizmów eukariotycznych i są, w rzeczy samej, bardzo interesujące. Fermentacja u drożdży służy przede wszystkim ich przeżyciu. Na przykład wewnątrz przejrzałego owocu tlenu jest niewiele, dlatego też drożdże utleniają cukier poprzez fermentację, co prowadzi do powstania alkoholu. Alkohol zabija wprawdzie bakterie, ale drożdżom nie dzieje się nic złego. Drożdże, które po rozkładzie owocu znajdą się w warunkach tlenowych, mogą się przestawić i zużyć alkohol do pozyskania energii. Trudno nie przyznać im „przemyślności".

WYTWARZANIE ENERGII W KOMÓRKACH EUKARIOTYCZNYCH

Z upływem czasu na Ziemi zaczęły się pojawiać rośliny, które jako produkt uboczny swojej przemiany materii wytwarzały tlen. Wówczas do obecności tlenu przystosowały się inne organizmy, a zatem w sposobie wytwarzania energii przez organizmy żywe dokonała się zasadnicza zmiana. Tlen stał się paliwem napędowym do produkcji ATP. Proces pozyskiwania energii w obecności tlenu nazywamy oddychaniem tlenowym.

Każdy doskonale wie, że do życia potrzebujemy tlenu. Dzieje się tak dlatego, iż komórki naszego organizmu wytwarzają energię w procesie utleniania aerobowego. Organizmy eukariotyczne produkują energię w organellach komórkowych zwanych **mitochondriami. Mitochondria są być może najważniejszymi organellami naszych komórek, ponieważ niemal cała energia potrzebna nam do przeżycia powstaje właśnie w nich. Bez mitochondriów komórki naszego organizmu nie mogłyby żyć.**

Dla zdrowia człowieka właściwe funkcjonowanie mitochondriów ma zasadnicze znaczenie, a węglowodany i tłuszcz odgrywają w metabolizmie mitochondrialnym główną rolę. Przejdziemy teraz do omówienia sposobu, w jaki komórki wytwarzają energię, i wyjaśnimy, dlaczego węglowodany w pożywieniu nie są niezbędne do jej produkcji. Przyjrzymy się też poszczególnym narządom i rozpatrzymy ich specyficzne potrzeby energetyczne. Mamy nadzieję, że zaczynasz już rozumieć, iż nie wystarczy sprowadzić całą historię z wytwarzaniem energii do prostego stwierdzenia, że potrzebujemy dużo węglowodanów, bo są dobrym „paliwem".

ODDYCHANIE TLENOWE I MITOCHONDRIA

Proces oddychania, w którym do wytwarzania energii potrzebny jest tlen, zaistniał na Ziemi wówczas, gdy pojawił się na niej ten pierwiastek. Tlen ma szczególną chemiczną właściwość usuwania elektronów z innych cząsteczek. Kiedy atmosfera ziemska przesyciła się tym gazem, w komórkach wykształciła się ewolucyjnie zdolność utleniania tlenowego, która zastąpiła fermentację. W rezultacie tych przekształceń ewolucyjnych rozwinęły się komórki eukariotyczne, wchodzące w skład organizmów bardziej złożonych od bakterii. Wraz z powstaniem komórek eukariotycznych pojawił się przełom ewolucyjny, jaki stanowiło ukształtowanie mitochondriów.

Mitochondria to małe komórkowe elektrownie. Ich dziełem jest większa część energii produkowanej w organizmie, nie dziwi więc, że ilość energii, jaką dysponuje organizm, ściśle zależy od tego, jak one działają. Zawsze, kiedy myślisz o energii, myśl też o mitochondriach, kipiących ATP, dzięki czemu prawidłowo funkcjonuje cały organizm. Liczba mitochondriów jest różna w zależności od rodzaju komórki, ale w sumie mogą one zajmować aż do 50% jej objętości. Kiedy robisz się zmęczony, nie zakładaj po prostu, że potrzebujesz nowej porcji węglowodanów, ale zastanów się, jak możesz zmaksymalizować mitochondrialną produkcję energii.

WEWNĄTRZ MITOCHONDRIÓW

Przypuśćmy, że skurczyłbyś się do takich rozmiarów, by móc się wśliznąć do motochondrium. Pierwszą z rzeczy, jaka rzuciłaby ci się w oczy, jest to, że z samej ich budowy wynika, że głównym materiałem stosowanym przez nie do produkcji energii jest tłuszcz. To bardzo ważne i dlatego poświęcimy temu zagadnieniu trochę więcej czasu.

Mitochondria są tak zbudowane, by do produkcji energii wykorzystywać tłuszcz.

ATP z mitochondriów

Do powstania ATP w mitochondriach prowadzi wiele bardzo złożonych procesów, jednakże aby zrozumieć, skąd bierze się w naszych komórkach energia, wystarczy przyjrzeć się chociażby pięciu głównym etapom jej produkcji. Zostały one sumarycznie przedstawione w tabeli 5.1. Każdy etap omówiono dokładnie poniżej, w tekście. Nie zrażaj się naukowym nazewnictwem, ale postaraj się przejść nad nim do porządku dziennego, a wtedy okaże się, że wszystko gra. Pamiętaj, że opisywane tu reakcje chemiczne zachodzą w każdej komórce twego ciała z częstotliwością tysięcy razy na sekundę.

Tabela 5.1
Pięć zasadniczych etapów prowadzących do wytworzenia ATP w mitochondriach.

Etap 1	Paliwo zostaje dostarczone do wnętrza mitochondriów.
Etap 2	Paliwo zostaje przekształcone w acetylokoenzym A.
Etap 3	Utlenianie acetylokoenzymu A usuwa zeń elektrony.
Etap 4	Transport elektronów wzdłuż łańcucha oddechowego.
Etap 5	Oksydacyjna fosforylacja, w wyniku której powstaje ATP.

Etap 1: Dostarczenie paliwa do wnętrza mitochondriów
Proces wytwarzania ATP zachodzi we wnętrzu mitochondriów, a zatem wymaga dostarczenia do nich paliwa. To paliwo stanowi glukoza lub kwasy tłuszczowe. Kwasy tłuszczowe to naukowa nazwa tłuszczów. Na końcu cząsteczek kwasu tłuszczowego znajdują się reaktywne grupy kwasowe, stąd nazwa. Kwasy tłuszczowe dzielimy na nasycone oraz nienasycone.

Do mitochondrium są transportowane w całości, a związkiem, który pomaga w przenoszeniu średnio- i wielkocząsteczkowych kwasów tłuszczowych z „komórkowego bulionu" (zwanego *cytozolem*) do wnętrza mitochondriów, jest L-karnityna. Pomyśl o L-karnitynie jako o pociągu metra, który podwozi ludzi z przedmieść do centrum miasta. L-karnityna występuje przede wszystkim w produktach pochodzenia zwierzęcego. (Nazwa tego związku wywodzi się z greckiego słowa *carnis*, oznaczającego „mięso" lub „ciało"). L-karnityna należy do tych ważnych substancji, które w dostatecznej ilości występują jedynie w pokarmach pochodzenia zwierzęcego, co jest jeszcze jedną przyczyną, dla której powinno się jadać mięso i nabiał. Niektóre z tych substancji omówimy w dalszym ciągu książki, zwłaszcza w rozdziale poświęconym witaminom i składnikom mineralnym.

Kiedy glukoza dostaje się do wnętrza komórki, zostaje rozłożona w procesie glikolizy podobnym do tego, który spotykamy u bakterii. Ten rozkład zachodzi na zewnątrz mitochondriów. Mamy teraz dwie możliwości: produkt glikolizy (pirogronian) może się przedostać do wnętrza mitochondrium, gdzie zostanie utleniony, albo też rozłożony bez przenikania do mitochondrium, do mleczanu w procesie fermentacyjnym podobnym do tego, który został przez nas opisany w wypadku bakterii.

Podsumowując ten etap: tłuszcz trafia do mitochondriów w postaci całej cząsteczki. Glukoza zostaje rozłożona na zewnątrz mitochondriów, a produkt glikolizy (pirogronian) albo przenika do ich wnętrza, albo zostaje zużyty do produkcji energii w procesie anaerobowym, przy czym wydziela się produkt uboczny w postaci mleczanu.

Etap 2: Przekształcenie paliwa w acetylokoenzym A
Kiedy kwasy tłuszczowe znajdą się wewnątrz mitochondriów, ulegają utlenieniu w procesie zwanym *beta-oksydacją*. Pamiętaj: oksydacja (czyli utlenianie) oznacza, że cząsteczka zostaje pozbawiona części elektronów. Podczas beta-oksydacji następuje rozkład tłuszczów na cząsteczki dwuwęglowe. W tym procesie uwalniane są elektrony, które zostają wykorzystane podczas etapu 2. Bezpośrednim produktem beta-oksydacji tłuszczów wewnątrz mitochondriów jest acetylokoenzym A. Kiedy pochodzący z glikolizy pirogronian dostaje się do mitochondriów, musi zostać na dro-

dze reakcji enzymatycznej przekształcony w acetylokoenzym A. Acetylokoenzym A jest punktem wyjściowym do następnego cyklu produkcji ATP wewnątrz mitochondriów.

Etap 3: Utlenianie acetylokoenzymu A usuwa zeń elektrony
Cykl, w którym dochodzi do utlenienia acetylokoenzymu A, nazywany jest cyklem kwasów trójkarboksylowych, albo cyklem Krebsa. Podczas tego cyklu z acetylokoenzymu A zostają usunięte elektrony, a jednym z produktów ubocznych tego procesu jawi się dwutlenek węgla (CO_2), który w związku z tym można traktować jako utlenioną pozostałość po acetylokoenzymie. Dwutlenek węgla stanowi substancję odpadową procesu oddychania mitochondrialnego i zostaje usunięty z naszego organizmu w procesie wymiany powietrza i przez skórę.

Etap 4: Transport elektronów wzdłuż łańcucha oddechowego
Wewnątrz mitochondrium elektrony uzyskane podczas utleniania acetylokoenzymu A, które w gruncie rzeczy pochodzą z tłuszczów lub cukru, są przenoszone przez wiele różnych cząsteczek będących ogniwami tzw. łańcucha oddechowego. Niektóre z tych przenośników elektronów to białka, inne to małe, będące niebiałkami cząsteczki kofaktorowe. Jednym z takich kofaktorów jest inna ważna substancja spotykana przede wszystkim w pokarmach pochodzenia zwierzęcego, a mianowicie tzw. **koenzym Q-10.** Bez koenzymu Q-10 nie byłoby oddychania mitochondrialnego, a komórki wytwarzałyby znikome ilości energii.

Także w etapie 4 tlen odgrywa ważną rolę, przyjmuje bowiem przeniesione elektrony, a następnie zostaje zredukowany przez połączenie z wodorem, w wyniku czego powstaje woda.

Etap 5: Oksydacyjna fosforylacja, w wyniku której powstaje ATP
Wędrówka elektronów wzdłuż łańcucha oddechowego wywołuje zmiany elektryczne między wewnętrzną i zewnętrzną błoną

mitochondriów. To właśnie owe chemiczne gradienty, jak czasem bywają nazywane, są siłą napędową, która wytwarza ATP w procesie zwanym **fosforylacją oksydacyjną**. ATP powstaje z ADP i grupy fosforanowej, zupełnie jak u bakterii (proces odwrotny do tego, z którym mamy do czynienia w czasie energotwórczego rozkładu ATP). ATP jest następnie transportowany poza mitochondrium, tak by komórka mogła go w każdej chwili użyć do każdej ze swych tysięcy reakcji biochemicznych.

Opisane powyżej etapy zostały przedstawione graficznie na ryc. 5.3.

NO DOBRZE, ALE CO TO WŁAŚCIWIE ZNACZY

W komórkach rozwinęły się na drodze ewolucji organelle, które są przystosowane do używania tłuszczu do produkcji energii. Sugeruje to, że metabolizowanie tłuszczu w celu uzyskania energii jest nieodłączną cechą wyższych form życia. Gdyby w komórkach zabrakło mitochondriów, procesy energotwórcze naszego organizmu byłyby ograniczone i niezbyt wydajne. Bakterie mogą wprawdzie wykorzystywać tłuszcz do produkcji energii, ale preferują glukozę i inne łatwe do utlenienia związki węglowe.

Tłuszcz jest paliwem, które pozwala zwierzętom pokonywać wielkie odległości, polować i... baraszkować. Dzieje się tak dlatego, że cząsteczka tłuszczu daje więcej ATP, a więc i energii, niż cząsteczka cukru. Z biochemicznego punktu widzenia wydaje się pewne, że skoro mamy mitochondria, to powinniśmy spożywać tłuszcz.

U prymitywnych organizmów beztlenowych, które zamieszkiwały Ziemię miliardy lat temu (i nadal istnieją), z każdej cząsteczki glukozy powstają tylko dwie cząsteczki ATP. Skoro cząsteczka glukozy zawiera sześć atomów węgla, zatem oznacza to, że na je-

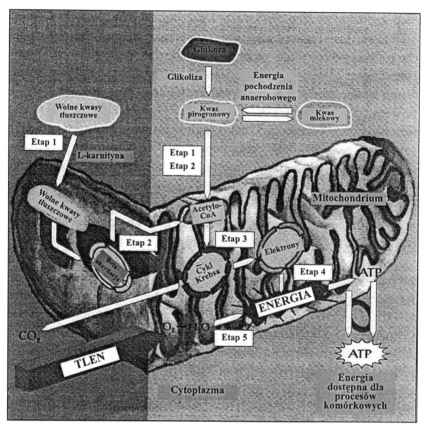

Ryc. 5.3. Graficzne przedstawienie etapów prowadzących do wyprodukowania energii w komórkach eukariotycznych.

den atom węgla przypada zaledwie 1/3 wytworzonej cząsteczki ATP.

Teoretycznie ta sama cząsteczka glukozy w wyniku oddychania mitochondrialnego w obecności tlenu dałaby w sumie 36 cząsteczek ATP. Ten bardzo duży wzrost wydajności należy przypisać zastosowaniu w komórce dwóch odmiennych procesów biochemicznych na raz. Rezultatem jest sześć cząsteczek ATP przypadających na każdy atom glukozy.

A tymczasem energia, jaką pozyskujemy z tłuszczu, jest jeszcze większa. Aerobowe utlenianie wewnątrz mitochondrium da w wypadku sześciowęglowej cząsteczki kwasu tłuszczowego 48 cząsteczek ATP. Daje to wzrost do 8 cząsteczek ATP na jeden atom węgla cząsteczki tłuszczu. Widać z tego wyraźnie, że tłuszcz w porównaniu z węglowodanami jest pokarmem o wiele bardziej wydajnym energetycznie.

Pomyśl o tym w ten sposób: zwierzęta użyły swych własnych komórek i wyprodukowały cząsteczki tłuszczu, a zatem fakt, że je zjadamy, oznacza dla nas dodatkowe korzyści. Choć węglowodany zmagazynowane w roślinach mają pewien ładunek energii, ale jest jej mniej niż w tłuszczu zwierzęcym. Dlaczego by nie jeść więcej tłuszczów, a mniej węglowodanów, i nie sprawić, że nasze mitochondria będą pracowały z pełną wydajnością. W sposób, do jakiego wyewoluowały.

ZAPOTRZEBOWANIE NARZĄDÓW NA ENERGIĘ

Mózg

Twój mózg zużywa energię w ilości równoważnej 150–200 gramów substancji odżywczej, głównie glukozy. Ponieważ zalecane przez nas dzienne spożycie węglowodanów wynosi nie więcej niż 72 gramy, zatem twój organizm będzie zmuszony do wyrównania tej różnicy.

Na szczęście ma na to wiele sposobów. Jednym z nich jest proces zwany **glukoneogenezą**. W dosłownym tłumaczeniu termin ten oznacza „nowe tworzenie glukozy". Organizm człowieka może wytwarzać glukozę z aminokwasów uzyskanych z białek, może też zacząć od pirogronianu. Sygnały do rozpoczęcia glukoneogenezy są wysyłane wtedy, gdy ilość glukozy w pożywieniu znacznie spada, a zapas glikogenu w wątrobie zostaje zużyty. Rola glukoneogenezy polega na zapełnieniu powstałej luki do czasu, aż organizm zacznie pozyskiwać energię ze zmagazynowanego tłuszczu. Przy dzisiejszym wysokim spożyciu węglowodanów tłuszcz jest zaledwie drugorzędnym źródłem energii. Być może, że kiedy już ograniczymy ilość węglowodanów, organizm będzie potrzebować trochę czasu na przestawienie się na utylizację tłuszczów w pierwszym rzędzie.

Zmniejszenie ilości pobieranych węglowodanów sprawia, że rośnie synteza glukozy z białek. Wytwarzanie glukozy to proces anaboliczny, a do syntezy cząsteczki glukozy z mniejszych fragmentów potrzebna jest energia. Jak już wykazaliśmy, przy spożyciu odpowiedniej ilości tłuszczu w mitochondriach powstaje dużo ATP. Może on następnie zostać wykorzystany w procesie glukoneogenezy.

Ten nowy zasób glukozy może zostać wykorzystany jako źródło energii dla mózgu i innych tkanek. Zaleta tych przemian polega na tym, że glukoza bywa syntetyzowana na żądanie. Zapobiega to nadmiernemu wydzielaniu insuliny i wysokiemu stężeniu cukru we krwi, które normalnie towarzyszą spożywaniu dużej ilości węglowodanów. Jak podkreślaliśmy już w rozdziałach 3. i 4., długotrwałe podwyższenie poziomu insuliny we krwi stanowi poważne zagrożenie dla zdrowia.

Wielu naszych przeciwników twierdzi, że to jest właśnie zasadnicza wada naszego pomysłu. Organizm zużywa bowiem zbyt dużo białek, przez co jego mięśnie wiotczeją, przynajmniej tyle wiadomo na ten temat na podstawie badań nad procesami towarzyszącymi głodowi. Nikt nie twierdzi, że głodówka człowieka nie osłabia. My jednak nie proponujemy postu. Mówimy o sytuacji, w której osobie leczonej dietą wolno spożywać duże ilości pokarmów białkowych. Po naszych doświadczeniach ze stosowaniem diety niskowęglowodanowej i obserwacji skutków, jakie wywiera ona na tkankę tłuszczową i mięśnie, możemy z dużym przekonaniem zapewnić naszych oponentów, że nie przyczyniła się do osłabienia żadnego ze stosujących ją pacjentów. Wręcz przeciwnie, stosowana przez dłuższy czas sprawia, że w zależności od postury, ludzie albo tracą tkankę tłuszczową, albo nabierają mięśni – i to nawet ci najszczuplejsi.

Spójrzmy na to pod innym kątem. Czy chciałbyś mieć dużo mięśni, które zapewniają białko potrzebne do glukoneogenezy, czy może wolałbyś, by twoje ciało było wielkim magazynem tłuszczu, wytworzonego z węglowodanów i czekającego na utylizację w procesach energetycznych? Nawet po wybraniu drugiej możliwości, tej z odkładaniem tłuszczu, do spalenia nagromadzonych zapasów też będziesz musiał ograniczyć węglowodany, aby pobudzić do działania hormony: glukagon i adrenalinę. Jeśli zatem chcesz doprowadzić swój organizm do stanu pełnego zdrowia, diety niskowęglowodanowej nie zdołasz uniknąć!

Innym ważnym, a często lekceważonym źródłem energii komórkowej są związki chemiczne zwane **ketonami**. Ketony powstają w wyniku rozkładu kwasów tłuszczowych w mitochondriach komórek wątroby i przyłączenia dwóch cząsteczek acetylokoenzymu A. Owe „ciała" ketonowe, jak się o nich czasem mówi, są wraz z krwią transportowane do różnych tkanek i tam ulegają ponownemu przekształceniu do acetylokoenzymu A, biorącego udział w wytwarzaniu ATP.

Obecność ketonów we krwi i moczu, określana mianem **ketozy**, zawsze była uznawana za stan niepożądany, związany z głodem. Choć to prawda, że ketony powstają w warunkach przegłodzenia, to jednak tworzą się także w innych okolicznościach – jednak **nie** w razie spożywania nadmiaru węglowodanów! Węglowodany hamują metabolizm tłuszczów, dlatego ketony się nie tworzą. Powstają one z tłuszczów pod nieobecność węglowodanów i są materiałem energetycznym dla komórek. Dzieje się tak również przy dużym spożyciu białek i tłuszczów, a trudno takie warunki określić mianem głodu.

Twój mózg, podobnie jak inne tkanki, może jako źródła energii pożytkować ketony. Tak więc znów widzimy, że węglowodany nie są niezbędnym składnikiem diety, koniecznym do zasilania mózgu. Doktor Lutz stwierdził, że korzystne działanie węglowodanów obserwuje się jedynie wówczas, gdy ich ilość w pożywieniu wynosi około 72 gramów. Dawka ta jest na tyle niska, że nie przeszkadza wytwarzaniu ketonów i ich udziałowi w procesach energotwórczych. Tak czy inaczej, ketoza nie jest czymś, czego powinniśmy się obawiać, może poza osobami cierpiącymi na pewne choroby metaboliczne.

Pamiętajmy, że to, co jest dziś uważane za „dietę normalną", zostało ustanowione na podstawie ograniczonych danych, te zaś uzyskano dopiero, kiedy ludzie przywykli do nadmiernie węglowodanowego sposobu odżywiania. Gdybyś mógł się przenieść w czasy przed powstaniem współczesnej cywilizacji przekonałbyś się, że ketoza była bardziej naturalnym stanem metabolicznym. Tym samym obecny stan metaboliczny większości ludzi należałoby uznać za nienormalny.

Serce i tkanka kostna

Wydaje się, że nikt właściwie nie omawia kwestii energii w aspekcie narządów innych niż mózg, o mózgu zaś twierdzi się zwykle, że potrzebuje glukozy. Nie zdarza się nam słyszeć o potrzebach naszego serca czy innych narządów. Jednym z najgłębiej strzeżonych sekretów naszego ciała jest to, że serce do produkcji energii potrzebuje prawie wyłącznie kwasów tłuszczowych, w tym – nasyconych[1]. To bardzo istotne stwierdzenie. Nie wątpimy, że wiesz już dlaczego. Jak bowiem można utrzymywać, że najzdrowsze pożywienie to takie, które nie zawiera tłuszczu, skoro mięsień sercowy wymaga do prawidłowego funkcjonowania kwasów tłuszczowych?

Jedna z przyczyn tkwi w fakcie, że kwasy tłuszczowe mogą być syntetyzowane z acetylokoenzymu A. W tym wypadku acetylokoenzym A pochodzący z procesu glikolizy jest w razie potrzeby zużywany do produkcji tłuszczów. Wiadomo jednak, że komórki mięśnia sercowego korzystają w niewielkim stopniu z kwasów tłuszczowych syntetyzowanych tą drogą.

Faktem jest natomiast, że twoje serce potrzebuje do funkcjonowania kwasów tłuszczowych pobieranych z pożywieniem. Niskotłuszczowe diety, zwykle bogate w węglowodany, są prawdopodobnie najgorszą rzeczą dla serca. A jednak właśnie one są lansowane przez liczne, często źle poinformowane organizacje i osoby.

Jedynym powodem, dla którego propaguje się diety niskotłuszczowe, jest strach przed cholesterolem. Tymczasem utarte poglądy na jego temat są kolejnym rozpowszechnionym mitem, który nie w pełni przystaje do dostępnych już dziś informacji. Następny rozdział pokaże, jak wątła jest w gruncie rzeczy rozpowszechnione teoria na temat cholesterolu.

Przypisy

1. L.D. Lawson, E. Kummerow, *Lipids* 14 (1979): 501-502; M.L. Garg, *Lipids* 24 (1989): 334-339.

Rozdział VI

Choroby serca: od tłuszczu do fikcji

Obecnie główną przyczyną śmierci w krajach uprzemysłowionych są schorzenia serca. Szczególnie bacznie studiowali ją Amerykanie. Dziś nie ma osoby, która nie znałaby ortodoksyjnego poglądu, że tłuszcz i cholesterol to składniki pożywienia odpowiedzialne za rozwój choroby serca.

Wyróżniamy różne rodzaje chorób serca. Mianem **arteriosklerozy** określa się zmiany polegające na stwardnieniu i zwapnieniu tętnic. **Miażdżycą tętnic** nazywamy zwężenie światła tętnic będące skutkiem odkładania się złogów tłuszczowych i cholesterolu. Te dwa rodzaje zmian upośledzających przepływ krwi są odpowiedzialne za większość przypadków choroby serca.

Od wielu lat główny nacisk kładzie się na miażdżycę tętnic, choć arterioskleroza też stanowi poważny problem zdrowotny. Dlaczego? Mamy wrażenie, że wpływa na to związek miażdżycy z tłuszczem i cholesterolem. Wielu też osobom zależy, by cholesterol uważano za głównego sprawcę chorób serca. Stąd też biorą się tendencyjne wypaczenia prawdopodobnie obiektywnych informacji.

Innym skutkiem upośledzenia przepływu krwi jest udar. O udarze mówimy wówczas, gdy dopływ krwi do mózgu zostanie na kilka minut ograniczony lub całkiem odcięty. W wyniku udaru często dochodzi do paraliżu jednej strony ciała. Typową przyczyną jest skrzep, który dostaje się do krwiobiegu i tworzy zator, zazwyczaj tam, gdzie tętnica zwęża się wskutek złogów miażdżycowych lub jest lekko uszkodzona.

JAK SIĘ TO ZACZĘŁO

W pierwszej połowie dwudziestego wieku nikt nie uważał tłuszczu za szkodliwy składnik pokarmowy. W tamtych czasach uznawano ogólnie, że artykuły spożywcze są zdrowe, a odżywianiu i jego ewentualnym związkom z różnymi chorobami poświęcano mało uwagi. Faktem jest jednak, że nadmiar cukru w pożywieniu już wtedy uważano za szkodliwy. Czemu zatem zawdzięczamy widoczne dziś zmiany?

W miarę postępu medycyny i ogólnego rozwoju nauki dostaliśmy do rąk nowe narzędzia ułatwiające zrozumienie biochemii życia. Wraz z tym postępem pojawiła się świadomość, że wpływ na zdrowie człowieka mają też czynniki środowiskowe, a więc na przykład palenie i odżywianie. Wprawdzie w dziedzinie fizjologii i biochemii medycyna w zasadzie pozostawała z tyłu za biologią, ale na polu wielu zagadnień zdrowotnych zrobiła znaczne postępy.

Do tych zagadnień nie należało jednak odżywianie. Większość szkół medycznych nie przywiązywała do tej kwestii dużej wagi; nawet dziś często traktuje się tłuszcz jako główny niekorzystny składnik pożywienia, nie próbując nawet dociekać ewentualnej szkodliwości innych. Tymczasem potencjalnymi kandydatami do miana przyczyny choroby serca mogły być zarówno białka, jak i węglowodany.

Wtedy pojawiło się kilka wątpliwych doniesień naukowych, okrzykniętych początkiem rewolucji w dziedzinie żywienia i mających przynieść wyraźną poprawę w zakresie leczenia chorób serca. Co gorsza, wnioski płynące z owych wypaczonych danych przeniesiono i na inne dolegliwości. Być może pewną rolę odegrał tu również czynnik ekonomiczny, a mianowicie korzyści finansowe, jakie przynosi przemysł farmaceutyczny i spożywczy. Wiąże się to ściśle z trwałością mitu o szkodliwości tłuszczów i cholesterolu, które rzekomo są przyczyną – lub zwiększają ryzyko – chorób serca.

Co naprawdę sprawiło, że od połowy dwudziestego stulecia zaczęto uważać, iż tłuszcz jest szkodliwy dla zdrowia? Oto właśnie jedna z większych zagadek minionego półwiecza.

Przystępując do jej rozwiązania, należy przede wszystkim dokonać rewizji badań, które dały początek współczesnym teoriom na temat zdrowia serca – zwłaszcza że stoimy na progu nowego wieku, a gwałtowny postęp w biologii i medycynie pozwolił na wprowadzenie dokładniejszych metod oceny starych przekonań. Taka rewizja jest integralną częścią tego, co zwiemy metodą naukową, i ma fundamentalne znaczenie dla wiedzy.

Metoda naukowa uwzględnia nowe informacje, ocenia je z punktu widzenia dokładności i odpowiedniej metodologii, a wreszcie scala całość dostępnej informacji w teorię, która dąży do obiektywizmu. Co więcej, wszystkie przyjęte teorie powinny być otwarte na zmiany. Metodami naukowymi ludzkość posługuje się od tysiącleci. Gdyby tak nie było, do dziś powinniśmy sądzić, że Ziemia jest płaska, albo stanowi centrum Wszechświata.

Kluczowe znaczenie dla zastosowania metody naukowej ma wymóg obiektywności obserwacji i wniosków. Oczywiście, takiej neutralności nie możemy oczekiwać od ludzi, których spojrzenie bardzo zależy od tego, co do nich codziennie dociera z zewnątrz. A jednak do usunięcia przesądów, które są przyczyną wypaczeń teorii, potrzeba właśnie możliwie najwięcej naukowego obiektywizmu.

Idea zbiorowej myśli natrafia na zasadniczą trudność, jaką jawi się ograniczona umiejętność syntezy wszystkich dostępnych wiadomości.

W którymś momencie naszej kariery naukowej postanowiliśmy dokonać powtórnej oceny możliwie największej liczby naukowych i medycznych informacji. Zaczęliśmy przede wszystkim od odrzucenia wypaczeń wymuszonych przez ogólnie przyjęty punkt widzenia, który nieodmiennie dominuje w obecnej codzienności. W końcu my obaj również przywykliśmy sądzić, że tłuszcz jest dla nas zły, i że z jakiegoś – niezbyt jasnego powodu – węglowodany są zdrową, naturalną alternatywą. Metoda „szukania dziury w całym" jest o tyle przydatna, że pozwala jednostce ujrzeć więcej niż grupie, której poszczególni członkowie nie widzą całości, ale zaledwie jej wycinek.

Kartezjusz, sławny francuski filozof i matematyk, napisał w 1637 roku błyskotliwy traktat pod tytułem *Rozprawa o metodzie*[1], w którym elegancko opisuje tryb postępowania, który należy zastosować, aby dotrzeć, w miarę możliwości, do sedna prawdy naukowej.

CHOLESTEROL

Tak więc cholesterol, który jest związkiem o wielkim biologicznym znaczeniu, został poddany bezlitosnej krytyce. Być może wielu czytelników nie zdaje sobie nawet sprawy z tego, że cholesterol jest nam konieczny do życia. To najważniejszy członek steroidowej rodziny tłuszczów i niezbędny składnik błon komórek organizmów eukariotycznych. Błony te okalają poszczególne organelle, odgradzają też komórki od otaczających je płynów i innych komórek. Spójność błon komórkowych jest warunkiem optymalnego funkcjonowania organizmu. Każde upośledzenie działania półprzepuszczalnych błon może prowadzić do wadliwego funkcjonowania komórek, tkanek, a nawet całych narządów.

Cholesterol jest także prekursorem wielu hormonów sterydowych, które nadzorują przebieg rozlicznych czynności fizjologicznych organizmu. Co więcej, w wątrobie cholesterol może zostać przekształcony w kwasy żółciowe. To jedna z głównych dróg katabolicznych przemian cholesterolu. Żółć, której cholesterol stanowi tylko jeden ze składników, jest emulgatorem, ułatwiającym trawienie tłuszczów i spowalniającym rozkład substancji fekalnych. Nie myśl więc o cholesterolu jako o czymś szkodliwym, a wręcz przeciwnie, pamiętaj, że na wiele sposobów przyczynia się do podtrzymywania zdrowia. Jak zobaczysz, materiał dowodowy przeciw cholesterolowi, jako czynnikowi zwiększającemu ryzyko choroby serca, jest w rzeczywistości bardzo niewielki.

KLASYFIKACJA BADAŃ NAUKOWYCH

W celu rozwiązania jakiegoś problemu naukowego uczeni mogą zastosować najrozmaitsze rodzaje badań. Mogą to być badania epidemiologiczne (populacyjne), na zwierzętach, *in vivo*, albo badania kliniczne, z udziałem ludzi. Każda z metod zapewnia wgląd w zagadnienie, ale każda też ma takie czy inne wady.

Pierwotnie badania epidemiologiczne miały jedynie dawać badaczom pogląd, na co należy zwrócić szczególną uwagę podczas badań w warunkach kontrolowanych. Są niezastąpione, gdy chodzi o choroby zakaźne: analizując przebieg choroby w populacji, epidemiolodzy mogą się przyczynić do zahamowania epidemii.

Dziś większa część tego, co lansuje się jako wiedzę naukową na temat zdrowia i odżywiania, to w gruncie rzeczy wnioski z badań epidemiologicznych potraktowanych jako bezpośredni dowód na istnienie związku przyczynowo-skutkowego między jakimś czynnikiem a zdrowiem. Metodami epidemiologicznymi bada się rutynowo także choroby, które nie są przenoszone ani przez wirusy, ani przez bakterie. Przy odpowiednim podejściu do wyników owe badania nie muszą być czymś niewłaściwym. Kiedy jednak rezultaty takich analiz zaczyna się traktować jako bezpośredni dowód naukowy, wtedy dochodzi do wypaczenia nauki.

Rozważmy, co następuje: na nasze zdrowie ma wpływ wiele różnych czynników; czy wobec tego na podstawie danych uzyskanych dla grup populacyjnych można wysnuć jakieś uogólnienia na temat wpływu pewnego czynnika na zdrowie człowieka? W celu wykluczenia tych dodatkowych zmiennych, a tym samym zawężenia studiów do jednego konkretnego czynnika, epidemiolodzy stosują wiele różnych narzędzi matematycznych. Jednakże rezultat świadczy jedynie o pewnej tendencji, a ta nie jest bezpośrednim dowodem. W rzeczywistości okazuje się, że wyniki badań w warunkach kontrolowanych, które wdrożono na podstawie rezultatów badań epidemiologicznych, często się z tymi rezultatami nie zgadzają.

Badania laboratoryjne na zwierzętach stwarzają warunki bardziej kontrolowane i również dają wgląd w zagadnienia dotyczące chorób ludzkich. Jednakże i w tym wypadku istnieją trudności ograniczające ich przydatność do studiów nad zdrowiem człowieka. Leki i składniki odżywcze, których stosowanie dało pozytywne wyniki u zwierząt, nie zawsze są równie dobrze tolerowane przez człowieka. Jest to szczególnie widoczne wówczas, gdy do badań zostaną wykorzystane zwierzęta o metabolizmie znacznie odbiegającym od przemiany materii człowieka.

Najlepszym przykładem są roślinożerne króliki. Powszechnie panująca teoria na temat choroby serca bazuje w części właśnie na badaniach na królikach. Zaczynają one chorować na miażdżycę tętnic, kiedy dostają z pokarmem bardzo duże ilości cholesterolu. U ludzi występuje mechanizm zwrotny, który powoduje zahamowanie wytwarzania cholesterolu w sytuacji, gdy jest on dostarczany z pokarmem. Taki mechanizm nie występuje u królików. Nic dziwnego, że wskutek karmienia nadmiernie dużymi ilościami cholesterolu biednym zwierzakom zatykają się tętnice. Oczywiście musi to mieć negatywny wpływ na ich zdrowie – ich organizmy nie są stworzone do radzenia sobie z dużymi ilościami cholesterolu w pożywieniu.

Badania laboratoryjne z zastosowaniem metod *in vivo* także oferują wiele użytecznych informacji, ale przenoszenie pozyskanej w ten sposób wiedzy na cały ludzki organizm bywa mało skuteczne. Badania *in vivo* obejmują bakterie, drożdże i linie komórek ludzkich. Linie komórkowe to komórki pobrane od człowieka i umieszczone w inkubatorze, gdzie rosną samodzielnie, wykorzystując dostarczane im substancje odżywcze. Nie są już częścią naszego organizmu, dlatego trudno odnosić doświadczenia przeprowadzone na liniach komórkowych do funkcji całego organizmu.

Badania z udziałem ludzi są ostatnim rodzajem doświadczeń, jakie mamy dziś do dyspozycji, kiedy zagłębiamy się w zagadnienia dotyczące zdrowia i choroby. Mają sens właśnie dlatego, że są prowadzone na ludziach. Jednakże nawet w tym wypadku nauka musi być ostrożna. Jedną z trudności badań klinicznych jest czas. U człowieka większość zmian chorobowych pojawia się z wiekiem. Odnosi się to do takich dolegliwości jak schorzenia serca, nowotwory, cukrzyca typu II, choroba Alzheimera. Aby prawidłowo określić, które z czynników żywieniowych mają wpływ na te choroby, powinniśmy przeprowadzić próby kliniczne trwające od dziesięciu do dwudziestu lat, lub nawet dłużej. Takie długotrwałe badania są niepraktyczne, zwłaszcza w profilaktyce.

Określenie czynników środowiskowych, które przyczyniają się do rozwoju choroby, staje się też kłopotliwe, gdy weźmiemy pod uwagę naszą długowieczność ewolucyjną. Tymczasem większość danych na temat odżywiania to wynik badań krótkotrwałych. Informacje zawarte w tej książce oparte zostały na dokumentacji doktora Lutza, obejmującej dane na temat chorych prowadzonych przez trzy lub więcej lat. Po takim czasie można było określić, jakie długoterminowe tendencje towarzyszą ograniczaniu spożywanych węglowodanów i jaki wpływ wywiera to na choroby trapiące pacjentów.

W kilku następnych podrozdziałach zaprezentujemy pewne bardzo popularne badania, na których oparto teorię o szkodliwości tłuszczów. Każde z tych doświadczeń to ważne studia epidemiologiczne, które dały początek masowemu odstępstwu od postrzegania tłuszczu jako pokarmu zdrowego.

„BADANIA W SIEDMIU KRAJACH"

Badania, o których mowa, były pierwszym wielkim przedsięwzięciem tego rodzaju. W założeniach chodziło o znalezienie korelacji między rodzajem diety (i innymi czynnikami wynikającymi z trybu życia) a umieralnością oraz zapadalnością na różne choroby w obrębie różnych populacji na świecie. Choć główny nacisk kładziono na choroby układu krążenia i serca, to jednak badano też inne schorzenia, w tym nowotwory i udary, a także umieralność jako taką (tzn. ogólną liczbę zgonów wywołanych wszystkimi przyczynami). W owych czasach badania te były ze wszech miar uzasadnione, ponieważ wykazano istnienie różnic w zapadalności na choroby krążeniowe w różnych populacjach. Po bliższej jednak analizie okazuje się, że wspomniane badania miały wiele niedociągnięć, te zaś wzięte razem sprawiają, że wnioski płynące z tego projektu badawczego bardzo trudno zaakceptować.

Zostały one opublikowane w postaci książki w 1980 roku[2]. W 1994 roku wydano kolejną książkę, relacjonującą powtórne badania, pod tytułem *Lessons for Science from the Seven Countries Study*[3] (Lekcja dla nauki płynąca z Badań w Siedmiu Krajach).

Zgodnie z tym, co napisano we wstępie do pierwszej wymienionej książki, badania miały na celu znalezienie "cech charakterystycznych zdrowych z wyglądu mężczyzn w średnim wieku, które wiążą się z potencjalną przyszłą skłonnością do zachorowań na chorobę wieńcową serca".

Siedmioma wybranymi krajami były: Stany Zjednoczone, Jugosławia (Chorwacja), Japonia, Włochy, Holandia, Finlandia i Grecja. W obrębie tych państw wyróżniono szesnaście różnych grup, obejmujących w sumie 12 763 mężczyzn. Pierwsza książka traktuje zbiorczo okres od późnych lat 40. do późnych lat 50. XX wieku jako dziesięciolecie i ocenia go pod kątem zapadalności na chorobę wieńcową serca i zejść śmiertelnych. W pracy zaprezentowano bogaty i raczej skomplikowany zestaw liczb i wykresów, zaś całość sprawia wrażenie, jakby badania przeprowadzono po to, by znaleźć potwierdzenie dla przyjętego z góry wniosku, że wiele czynników środowiskowych z uwzględnionych czynników faktycznie ma wpływ na rozwój choroby wieńcowej. Analizy te zostały zatem narażone na przekłamania, zanim jeszcze się rozpoczęły.

Na samym początku badacze zdecydowali, które czynniki ryzyka prześledzą. Założenie takie nie musi być samo w sobie złe, zwłaszcza że kiedy mamy do czynienia z wieloma ograniczeniami, pewne praktyczne decyzje są niezbędne. Czynnikami ryzyka wybranymi przez naukowców były między innymi: nadciśnienie, aktywność fizyczna i palenie, a także poziom cholesterolu we krwi i sposób odżywiania. I właśnie tu zaczyna się problem; choć istnieją trzy główne składniki pożywienia (białko, tłuszcz i węglowodany), badacze wybrali tylko jeden, a mianowicie postanowili ustalić ilość spożywanego tłuszczu. Najwyraźniej od początku „wiedzieli", że tłuszcz jest szkodliwy – błąd w sztuce, doprawdy.

Oczywiście jako potencjalne czynniki ryzyka zachorowania na chorobę wieńcową serca i przyczyny takiej, a nie innej częstości zejść śmiertelnych, należało do badań włączyć wszystkie trzy składniki odżywcze. I faktycznie, jak można wyczytać w drugiej z książek, tej z 1994 roku, kiedy weźmie się pod uwagę także białko i węglowodany, to spadek zapadalności na pewne choroby obserwujemy przy większych ilościach tłuszczu i mniejszym spożyciu węglowodanów!

Jeden z wykresów w tej książce pokazuje ogólną, związaną z wiekiem śmiertelność w okresie dziesięciu lat, badaną dla szesnastu grup, i porównuje ją z poziomem cholesterolu w surowicy krwi. Cholesterolowy składnik krwi nie wykazuje tam **żadnej korelacji** z ogólną śmiertelnością w grupie. Co jeszcze bardziej ciekawe, śmiertelność ta jest w wielu wypadkach **mniejsza** w grupach o **wyższym** stężeniu cholesterolu!

Spostrzeżenie, że w badaniach tych ogólna liczba zgonów **nie** wykazuje żadnych powiązań z cholesterolem, jest bardzo ważne.

Korelacja oznacza, że po wzajemnym przyporządkowaniu na osi współrzędnych dwóch zestawów danych, otrzymamy punkty, między którymi można przeciągnąć linię zbliżoną do prostej. Im prostsza linia, tym większa korelacja. Stopień przebiegu linii jest zdefiniowany matematycznie i zwie się "współczynnikiem korelacji". Im współczynnik korelacji bliższy liczbie jeden, tym większa korelacja.

Podany w książce współczynnik korelacji między ogólną liczbą zejść śmiertelnych a cholesterolem wynosi 0,12. Wniosek wysnuty na tej podstawie przez autorów brzmi: "[...] 0,12 to wielkość zbyt mała, by można ją było uznać za znaczącą. Nie oznacza to, że obecność cholesterolu w surowicy krwi nie jest czynnikiem ryzyka podnoszącym ogólne prawdopodobieństwo śmierci z różnych przyczyn; należy jedynie wnosić, że różnice w śmiertelności między różnymi grupami (badanych) nie mogą zostać wyjaśnione na podstawie poziomu cholesterolu we krwi".

Taki język dominuje w całej książce. Kiedy dane nie pasują do pierwotnych założeń, autorzy robią co mogą, by odwieść czytelników, i samych siebie, od właściwych wniosków. Wygląda to tak, jakby **musieli** wykazać, że cholesterol jest zły. Tymczasem prawda jest taka, że jeśli ogólnej śmiertelności nie można w żaden sposób powiązać z ilością cholesterolu we krwi, to prawdopodobnie cholesterol nie jest czynnikiem ryzyka śmierci z różnych przyczyn. Czyż to nie całkiem proste?

Współczynnik korelacji między liczbą kalorii pobieranych w formie tłuszczu a śmiertelnością wynosi – w pierwszej publikacji na temat badań w siedmiu krajach – 0,50. To również niezbyt wysoki wynik. Z danych przedstawionych na wykresie (nie zamieszczonym w naszej książce) wynika, że w krajach, w których ilość spożywanego tłuszczu jest wyraźnie większa – może on stanowić 40%, a nawet więcej, ogólnej liczby przyjmowanych kalorii – śmiertelność bywa niższa. W tym wypadku chodzi o zgony spowodowane chorobą serca. W innych krajach spożywa się mniej tłuszczu, a jednak śmiertelność nadal jest wysoka. Jeszcze inne kraje odnotowują znaczne spożycie tłuszczu i wysoką śmiertelność wskutek choroby serca. Obiektywnie można to interpretować dwojako: tłuszcz albo hamuje rozwój choroby serca, albo się do niej przyczynia. Jedynym możliwym wnioskiem powinno być zatem stwierdzenie, że badania nie przyniosły w tym zakresie żadnych wiążących odpowiedzi.

Jeszcze ciekawsze rzeczy możemy przeczytać w jednym z rozdziałów w środkowej części książki, gdzie autorzy stwierdzają, że **istnieje korelacja między ilością spożywanego cukru a chorobą serca**. Stwierdzenia tego nie popierają jednak żadnymi wynikami, choć książka liczy ponad 200 stron. W ogóle nie mówi się już więcej na ten temat: do tego zadziwiającego stwierdzenia nie nawiązuje się nawet w żadnym innym miejscu. Nie znajdzie tam czytelnik żadnej analizy na temat ilości przyjmowanych węglowodanów, a białka w pożywieniu potraktowane zostały marginesowo.

Skoro jednak istnieją tylko trzy główne składniki pokarmowe, to czemu skupiać swą uwagę wyłącznie na tłuszczu? Nigdy nie zdołamy tego zrozumieć, ale z pewnością nie można wierzyć informacjom uzyskanym po tak gruntownym zawężeniu pola widzenia.

Książka druga relacjonuje powtórne badania tych samych grup populacyjnych pod kątem różnych chorób i w okresie 35 lat. Ponieważ, jak wiadomo, Japonia ma niższą umieralność z powodu choroby serca niż Stany Zjednoczone, wspomniane badania są szczególnie warte omówienia.

We wstępie do części japońskiej autorzy piszą, że w 1958 roku, czyli po podjęciu badań w siedmiu krajach, w testowanych grupach Japończyków spożycie nasyconych kwasów tłuszczowych i poziom cholesterolu były, w porównaniu z innymi grupami badanych, najniższe. Japończycy należeli też do najmniej zagrożonych wieńcową chorobą serca. Zwróć uwagę na sformułowanie „należeli do najmniej zagrożonych". Autorzy ostrożnie dobierają słowa, ponieważ – jak już wspomnieliśmy – niski poziom zapadalności na choroby serca obserwowano również w krajach o znacznie wyższym spożyciu tłuszczów.

Tendencje dietetyczne dominujące w Japonii w latach 1958–1989 sprawiły, że udział kaloryczny węglowodanów spadł tam z 78% do 61% ogólnej liczby kalorii. Spożycie tłuszczów wzrosło natomiast z 5% do 22%. Ilość białka wzrosła z 11% do 16%. Większość z tych zmian była wynikiem przejścia na dietę uwzględniającą większe ilości mięsa, ryb i produktów mlecznych, za to ograniczającą spożycie ryżu.

W tym samym czasie umieralność spowodowana udarem spadła z 4,6 do 0,8 na 1000 osób. Umieralność na nowotwory także się trochę zmniejszyła, z 4,7 do 3,4 na 1000 osób. Właściwie nie zmieniła się częstość występowania zawału mięśnia sercowego. Ponieważ w tym samym czasie nastąpiło też ograniczenie palenia, jest możliwe, że właśnie ten czynnik wpłynął na zmniejszenie liczby nowotworów i udarów. Jak by danych tych nie interpretować, niewątpliwie dowodzą one, że zwiększenie spożycia tłuszczów i białek nie przyniosło szkód zdrowotnych, a być może nawet przyczyniło się do poprawy zdrowia badanych Japończyków.

W książce z 1994 roku ostatni paragraf rozdziału poświęconego Japonii głosi: "Wynika z tego, że zmiana składu japońskiej diety przyczyniła się prawdopodobnie do [polepszania stanu] zdrowia badanych i ograniczyła liczbę udarów. Zagadnienie to wymaga jednak w przyszłości bardzo starannej kontroli, gdyż spożycie tłuszczów rośnie, zwłaszcza zaś tłuszczów nasyconych, a tym samym istnieje w Japonii potencjalna groźba wybuchu typowej dla współczesności epidemii choroby wieńcowej serca".

Oto klasyczny przykład zadawania kłamu oczywistym wynikom. Dlaczego badacze nie omawiają potencjalnie korzystnego wpływu obniżenia spożycia węglowodanów i zwiększenia ilości tłuszczu i białek, choć przecież właśnie to zaobserwowali w swych badaniach? To właśnie podobne stwierdzenia w ustach poważanych naukowców sprawiają, że miliony ludzi wierzą ślepo w panującą powszechnie teorię o szkodliwości tłuszczu. Kiedy zaś ktoś wypowie swą opinię publicznie, to już raczej rzadko ją zmienia. Trąci ironią fakt, że tytuł drugiej książki brzmi *Lekcje dla nauki*, skoro widać, że niektórzy z reprezentantów owej nauki najwyraźniej niczego się nie nauczyli.

Kiedy opublikowano książkę na temat pierwszych badań w siedmiu krajach, dostrzegło ją wielu ludzi. Stało się to zalążkiem nowej ery badań nad tłuszczami i cholesterolem, zwłaszcza w Stanach Zjednoczonych. Kiedy powstała druga książka, prawie nikt nie zwrócił na nią uwagi. Również kolejne badania na gruncie amerykańskim nie były w stanie udowodnić prawdziwości teorii tłuszczowej, o czym będziemy pisać dalej.

BADANIA TERENOWE

Podążając śladem informacji zawartych w pierwszej publikacji na temat badań w siedmiu krajach, naukowcy w Stanach Zjednoczonych, Anglii i Skandynawii podjęli rozliczne analizy populacyjne, które miały dowieść, że spożywanie tłuszczów zwierzęcych i cholesterolu przyczynia się do podniesienia zapadalności na chorobę serca – czyli że właśnie te składniki naszej diety mogą sprawić, że zachorujemy, może nawet śmiertelnie. Takie próby przeprowadzenia dowodu „na zamówienie" w zasadzie nigdy nie dają zamierzonych efektów. A jednak przez wiele lat badacze planowali coraz nowe badania, w różnych warunkach, ponieważ zwyczajnie nie mogli uwierzyć, że nie udaje się im dowieść prawdziwości teorii o szkodliwości tłuszczów. Nie w taki sposób powinna rozwijać się nauka! Teorii nie powinno się dowodzić – powinno się je **obalać.**

Ale przecież rzecz, którą ktoś postanowił udowodnić, coś, w co wkłada się wiele wysiłku, zawsze jakoś zostanie udowodniona, w ten, czy inny sposób. Jeśli z wyników jakichś badań widać, że

ludzie jedzący dużo tłuszczu żyją dłużej[4] – pojawia się wniosek: to niemożliwe! Uczeni muszą się uciec do jeszcze lepszych i zakrojonych na jeszcze większą skalę studiów...
Do takich badań należały „studia nad sercem" przeprowadzone w Framingham. Rozpoczęły się one w 1948 roku i objęto nimi 6 tysięcy mężczyzn. W rezultacie okazało się, że osoby konsumujące więcej tłuszczów nasyconych i cholesterolu ważą mniej i są mniej zagrożone chorobą serca. Niezwykłe jest tylko to, iż często cytuje się te badania jako **dowód** na szkodliwość tłuszczu. George Mann, lekarz, który przez trzy lata nadzorował przebieg eksperymentu, stwierdził, że badania dowiodły, iż tłuszcz jest zdrowy, a dieta niskotłuszczowa – szkodliwa. Wydał książkę pod tytułem *Coronary Heart Disease: The Dietary Sense and Nonsense* (Choroba wieńcowa serca: dietetyczne prawdy i nonsensy), która w zdecydowany sposób dowodzi, że tłuszcz nie jawi się przyczyną choroby serca[5]. Mann opublikował też swe obserwacje na temat dobrego zdrowia masajskich wojowników z Kenii.

W swoim artykule „Diet Heart, End of an Era" (Serce na diecie, koniec pewnej ery)[6] pisze on, że pomimo odżywiania się znacznymi ilościami tłuszczu z mięsa i mleka, Masajowie na serce nie chorują.

Największym z wczesnych przedsięwzięć tego rodzaju było badanie pod nazwą MRFIT (*Multiple Risk Factor Intervention Trial*)[7]. Projektem objęto ponad 12 tysięcy Amerykanów płci męskiej, o których sądzono, że są szczególnie zagrożeni chorobą wieńcową (w związku z nadciśnieniem, wysokim poziomem cholesterolu i/lub paleniem). Pacjentów losowo przydzielono do dwóch grup. Losowy przydział zapewniał, że wśród ponad 6 tysięcy chorych w każdej z dwóch grup znalazło się na tyle dużo osób zagrożonych poszczególnymi czynnikami, że dać to powinno porównywalną liczbę ataków serca czy innych objawów choroby wieńcowej.

Chorym w pierwszej grupie zalecono przerwać palenie, zastępować tłuszcze zwierzęce wielonienasyconymi olejami roślinnymi, a wreszcie wykluczyć z diety, na ile to możliwe, pokarmy zawierające cholesterol. Co więcej, chorym przepisano leki na obniżenie ciśnienia. Pacjenci z grupy kontrolnej zostali skierowani do swoich lekarzy bez żadnych szczególnych zaleceń.

Choć chorzy w grupie pierwszej stanęli na wysokości zadania, to znaczy palili mniej, a także jedli mniej tłuszczów zwierzęcych i cholesterolu, wyniki były niezadowalające. Dlatego wprowadzono jeszcze większe ograniczenia. Wyniki uzyskane po sześciu latach trwania eksperymentu nie dały badaczom podstaw do satysfakcji.

Wprawdzie faktycznie nastąpiła niewielka poprawa w zakresie umieralności na atak serca, ale ogólna śmiertelność była wyższa w grupie pierwszej niż w grupie kontrolnej, co wiązało się z wyższą zapadalnością na nowotwory[8].

Badacze znaleźli dla tych wyników wszystkie możliwe wytłumaczenia. Świat medyczny jednak, zwłaszcza środowiska medyczne w Stanach Zjednoczonych, był ogromnie rozczarowany i nie życzył sobie, by wydawano tyle pieniędzy na inne badania tego rodzaju.

Sądzimy, że głównym błędem owych badań było skoncentrowanie się na zbyt wielu czynnikach na raz: palenie, cholesterol, tłuszcze zwierzęce, nadciśnienie. Bez wątpienia palenie nie służy zdrowiu. Od lat wiadomo, że nikotyna przyspiesza proces postępowania arteriosklerozy kończyn dolnych (choroba Bürgera). Co więcej, gigantyczne badania przeprowadzone przez Amerykańskie Towarzystwo Przeciwrakowe, polegające na obserwacji ponad miliona Amerykanów przez dwadzieścia lat, wykazały, że osoby palące więcej niż dwadzieścia papierosów dziennie umierają średnio o 8,3 roku wcześniej niż osoby niepalące[9].

Ponieważ MRFIT faktycznie doprowadziło w grupie poddanej eksperymentowi do redukcji nikotynizmu, zatem chorzy powinni w zasadzie osiągnąć o wiele lepsze wyniki niż osiągnęli. Dlatego też można by zapytać, czy dieta uboga w cholesterol i niskotłuszczowa, którą zastosowano w tej grupie badanych, nie była czasem szkodliwa i nie zrównoważyła wobec tego pozytywnych skutków ograniczenia palenia.

Inna interpretacja wyników uzyskanych w trakcie eksperymentu MRFIT sugeruje, że palacze nie zapadali częściej na nowotwory niż niepalący. Zgodnie z badaniami Amerykańskiego Towarzystwa Przeciwrakowego, o których wspomnieliśmy wcześniej, palenie papierosów powoduje nowotwory nie tylko płuc, ale również innych narządów. To kieruje rozumowanie na te same tory: skoro palacze powinni zapadać na nowotwory znacznie częściej niż niepalący, zatem osoby w grupie kontrolnej, które nie ograniczyły palenia w ogóle, lub w znacznie mniejszym stopniu niż chorzy w grupie pierwszej, były w pewien sposób chronione przez skutkami palenia przez dietę bogatszą w cholesterol i tłuszcze zwierzęce. To zakrawa na naukową herezję, ale właściwie trudno znaleźć jakieś argumenty przeciw tej interpretacji, zwłaszcza że wysoki poziom cholesterolu faktycznie zdaje się chronić przez anemią, infekcjami i rakiem.

Pod koniec 1983 roku opublikowano wyniki innego amerykańskiego terenowego projektu badawczego na wielką skalę. Chodzi tu o eksperyment o nazwie LRCCPPT (*Lipid Research Clinics Coronary Primary Prevention Trial*, czyli „Eksperyment populacyjny dotyczący roli lipidów w zapobieganiu chorobie wieńcowej")[10]. Również w czasie tego eksperymentu wyodrębniono dwie grupy pacjentów i śledzono ich zdrowie przez średnio 7,4 roku. Obu grupom zalecono dietę umiarkowanie redukującą cholesterol (poprzez ograniczenie tłuszczów zwierzęcych i zastąpienie ich wielonienasyconymi kwasami tłuszczowymi), która jednak nie okazała się zbyt skuteczna. Następnie pacjentom w jednej grupie zaczęto podawać tzw. żywicę wymienną o nazwie kolestyramina, która wiąże kwasy żółciowe w jelicie i tym samym zmniejsza poziom cholesterolu we krwi. W tej grupie liczba przypadków śmierci z powodu choroby wieńcowej była, w porównaniu z grupą kontrolną, mniejsza o 24%, odnotowano też 19-procentowy spadek częstości ataków lżejszych, nie zakończonych śmiercią.

Jednocześnie ogólna umieralność była w obu grupach podobna: w grupie leczonej we wspomniany sposób częstsze były przypadki śmierci z innych przyczyn. Ponieważ jednak badaniami objęto jedynie pacjentów z zaburzeniami metabolizmu tłuszczów, otrzymane wyniki nie dawały się uogólnić, a tym samym nie stanowiły dobrego punktu wyjścia do kolejnych badań.

Poprzednie badania populacyjne skończyły się tym samym stwierdzeniem – po zmniejszeniu ilości cholesterolu we krwi nieznacznie maleje ryzyko związane z chorobą wieńcową – nawet jeśli nie były prowadzone z taką precyzyjną dokładnością, jak w wypadku badań MRFIT czy LRCCPPT. W najlepszym razie wykazywano, że nieznaczny spadek chorób serca można przypisać ograniczeniu spożycia tłuszczów zwierzęcych i cholesterolu.

W kwestii przyczyn choroby serca żadna z tych wczesnych analiz nie doprowadziła do konkretnych konkluzji. Ponieważ jednak ogólna umieralność w grupach poddanych eksperymentowi różniła się niewiele od tej, którą obserwowano w grupie kontrolnej, a czasem nawet ją przewyższała, należałoby te wyniki przyjąć jako znak ostrzegawczy. W sumie śmierć na serce różni się od śmierci na raka jedynie tym, że pierwsza przychodzi szybko, a druga powoli.

Co więcej profesor R.E. Olson, którego Amerykańska Agencja Badawcza poprosiła o dokonanie przeglądu literatury fachowej pod kątem szkodliwości pokarmów zawierających cholesterol, stwierdził, że dowody nie są wystarczające, by ogólnie zalecać ograniczenie spożycia tłuszczów zwierzęcych i cholesterolu[11]. Ze zdaniem tym zgodzili się też inni naukowcy, w tym też szwajcarski profesor Hans Mohler, który doszedł do podobnego wniosku w swej książce *Cholesterol neurosis* (Neuroza cholesterolowa)[12].

Wymienione tu badania legły u podstaw niskotłuszczowego obłędu, który zawładnął światem w ciągu minionych trzydziestu, czy nawet więcej lat, choć właściwie żadne z nich nie dowiodły szkodliwości tłuszczu.

WSPÓŁCZESNE STUDIA EPIDEMIOLOGICZNE

Obecnie mamy dostęp do informacji płynących z nowych, długoterminowych eksperymentów populacyjnych. Dwa spośród nich stanowią, jak na razie, najlepszą próbę zastosowania epidemiologii jako narzędzia do objaśnienia znaczenia poszczególnych czynników pokarmowych i ich związków z chorobami. W latach 1980–1994 badaniami objęto 80 tysięcy pielęgniarek w wieku 34–59 lat, a w latach 1984–1994 podobne badanie kontrolne zdrowia pracowników lecznictwa przeprowadzono na ponad 37 tys. mężczyzn w przedziale wiekowym 40–75 lat.

W obu tych badaniach wiodącą rolę odgrywali naukowcy z Uniwersytetu Harvardzkiego. W celu jak najlepszego wykorzystania danych, które są obecnie w ich posiadaniu, naukowcy postawili wiele pytań, które w poprzednich badaniach zostały przeoczone. Jedno z tych zagadnień to sprawa jedzenia jajek. Spożycie jaj było w Stanach Zjednoczonych piętnowane, choć właściwie żadne znaczące badania nie dowiodły ich szkodliwości dla zdrowia. Ponieważ uważano, że cholesterol jest szkodliwy, zatem jaja – które zawierają go dużo – zostały automatycznie uznane za niezdrowe.

W niedawno opublikowanym artykule podsumowującym oba wspomniane wyżej projekty badawcze[13] oszacowano informacje zebrane od dużych grup badanych. Chodziło o znalezienie związków między jedzeniem jaj a ryzykiem zachorowania na chorobę naczyniową serca oraz udarem. Oceniono zwyczaje żywieniowe 37 851 mężczyzn i 80 082 kobiet. Autorzy nie znaleźli dowodów na to, że jedzenie jaj przyczynia się do choroby serca. Zarówno u mężczyzn, jak i u kobiet, 5–6 jaj tygodniowo nieznacznie zmniejszało częstość występowania choroby serca, ale również nieznacznie podwyższone ryzyko obserwowano u mężczyzn, którzy w tym samym czasie konsumowali średnio 1–3 jaja oraz u tych, którzy jedli więcej niż 6 jaj. Natomiast u kobiet niezależnie od liczby zjadanych tygodniowo jaj nie było ryzyka wzrostu zagrożenia chorobą naczyniową. Autorzy konkludują, że u zdrowych kobiet i mężczyzn spożywanie „do jednego jajka dziennie" raczej nie powinno się przyczyniać do choroby serca. Można by wszakże zapytać, jakie byłyby wyniki dla ludzi zjadających po dwa lub trzy jaja dziennie; takiej informacji w tym artykule nie ma. Z drugiej strony, prawdopodobnie w ogóle niewiele osób jada tak wiele jaj dziennie.

W innej publikacji opracowanej na podstawie danych zebranych w trakcie badań nad zdrowiem pielęgniarek badacze stwierdzają, że częste jedzenie orzechów wiąże się z obniżonym ryzykiem zarówno śmiertelnego zejścia w wyniku choroby wieńcowej jak i nie zakończonego śmiercią zawału[14]. Orzechy składają się przede wszystkim z tłuszczu i białka, zatem wyniki takie zgadzałyby się z założeniami diety niskowęglowodanowej. Proporcje podstawowych składników pokarmowych w 33-gramowej porcji mieszanki orzechów wynoszą: 18 g tłuszczu, 5 g białek i 7 g węglowodanów.

W jeszcze innym artykule na temat badań nad zdrowiem pielęgniarek epidemiolodzy stwierdzają, że zwiększenie ilości spożywanego białka redukuje ryzyko zachorowania na niedokrwienną chorobę serca[15]. Autorzy pracy utrzymują, że przeciwnie do tego, co głosi hipoteza o szkodliwym wpływie, jaki wywierają na serce podwyższone ilości białka w pokarmie, wydaje się, że zastąpienie węglowodanów proteinami może prowadzić do zmniejszenia zagrożenia chorobą niedokrwienną serca. Autorzy zachowują jednak ostrożność i dodają, że skoro podniesieniu ilości białka w diecie musi towarzyszyć zwiększenie spożycia tłuszczów zwierzęcych i cholesterolu, zatem należy zachować baczność. Tymczasem możliwe, że owo ryzyko zmniejszają właśnie nasycone tłuszcze zwierzęce, które towarzyszą białku.

Wynika z tego, że na podstawie nowych danych pozyskiwanych z analizy zwyczajów dietetycznych dużych grup populacyjnych można sądzić, iż węglowodany są tym składnikiem pokarmowym, który przyczynia się do choroby serca. Wraz ze zwiększeniem spożycia białka i tłuszczów w sposób naturalny maleje ilość spożywanych węglowodanów, ponieważ pokarmy wysokobiałkowe i tłuszczowe zawierają niewiele węglowodanów.

Jednym z mówców na seminarium, które odbyło się 5 maja 1999 roku w Narodowych Instytutach Zdrowia w Bethesda (Maryland, USA), był dr Walter Willet. Dr Willet jest dziekanem Wydziału Odżywiania i profesorem medycyny w Harvardzie. Jego odczyt nosił tytuł: „Dieta i choroba serca: czy wprowadziliśmy ludzi w błąd?" Willet jest głównym autorem wszystkich wspomnianych tu analiz badań nad zdrowiem pielęgniarek i badań kontrolnych zdrowia pracowników lecznictwa. W swym wykładzie podkreślił, że dane z badań w siedmiu krajach bynajmniej nie potwierdzają teorii o szkodliwości tłuszczu. Omawialiśmy ten temat już na początku rozdziału. Willet zaprezentował też inne dane świadczące, że istnieje pewien związek między chorobą serca a indeksem glikemicznym pokarmów: im indeks glikemiczny produktu jest wyższy, tym większe ryzyko zachorowania na serce. Indeks glikemiczny stanowi miarę ilości glukozy zawartej w danym produkcie spożywczym, a co za tym idzie również ilości insuliny, która zostanie wytworzona po jego przyswojeniu. Innymi słowy, jest to przekonujący wskaźnik tego, ile pokarm zawiera węglowodanów możliwych do przetworzenia przez organizm. Czekamy z niecierpliwością na opublikowanie danych, poruszonych przez Willeta, które dotyczą węglowodanów i ich związków z chorobą.

HOMOCYSTEINA

Jednym z największych odkryć medycznych tego stulecia jest teoria na temat homocysteiny i jej związków nie tylko z chorobą serca, ale również nowotworami i innymi schorzeniami zależnymi od wieku podeszłego. Homocysteina jest aminokwasem zawierającym siarkę. Z aminokwasów zbudowane są cząsteczki białka. Białka to duże cząsteczki aktywne biologicznie, które zawierają wiele aminokwasów połączonych wiązaniami chemicznymi. Homocysteina nie wchodzi w skład cząsteczki białka, ale jest aminokwasem pośrednim, z którego powstaje metionina albo cysteina, czyli aminokwasy stanowiące budulec białek.

W 1933 roku pewien patolog ze Szpitala Ogólnego w Massachusetts zauważył u ośmioletniego chłopca cechy, które świadczyły o tym, że zmarł on z powodu arteriosklerozy – sytuacja zupełnie szczególna. Dopiero po wielu latach medyczno-detektywistycznej pracy kawałki tej intrygującej układanki złożył dr Kilmer McCully, amerykański badacz i patolog.

Otóż McCully odkrył, że do choroby serca może prowadzić nadmiar homocysteiny we krwi. Kiedy 20 lat temu McCully próbował poinformować o tym środowisko medyczne i naukowe, jego doniesienie zostało uznane za wysoce kontrowersyjne. W tamtych czasach cholesterol leżał w centrum uwagi badań nad chorobą serca. McCully występował przeciw ustalonym poglądom, podobnie jak dr Lutz w swych badaniach nad dietą niskowęglowodanową. McCully drogo zapłacił za swe przekonania – wielu kolegów odwróciło się od niego, a Harvard odmówił mu odnowienia stypendium naukowego. Dziś jednak uważa się, że homocysteina jest ważnym czynnikiem w rozwoju arteriosklerozy.

Teoria na temat homocysteiny i jej związków w chorobą serca jest prosta. Nadmiar homocysteiny we krwi może wywołać reakcje chemiczne powodujące zaleganie lipoprotein o małej gęstości (LDL – *low density lipoproteins*) w tkance tętnic. Innymi słowy, homocysteina może spowodować nagromadzenie LDL w tętnicach. Lipoproteiny o małej gęstości to kompleksy lipidowo-białkowe umożliwiające transport tłuszczów do różnych części ciała. Należą do najważniejszych składników puli białkowo-tłuszczowej organizmu. Są one na przykład głównym przenośnikiem cholesterolu. LDL określa się mianem „złego" cholesterolu, ale w rzeczywistości są to cząsteczki białka, do których przyczepione są liczne cząsteczki cholesterolu.

Teoria homocysteinowa opiera się na rozsądnych eksperymentach naukowych i medycznych. Swoje odkrycia i drogę, która doprowadziła go do homocysteinowej teorii rozwoju arteriosklerozy, McCully opisał w ponad 80 naukowych i medycznych publikacjach. Wydał też dwie książki, w których omawia wnioski z tych badań i opisuje potencjalny wpływ homocysteiny na ludzi[16], a także odkrycie, że do nadmiaru homocysteiny prowadzić może niedobór trzech witamin. Podwyższony poziom homocysteiny nosi nazwę **hiperhomocysteinemii**.

Trzy witaminy, o których mowa, to B_6, B_{12} i kwas foliowy. Witaminy te wchodzą w skład trzech różnych białek biorących udział w metabolizmie homocysteiny. Niedobór którejkolwiek z nich – lub też brak równowagi odczytywany przez organizm jak niedobór – może prowadzić do podniesienia poziomu homocysteiny we krwi, ponieważ uniemożliwia komórkom jej przetwarzanie. Jak wspomniano, jest to sytuacja potencjalnie niebezpieczna, jako że wskutek wywołanych przez nią reakcji może dojść do uszkodzenia tkanek.

Powstaje jednak pytanie, jak się rzecz ma do teorii niskowęglowodanowej? To proste: wszystkie trzy wspomniane witaminy występują w pokarmach pochodzenia zwierzęcego, przy czym witamina B_{12} tylko i wyłącznie w nich. Witamina B_6 i kwas foliowy są obecne w rybach, drobiu, innych mięsach i zielonych warzywach liściastych – a więc w pokarmach o niskiej zawartości węglowodanów. Diety uwzględniające duże ilości węglowodanów, szczególnie wysoce przetworzonych i oczyszczonych, dostarczają niewielkie ilości tych witamin. W 1998 roku hipoteza ta znalazła potwierdzenie w publikacji w *Netherland Journal of Medicine*. W artykule tym ujawniono, że wegetarianie i weganie mają wyższy poziom homocysteiny we krwi niż osoby jedzące duże ilości tłuszczów i mięsa[17].

Ożywiona dyskusja z Kilmerem McCullym wykazała jasno, że dysponuje on potężnym materiałem dowodowym przeciw tłuszczowej teorii przyczyn choroby serca. Jako patolog McCully miał okazję naocznie obserwować zmienioną tkankę tętnic. Zaobserwował między innymi, że większość pacjentów umierających wskutek ciężkiego ataku serca ma stosunkowo normalny poziom cholesterolu.

W 1990 roku, w jednej ze swych publikacji[18], McCully ocenił na podstawie dokonanych autopsji stopień zaawansowania choroby serca u 194 denatów. Następnie porównał wyniki z poziomem cholesterolu, jaki odnotowano u nich przed śmiercią. Jego odkrycia są zaiste wstrząsające.

Średni poziom cholesterolu u osób z najsilniej zaawansowaną chorobą serca wynosił 186 mg/dl. Ogólnie rzecz biorąc taki poziom cholesterolu jest uznawany za normalny, a nawet niski, jeśli wziąć pod uwagę okoliczności, czyli chorobę serca. Choć rozrzut wyników był dość duży, to jednak pozostają one w sprzeczności ze wszystkim, do czego nas w tej kwestii przyzwyczajono.

Jednakże badania podobne do wyżej opisanych są rzadkie. Pomimo znacznie zaawansowanych studiów nad cholesterolem i chorobą serca nikt, aż do czasów opublikowania przez McCully'ego jego wyników dziesięć lat temu, nie pokusił się o podobną bezpośrednią ocenę łączących je związków. Oczywiście prawdą jest, że złogi cholesterolowe spotyka się w tętnicach osób, które zmarły na wskutek choroby serca – cały problem w tym, że podniesiony poziom cholesterolu wcale nie jest skutecznym tego wskaźnikiem. Teoria homocyteinowa, oparta na danych chemicznych, biochemicznych i medycznych, którym trudno cokolwiek zarzucić, nie zostawia żadnych wątpliwości co do tego, że to homocysteinę należy wiązać z chorobą serca, nie zaś sam cholesterol. Oczywiście, kiedy teoria ta doczeka się szczegółowej analizy, dane na temat homocysteiny staną się pełniejsze. Jednakże już sam fakt, że poziom cholesterolu wykazuje słabą korelację z chorobą serca, daje podstawy, by żądać zaprzestania prania mózgu, na które powszechnie narażona jest opinia publiczna w krajach wysokouprzemysłowionych.

BADANIA NA KURACH

Zanim omówimy pożyteczne skutki diety ubogiej w węglowodany na różne czynniki ryzyka związane z chorobą serca, przeanalizujmy wyniki eksperymentów na kurczakach karmionych pokarmem o niskiej zawartości weglowodanów. Do badań tych wybrano kury z wielu powodów. Potrzebne było zwierzę, które w zamierzonym eksperymencie żywieniowym spełniałoby różne kryteria. Po pierwsze powinno w starszym wieku wykazywać arteriosklerozę podobną do tej, którą spotykamy u człowieka. Powinno być łatwe do utrzymania i nie powinno żyć zbyt długo. Zwierzę to winno w stanie dzikim być wszystkożercą. Drób domowy znakomicie pasuje do tego opisu. U zwierząt tych arterioskleroza daje się zauważyć w trzecim lub czwartym roku życia. Podobnie jak u ludzi, choroba zaczyna się w brzusznej części aorty, a potem rozprzestrzenia, opanowując inne części tego naczynia krwionośnego. Arterioskleroza u kur przypomina ludzką zarówno histopatologicznie jak i biochemicznie. W stanie dzikim drób żywi się owadami i innymi małymi stworzeniami, natomiast ziarna nie je.

Autorzy tego eksperymentu, dr Lutz i jego koledzy, zdecydowali się zastosować karmę o różnym udziale procentowym węglowodanów, a mianowicie 18, 43 i 73%. Wszystkie kury pochodziły z tej samej hodowli. Zwierzęta były karmione przede wszystkim mlekiem, jajami, suszonymi krewetkami, wieprzowiną i mączką z kości wołowych, która zastąpiła węglowodany. Dieta przewidywała bardzo niewielkie ilości tłuszczów nienasyconych i zawierała głównie tłuszcze nasycone. Węglowodany były dostarczane pod postacią ziarna pszenicy. Kury mogły jeść do woli, a ilość dostępnego pożywienia przewyższała tę, która była potrzebna do zwykłego przetrwania.

Wyniki eksperymentów pokazują, że najsilniejszą arteriosklerozą dotknięte były te kury, którym zaaplikowano pożywienie z największą ilością węglowodanów[19]. Stwierdzenie tego faktu umożliwiły dwa różne pomiary. Po pierwsze, dokonano oględzin i oszacowano stopień zaawansowania arteriosklerozy większych tętnic. Ocena ta została przeprowadzona przez osobę z zewnątrz, profesora Andresena, podówczas profesora Instytutu Biochemii im. Weitzela w Tybindze w Niemczech. Po drugie, usunięto z martwych kur aorty i korzystając z metod chemicznych obliczono całkowitą ilość odłożonego w nich tłuszczu, jako że ilość tłuszczu w aorcie świadczy w pewnym stopniu o zaawansowaniu miażdżycy tętnic. Zarówno całkowita ilość tłuszczu w aortach jak i makroskopowe zmiany miażdżycowe były większe u zwierząt karmionych głównie węglowodanami. Wyniki te przedstawiono w tabeli 6.1. Opisane doświadczenia zostały powtórzone i za każdym razem ich wyniki znalazły potwierdzenie[20].

Na tych zwierzętach wykonano jeszcze wiele innych doświadczeń mogących dopomóc w zrozumieniu naszych ludzkich chorób. W miarę jak rósł udział procentowy węglowodanów, liczba kalorii zjadanych przez kury się zwiększała. Ogólne stwierdzenie, że to tylko większa liczba kalorii decyduje o rozwoju chorób związanych z odżywianiem, nie wytrzymuje krytyki. Opierając się na fakcie, że kury zjadały więcej kalorii wtedy, gdy otrzymywały pokarm węglowodanowy, można sądzić, że albo manifestuje się w ten sposób węglowodanowe uzależnienie, albo ciało nie otrzymuje tego, co mu jest potrzebne i dlatego wysyła sygnały, by zwierzę jadło więcej.

Kury żywione karmą z najmniejszą ilością węglowodanów znosiły najmniej jaj. Świadczy to o tym, że węglowodany mają faktycznie bezpośredni wpływ na hormony, o czym już mówiliśmy w rozdziałach 2 i 3. Nie byłoby rzeczą normalną, gdyby dzikie zwierzę znosiło tyle samo jaj, co hodowlane. Karma kur fermowych zawiera duże ilości ziarna i kukurydzy i właśnie ten fakt jest odpowiedzialny za dużą liczbę znoszonych jaj. Być może odnosi się to także do ludzi. Kiedy 8 tys. lat temu, w czasie rewolucji, jaką było przejście na rolnictwo, człowiek wprowadził do swego pożywienia duże ilości węglowodanów, populacja ludzka zaczęła się szybko mnożyć. Rozdział 11, poświęcony ewolucji, omawia dość szczegółowo skutki przejścia od trybu życia łowcy-zbieracza do rolnictwa.

Tab. 6.1. Szczegóły analizy zawartości tłuszczu i obecności arteriosklerozy u kur karmionych karmą o różnej zawartości węglowodanów

Grupa	Liczba zwierząt	Udział procentowy węglowodanów w pokarmie	Całkowita ilość lipidów w aorcie (procent suchej masy)	Obecność makroskopowych zmian arteriosklerotycznych
I	5	18	19,4	1,1
II	7	43	20,2	1,9
III	5	73	24,5	2,8

Źródło: W. Lutz, G. Andresen, E. Buddecke, „Uber den Einfluss kohlenhydratarmer Diaten auf de Artieroskerose des Huhnes", Zeitschr. 2 Enhrungswissensch 9 (1969): 22.

CZYNNIKI RYZYKA I OGRANICZENIE WĘGLOWODANÓW U CZŁOWIEKA

Nasuwa się pytanie, jaki wpływ ma ograniczenie spożycia węglowodanów na czynniki ryzyka związane z chorobą serca. Dieta niskowęglowodanowa wiąże się ze zwiększeniem spożycia tłuszczów zwierzęcych i cholesterolu. Zgodnie z teorią tłuszczową, taka dieta jest potencjalnie miażdżycorodna. W ciągu wielu lat praktyki medycznej dr Lutz zgromadził ogromną liczbę danych świadczących o tym, że jest wręcz przeciwnie.

Policytemia (czerwienica)

Liczne badania wskazują, że podwyższonemu poziomowi barwnika krwi, albo raczej nadmiernemu wzrostowi liczby krwinek czerwonych, towarzyszy zwiększone ryzyko zawału serca wywołanego skrzepami krwi. Około 25% mieszkańców Ameryki Północnej osiąga górną granicę przyjętej normy hemoglobiny i w tej grupie ataki serca zdarzają się częściej niż u ludzi z mniejszą ilością hemoglobiny.

Hemoglobina to białko, które nadaje czerwone zabarwienie krwi człowieka i wielu innych zwierząt. Hemoglobina znajduje się wewnątrz krwinek czerwonych; jej zadaniem jest transportowanie tlenu od płuc do wszystkich tkanek ciała, a także odbieranie z tkanek dwutlenku węgla i odprowadzanie go do płuc, gdzie zostaje wydalony w czasie wydechu.

U zdrowych mężczyzn stężenie hemoglobiny we krwi wynosi 15–16 g/dl, a u zdrowych kobiet 14–15 g/dl. Kiedy ilość hemoglobiny przekracza dolny limit normy, to znaczy przekracza poziom 14 g/dl u kobiet i 15 g/dl u mężczyzn, ryzyko zawału serca i udaru rośnie. Zbyt wysoki poziom hemoglobiny jest w stanie doprowadzić do zgęstnienia krwi, to zaś może spowodować ograniczenie jej przepływu w miejscach uszkodzeń lub przewężeń naczyń krwionośnych.

U niektórych osób występuje **policytemia,** czyli nadmiernie podwyższona liczba erytrocytów. Ponieważ ilość hemoglobiny w komórce erytrocytu jest generalnie stała, zatem stężenie tego barwnika w jednostce objętościowej krwi zależy od liczby erytrocytów. Na przykład osoby, u których w 1 mm^3 krwi występuje 6 lub 7 milionów krwinek czerwonych zamiast 5 milionów, w 1/10 litra krwi będą zawierały 19 lub 22 gramy hemoglobiny, a nie 16.

W policytemii zatem krew jest zbyt gęsta i łatwo tworzy skrzepy, co z kolei prowadzi do ataków serca i udarów. Mając to na uwadze łatwo zrozumieć, dlaczego poziom hemoglobiny przewyższający dolną granicę normy stanowi czynnik ryzyka.

Na szczęście policytemia znakomicie reaguje na leczenie dietą niskowęglowodanową. Ryc. 6.1 pokazuje, co działo się z poziomem hemoglobiny u 130 osób, którym zalecono odżywianie się pokarmem ubogim w węglowodany. Wyraźnie widać, że gwałtowne zmniejszenie ilości hemoglobiny następuje już po 15 dniach stosowania diety. Poziom maleje, aż wreszcie, po około 30 miesiącach od chwili rozpoczęcia kuracji, zaczyna się stabilizować.

Można pomyśleć, że kłóci się to z logiką, ponieważ dieta niskowęglowodanowa oznacza wzrost spożycia mięsa, a przecież ono samo także zawiera hemoglobinę. A jednak obserwacja ta potwierdza fakt, że zmniejszenie udziału węglowodanów w codziennej diecie człowieka wpływa na jego fizjologię poprzez wprowadzenie organizmu w stan równowagi, w którym mogą ulec uregulowaniu reakcje biochemiczne w nim zachodzące.

Opisany spadek ilości hemoglobiny u osób, u których rozpoczęto leczenie, jest zjawiskiem na tyle typowym i regularnym, że proponujemy, by tę pospolitą formę policytemii, która w zasadzie nie ma żadnej znanej konkretnej przyczyny, nazywać „policytemią węglowodanozależną".

Poza wspomnianą pospolitą postacią tej choroby, o której wspomniano, istnieją jeszcze inne jej formy. Jedną z nich jest postępujący rozrost układu czerwonokrwinkowego znany pod nazwą **czerwienicy prawdziwej** i wykazujący pewne podobieństwo do leukemii (nowotworów złośliwych krwinek białych). Chorobie tej towarzyszy powiększenie śledziony i wzrost liczby krwinek białych i płytek krwi. W tym wypadku restrykcje węglowodanowe prowadzą do pogorszenia stanu chorego.

W tak zwanej czerwienicy objawowej liczba erytrocytów wykazuje tendencje rosnące w reakcji na pewne sytuacje. W niektórych okolicznościach większa liczba erytrocytów pozwala przezwyciężyć upośledzenie wymiany gazowej. Tę formę policytemii spotyka się powszechnie u mieszkańców Andów, żyjących na wysokościach od 3 do 4 tysięcy metrów n.p.m. i oddychają-

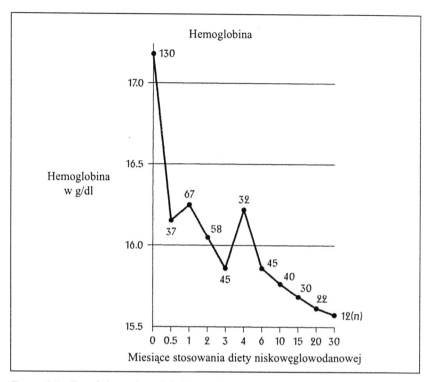

Ryc. 6.1. Zmniejszenie udziału węglowodanów w diecie prowadzi do obniżenia poziomu hemoglobiny we krwi, a zatem również ograniczenia ryzyka związanego z chorobą serca. Na początku eksperymentu zbadano poziom hemoglobiny u 130 pacjentów. Wartości przypisane do każdego punktu wykresu odpowiadają liczbie osób poddanych w danej chwili badaniom, a każdy punkt wykresu to średnia ilość hemoglobiny w grupie osób przebadanych na danym etapie eksperymentu.

cych silnie rozrzedzonym powietrzem. Ta postać policytemii pojawia się też po jakimś czasie u Europejczyków, którzy przeprowadzają się na położone wyżej obszary. Na znacznych wysokościach zagęszczenie krwi zapewnia należyte dotlenienie tkanek organizmu pomimo bardzo niskiego ciśnienia tlenu atmosferycznego. Fakt, że jeden z najpoważniejszych czynników ryzyka choroby serca i udarów może być leczony dietą, poprzez czerwony barwnik krwi, ma dla ludzi na całym świecie ogromne znaczenie praktyczne.

Nadciśnienie

Innym czynnikiem ryzyka w chorobie serca jest wysokie ciśnienie krwi, czyli nadciśnienie. Ryc. 6.2 pokazuje zmiany ciśnienia 38 pacjentów z umiarkowanym nadciśnieniem w reakcji na dietę uwzględniającą maksymalnie 72 g węglowodanów dziennie. Podczas swej wieloletniej praktyki lekarskiej dr Lutz zaobserwował tę prawidłowość u jeszcze wielu innych pacjentów z nadciśnieniem, ale w powyższych badaniach uwzględniono jedynie tych, którzy w okresie trwania eksperymentu ani razu nie musieli przyjmować leków obniżających ciśnienie. Stosowanie kuracji farmakologicznej w czasie trwania eksperymentu mogłoby oczywiście zaciemnić wyniki.

Z tego samego powodu średnie ciśnienie badanych przed rozpoczęciem diety wynosiło zaledwie 193 mm/Hg. Pacjenci z wyższym ciśnieniem zazwyczaj potrzebują leków i słabiej reagują na dietę. Jednakże również i w ich wypadku ograniczenie spożycia węglowodanów sprawia, że ciśnienie krwi zwykle przestaje rosnąć.

W wyniku eksperymentu ciśnienie skurczowe spadło natychmiast (w tym wypadku do 161 mm/Hg), a po dwóch tygodniach znów nieznacznie wzrosło. W końcu ustabilizowało się na poziomie o 20 mm/Hg mniejszym niż początkowe. Oczywiście fakt, że na początku eksperymentu pacjenci są w trakcie pomiarów bardziej podenerwowani niż podczas późniejszych pomiarów kontrolnych, może odgrywać pewną rolę. Jednakże spadek ciśnienia krwi pod wpływem restrykcji węglowodanowych nadal można zademonstrować robiąc pomiary początkowe kilkakrotnie w ciągu pierwszych kilku dni. Takie same wyniki otrzymał w 1952 ro-

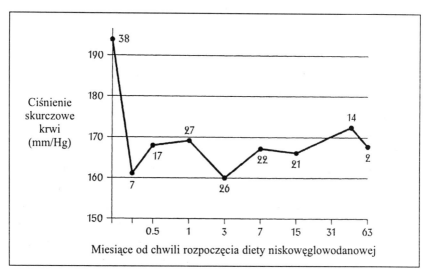

Ryc. 6.2 Wysokie ciśnienie skurczowe, znany czynnik ryzyka w chorobie serca, zmniejsza się po zastosowaniu diety niskowęglowodanowej. Na początku eksperymentu badaniom poddano 38 pacjentów. Wartości przypisane do każdego punktu wykresu to liczba osób zbadanych na danym etapie doświadczenia. Spadek ciśnienia krwi utrzymuje się przez ponad pięć lat, co świadczy, że jest to stan stabilny i długoterminowy.

ku pewien lekarz z Delaware, który zaobserwował, że ciśnienie krwi spada po zastosowaniu diety niskowęglowodanowej oraz że towarzyszy temu spadek masy ciała[21].

Nadciśnienie złośliwe

Wśród tysięcy pacjentów skierowanych przez doktora Lutza na dietę niskowęglowodanową znalazło się kilkoro dzieci z białkomoczem i zmianami naczyniowymi w siatkówce, objawami tak zwanej **retinopatii nadciśnieniowej.** U tych młodych pacjentów zaobserwowano także symptomy, które zazwyczaj określa się wspólnym mianem „nadciśnienia złośliwego". Wszystkie te objawy, również zmiany naczyniowe siatkówki, znikły w ciągu krótkiego czasu – zwykle zaledwie kilku miesięcy – i to wyłącznie pod wpływem ograniczenia ilości węglowodanów w pożywieniu.

Jak wspomnieliśmy wcześniej, podwyższone ciśnienie krwi u osób starszych jest często niezbyt podatne na zabiegi mające na celu jego obniżenie lub unormowanie. Mimo to pacjentom takim nadal zalecalibyśmy dietę niskowęglowodanową, z zachowaniem szczególnej ostrożności, o czym będzie mowa na końcu tej książki. Jesteśmy przekonani, że dieta taka zmniejsza niebezpieczeństwo rozerwania naczynia krwionośnego, a w rezultacie obniża groźbę wystąpienia udaru wskutek wylewu krwi do mózgu. Co więcej, w tym samym czasie rośnie pojemność minutowa serca. Zauważono, że w porównaniu z pacjentami leczonymi farmakologicznie, pacjenci na diecie niskowęglowodanowej czują się o wiele lepiej.

Jeśli po uzyskaniu pewnej możliwej do osiągnięcia stabilizacji ciśnienie krwi nadal jest za duże, chory może otrzymać odpowiednie środki farmakologiczne. Należy jednak pamiętać, że u diabetyków leki przeciwciśnieniowe często nasilają cukrzycę.

Kwas moczowy i kamienie nerkowe

Wysokie stężenie kwasu moczowego jest kolejnym czynnikiem ryzyka, a jego znaczenie dostrzeżono już wiele lat temu. Kwas moczowy człowieka jest produktem końcowym przemian białek pokarmowych i kwasów nukleinowych występujących w jądrze komórkowym.

Wysokiemu stężeniu kwasu moczowego we krwi towarzyszy jego odkładanie w tkankach, w postaci kamieni w drogach moczowych lub w nerkach. Przy diecie niskowęglowodanowej zwiększone spożycie mięsa, a zatem również białek, powinno w zasadzie spowodować podniesienie stężenia kwasu moczowego.

Tymczasem dzieje się zupełnie inaczej. Ryc. 6.3 pokazuje, jaki przebieg miała kuracja dietą ubogą w węglowodany u 193 pacjentów z nadmiernym stężeniem kwasu moczowego. Jak widać stężenie kwasu moczowego spadło natychmiast i najniższy poziom osiągnęło po czterech miesiącach. Od tego momentu nieznacznie rosło aż do chwili, gdy ustabilizowało się na średnim poziomie. Dieta niskowęglowodanowa w sposób zdecydowany obniżyła poziom kwasu moczowego we krwi pacjentów. Można zatem sądzić, że wysoki poziom kwasu moczowego we krwi jest, przynajmniej częściowo, wywoływany dietą węglowodanową.

Od dawna wiadomo, że wlewy węglowodanowe, zwłaszcza roztwór fruktozy i sorbitolu, powodują szybkie podniesienie stężenia kwasu moczowego. Jest to wynikiem jego nadprodukcji,

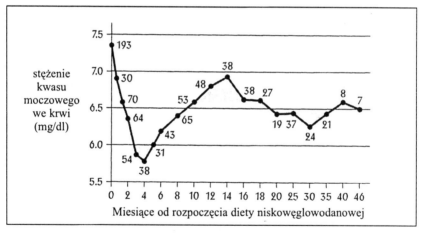

Ryc. 6.3. Stężenie kwasu moczowego we krwi 193 pacjentów, którzy z początku mieli wyraźnie podwyższony jego poziom. Poziom ten gwałtownie spada zaraz po zastosowaniu diety. Po prawie czterech latach stężenie kwasu moczowego we krwi stabilizuje się na poziomie wyraźnie niższym od początkowego. Wartości przypisane do każdego punktu wykresu to liczba pacjentów, u których określono na danym etapie eksperymentu stężenie kwasu moczowego.

a nie zahamowania wydalania, ponieważ wzrost stężenia kwasu moczowego po kroplówce węglowodanowej organizm hamuje za pomocą allopurynolu. Allopurynol jest inhibitorem oksydazy ksantynowej, która uczestniczy w procesie wytwarzania kwasu moczowego. Tak więc wydaje się, że węglowodany stymulują produkcję kwasu moczowego. Już to samo powinno wystarczyć do skierowania chorych z podwyższonym stężeniem kwasu moczowego we krwi na dietę niskowęglowodanową.

Ryc. 6.3 pokazuje zmiany stężenia kwasu moczowego pod wpływem diety ograniczającej spożycie węglowodanów, natomiast ryc. 6.4 przedstawia reakcję organizmu jedenastu pacjentów, u których poziom kwasu moczowego najpierw gwałtownie spadł, a następnie wzrósł do poziomu znacznie wyższego niż pierwotny. Ryc. 6.4 rozwiewa wątpliwości, które rodzą się po przeanalizowaniu wykresu poprzedniego. Kiedy dane dotyczące tych jedenastu osób (krzywa górna) oddzielono od danych osób przejawiających wyłącznie spadek stężenia (krzywa dolna), wówczas wykres ten dowodzi wyraźnego spadku stężenia kwasu moczowego przez cały czas trwania eksperymentu. Pacjenci, u których zaobserwowano wzrost stężenia, przejawiali identyczne zmiany poziomu cholesterolu. Osoby te miały prawdopodobnie jakiś defekt metaboliczny nie dający się skorygować dietą niskowęglowodanową.

CHOLESTEROL

Jak wykazaliśmy w tym rozdziale, cholesterol nie stanowi bynajmniej dużego czynnika zagrożenia w chorobie serca, a już na pewno nie jest jej przyczyną. Twierdzenie to oparliśmy na fakcie, że większość osób cierpiących na ciężką postać tego schorzenia i przebadanych pod kątem cholesterolu wykazywała mniej więcej

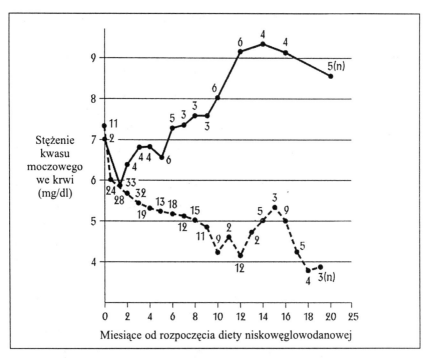

Ryc. 6.4. Stężenie kwasu moczowego we krwi jedenastu pacjentów (krzywa górna), którzy w pierwszej chwili zareagowali pozytywnie na dietę niskowęglowodanową, ale u których później nastąpił powrót do wysokiego stężenia. U tych jedenastu pacjentów stężenie kwasu moczowego rosło i spadało równolegle do poziomu cholesterolu, co sugeruje, że podłożem tych zmian był u nich jakiś inny defekt metaboliczny.

normalny jego poziom. Choć uważamy, że uwaga, jaką się poświęca cholesterolowi jako czynnikowi ryzyka, jest zdecydowanie niezasłużona, to jednak analiza zmian, jakim podlega u ludzi stosujących dietę niskowęglowodanową, może być pouczająca.

Raz po raz spotykamy ludzi, że słyszą od swych lekarzy, iż dieta niskowęglowodanowa i bogata w tłuszcze zwierzęce powoduje ogromny wzrost poziomu cholesterolu we krwi. Najprawdopodobniej lekarze ci nie mają żadnych naukowych dowodów, że to prawda. Być może przeczytali o tym w jakimś czasopiśmie, może usłyszeli o tym na kilku wykładach w trakcie medycznych konferencji, a może nawet zostali omamieni przez przedstawicieli firm farmakologicznych, reklamujących swe leki obniżające poziom cholesterolu. My jednak mamy przekonujące dowody na to, że poziom cholesterolu u osób – w różnym wieku – które stosowały dietę niskowęglowodanową przez długi czas, spada.

Ryc. 6.5 przedstawia wyniki 25-miesięcznego monitorowania poziomu cholesterolu we krwi 263 chorych. Okazuje się, że w odpowiedzi na dietę niskowęglowodanową poziom cholesterolu niemal zawsze maleje. Co więcej, efekt ten jest tym silniejszy i tym bardziej stabilny, im wyższy był wyjściowy poziom cholesterolu i im młodszy był pacjent.

Wyniki te zaskakują jedynie wówczas, gdy wierzysz, że wysoki poziom cholesterolu bierze się z diety wysokotłuszczowej. Niskowęglowodanowa dieta zawiera więcej tłuszczów zwierzęcych i cholesterolu niż standardowa dieta mieszkańca kraju uprzemysłowionego czy dieta tych pacjentów, o których była mowa przed chwilą – przed rozpoczęciem eksperymentu. Ilość cholesterolu w diecie niskowęglowodanowej jest wyższa o mniej więcej 50% od średniego spożycia cholesterolu. Wynika z tego, że pacjenci stosujący dietę niskowęglowodanową spożywali o wiele więcej cholesterolu niż przed rozpoczęciem eksperymentu. Pomimo jednak dużego wzrostu spożycia tłuszczów i cholesterolu poziom cholesterolu we krwi pacjentów nie wzrastał.

Rezultaty te podkopują jeden z najważniejszych filarów teorii tłuszczowej, a mianowicie ideę, że ważnym czynnikiem ryzyka w arteriosklerozie jest znaczne spożycie tłuszczów zwierzęcych i cholesterolu. Zgodnie z teorią tłuszczową główną przyczynę tej choroby stanowi wysoki poziom tróglicerydów i cholesterolu w osoczu krwi. Tymczasem wiadomo dobrze, że ilość trójglicerydów wiąże się z ilością węglowodanów w pokarmie, bowiem są

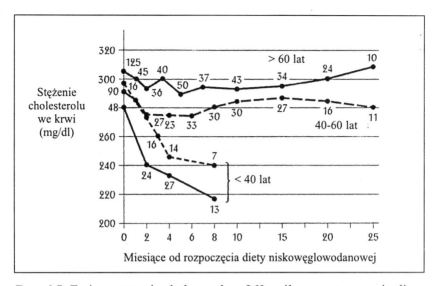

Ryc. 6.5. Zmiany stężenia cholesterolu u 263 osób po zastosowaniu diety niskowęglowodanowej z uwzględnieniem grup wiekowych. Krzywa górna, grupa wiekowa obejmująca pacjentów powyżej 60 roku życia; krzywa druga od góry: wiek 40–60 lat; dwie krzywe dolne: wiek poniżej 40 lat. Ograniczenie spożycia węglowodanów u młodszych pacjentów (poniżej 40 lat) powoduje natychmiastowy spadek poziomu cholesterolu we krwi. U starszych chorych zmiany są praktycznie nieistotne. Gwałtowny spadek w grupie młodszej nie wynika z niższego pierwotnie poziomu cholesterolu, ponieważ taki sam spadek obserwuje się też wśród pacjentów, którzy startowali od stężeń wysokich (linia przerywana).

sposobem na ich magazynowanie w tkance tłuszczowej. Po zastosowaniu diety niskowęglowodanowej u wszystkich pacjentów doktora Lutza zaobserwowano spadek poziomu trójglicerydów. Dowody na to można znaleźć w bardzo licznych pracach naukowych. U 118 pacjentów doktora Lutza już po trzech pierwszych miesiącach stosowania diety niskowęglowodanowej zaobserwowano średni spadek stężenia trójglicerydów o ponad 50%. Po ponad dwóch latach trwania eksperymentu u wszystkich pacjentów nadal utrzymywał się niski poziom trójglicerydów. Ogólna tendencja zaobserwowana w odniesieniu do cholesterolu utrzymywała się także przy trójglicerydach: im starszy był pacjent, tym mniej gwałtowny był spadek, ale znaczącą różnicę w stężeniu trójglicerydów we krwi zanotowano u wszystkich pacjentów. Przyczyna zaobserwowanego spadku poziomu cholesterolu wcale nie jest aż tak zaskakująca. Jak wiadomo biosyntezę cholesterolu hamuje cholesterol przyjmowany z pożywieniem[22]. Oznacza to, że jedząc potrawy bogate w cholesterol powstrzymujemy organizm od wytwarzania go z innych substancji. Być może przyczyną podwyższonego poziomu cholesterolu jest to, że jego niedobory w pożywieniu organizm rekompensuje nadprodukcją. Ilu naszych czytelników ma podwyższony poziom cholesterolu, choć na dobrą sprawę prawie nie jedzą zwierzęcych tłuszczów? Niestety, spektakularny spadek stężenia cholesterolu pod wpływem diety niskowęglowodanowej jest tym mniej prawdopodobny, im dłużej odżywiamy się dietą bogatą w węglowodany.

A jednak, jak widać na rycinie 6.5, po zaaplikowaniu diety niskowęglowodanowej poziom cholesterolu przestaje przynajmniej rosnąć. Jak już mówiliśmy, poziom cholesterolu we krwi bywa słabym wskaźnikiem choroby serca. Istnieją nawet rozliczne dowody na to, że – przeciwnie – wysoki poziom cholesterolu oznacza zdrowie.

WĘGLOWODANOWA TEORIA ARTERIOSKLEROZY

Widać z tego wyraźnie, że rozdział o arteriosklerozie u człowieka musi zostać napisany na nowo. Przedstawiliśmy zaledwie wycinek bogatej dokumentacji świadczącej o błędności teorii tłuszczowej[23]. Węglowodanowa teoria arteriosklerozy podąża w ślad za ideą, że głównym czynnikiem związanym z tą chorobą jest uszkodzenie tkanek ścian tętnicy. Teorię tę przedstawili zarówno niemieccy[24] jak i amerykańscy[25] naukowcy. Uszkodzenia te są wynikiem nadmiernego wytwarzania hormonów katabolicznych, takich jak hormony tarczycy i kortyzol, które stymulują rozkład tkanki, a nie jej naprawę. Przyczyną arteriosklerozy, podobnie jak i wielu innych problemów zdrowotnych, jest powolna erozja tkanek wewnętrznej ściany tętnicy pod wpływem nasilenia procesów katabolicznych. Towarzyszy temu obniżony poziom hormonu wzrostu. Oba te czynniki są zdarzeniami pierwotnymi, wywołującymi chorobę serca, której podłożem jawi się nadmierne spożycie węglowodanów. Obecność tłuszczów w tych zniszczonych odcinkach tętnicy jest zaledwie zdarzeniem wtórnym. Mogą mieć one skłonność do „wytrącania się" z krwi pod wpływem zmian na powierzchni uszkodzonej ściany tętnicy, mogą też brać udział w procesie naprawczym tkanki. Oczywiście, istnieje wiele niuansów oraz liczne procesy chemiczne, które mogą w końcu pchnąć organizm w niewłaściwym kierunku, ale hipoteza węglowodanowa wyjaśnia znacznie więcej z dostępnych dziś informacji niż teoria cholesterolowa. W następnym podrozdziale pokażemy jak potężną bronią w leczeniu serca mogą być diety zasobne w tłuszcze, ale ubogie w węglowodany.

NIEWYDOLNOŚĆ SERCA

Niestety, wiele problemów związanych z chorobą serca to w rzeczywistości kłopoty z samym mięśniem sercowym – powiększone serce, arytmia wynikająca z niedoborów energetycznych serca, problemy z zastawkami. **Kardiopatia** to ogólny termin, którym określa się choroby serca. Także te schorzenia reagują na leczenie dietą niskowęglowodanową.

W 1958 roku dr Lutz leczył trzydziestopięcioletnią kobietę, która cierpiała z powodu silnie podwyższonego ciśnienia krwi, choroby nerek i związanej z nią retinopatii (zapalenia siatkówki wywołanego zazwyczaj podwyższonym ciśnieniem krwi). Kobietę wypisano ze szpitala, by mogła umrzeć na łonie rodziny, ponieważ zawiodły wszystkie wówczas znane konwencjonalne metody. Dr Lutz wyleczył ją zalecając wykluczenie z diety węglowodanów i soli. Sukces osiągnięty tą metodą przeszedł wszelkie oczekiwania.

Następnie dietę niskowęglowodanową zastosowano u innych pacjentów dr. Lutza. Wśród owych pierwszych przypadków sukcesem zakończyły się, między innymi, dwie kuracje defektu zastawek. Jeden z mężczyzn pozostał na diecie niskowęglowodanowej również później i po dziesięciu latach pierwotne objawy w postaci głośnych szmerów w sercu i rozdęcia lewego przedsionka przestały być zauważalne. Mężczyzna ów pracuje obecnie w kamieniołomach. Pacjentka, która cierpiała z powodu niedomykania zastawki tętniczej, duszności i palpitacji, powróciła do zdrowia już po kilku miesiącach stosowania diety.

Jedną z zaobserwowanych prawidłowości było to, że po zastosowaniu restrykcji węglowodanowych pierwotnie nienormalny elektrokardiogram (EKG) wracał do normy. EKG to pomiar sygnałów elektrycznych, które stymulują bicie serca. Dla poparcia naszych twierdzeń zamieściliśmy ryc. 6.6, będącą porównaniem elektrokardiogramów wykonanych u siedmiu osób chorych na serce przed zastosowaniem kuracji dietą i po jej wdrożeniu. W trakcie badania EKG do ciała człowieka przymocowuje się liczne odprowadzenia elektrokardiograficzne (przewody elektryczne). Na ryc. 6.6 przedstawione zostały jedynie dwa odprowadzenia: 1 i V_5. Nawet jeśli nie rozumiesz samego wykresu, to z łatwością dostrzeżesz różnice występujące między elektrokardiogramami „przed" i „po" kuracji. Możesz też nam uwierzyć, że „po" świadczy o znacznej poprawie.

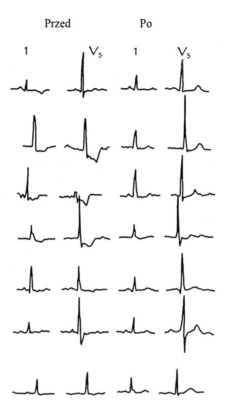

Ryc. 6.6. EKG siedmiu pacjentów wykonane przed i po zastosowaniu kuracji. Poprawa, która zaszła wskutek leczenia dietą niskowęglowodanową, jest uderzająca.

Wprawdzie leczenie dietą osób chorych na serce zwykle przynosi sukces, to jednak pewne stany ulegają wpierw pogorszeniu. Tak rzecz się miała z 28-letnim pacjentem cierpiącym na zwężenie zastawki dwudzielnej. Po zastosowaniu diety jego serce uległo powiększeniu i w prawej części klatki piersiowej pojawił się obrzęk. Po pewnym czasie jednak stan pacjenta poprawił się znacznie, nawet w porównaniu ze stanem początkowym. Ryc. 6.7

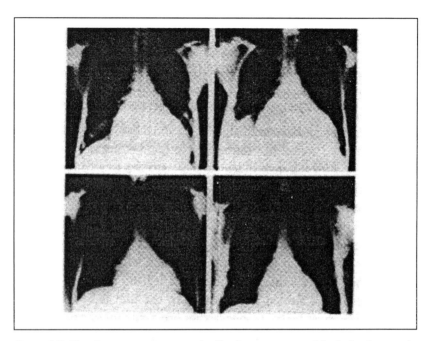

Ryc. 6.7. Zamieszczone tu cztery zdjęcia rentgenowskie (od górnego lewego do dolnego prawego) prezentują przebieg kuracji dietą niskowęglowodanową zastosowanej u 28-letniego pacjenta cierpiącego na zwężenie zastawki dwudzielnej serca (stenozę mitralną). Widać, że w pierwszym etapie leczenia serce uległo powiększeniu a w prawej części klatki piersiowej rozwinął się obrzęk. Później jednak sytuacja uległa poprawie i leczenie przyniosło skutek.

przedstawia zdjęcia rentgenowskie klatki piersiowej chorego. Białe obszary to serce i obrzęk wywołany nagromadzeniem płynu. Widać wyraźnie, że dieta niskowęglowodanowa przywróciła w miarę normalny obraz serca pacjenta. Porównaj zdjęcie górne po lewej (przed kuracją) ze zdjęciem dolnym prawym (po). Zdjęcie górne prawe pokazuje, że przed poprawą zaobserwowano przejściowe pogorszenie w postaci powiększenia serca i obrzęku (powiększenie białych obszarów na fotografii). Mamy tu do czynienia z niewydolnością serca o podłożu odpornościowym. Leczenie wymagało zastosowania soli złota, które podaje się także w innych chorobach autoagresyjnych. Po raz kolejny okazało się, że osiągnięcie pozytywnych wyników leczenia wymaga wpierw „zablokowania" czynności układu odpornościowego. Udoskonalenie przez kardiologów i prawidłowe stosowanie tej metody mogłoby wyeliminować konieczność wielu poważnych operacji chirurgicznych (w tym też przeszczepów serca).

PODSUMOWANIE

W rozdziale tym oceniliśmy wartość niektórych spośród pierwszych badań epidemiologicznych mających na celu udowodnienie, że czynnikami wywołującymi arteriosklerozę są tłuszcze zwierzęce. Widać wyraźnie, że wyniki tych eksperymentów doczekały się błędnej interpretacji, dlatego też nigdy nie powinny zostać uznane za podstawę teorii tłuszczowej. Dziś nowe dowody świadczą o tym, iż tłuszcz nie stanowi dla serca większego zagrożenia.

Nowe badania epidemiologiczne prowadzone przez naukowców z Harvardu pokazują, że tłuszcz nie tylko nie jest groźny dla serca, ale być może dieta bogata w tłuszcze bywa wręcz zdrowa.

Wykazaliśmy także, że podobne pozytywne znaczenie zdrowotne ma w pożywieniu białko. To niejako zrozumiałe – wszak nasze ciała zbudowane są z białek. Orędownicy diety ubogiej w białko nie baczą na wiele czynników, ale przede wszystkim zapominają o tym, że takiej naturalnej równowagi protein i tłuszczu, jaką daje spożywanie pokarmów zwierzęcych, nie zapewnia żaden ich substytut.

My jednak nie lansujemy diety białkowej, kierując się przekonaniem, że to tłuszcz jest niezbędnym składnikiem pożywienia. Dyskredytując dietę wysokobiałkową mówi się zazwyczaj, że naraża na szwank nerki. Prawdopodobnie jest to nawiązanie do badań sprzed lat, w których wykazano, że aminokwasy wywołują u osób chorych na nerki nasilenie choroby. Nigdzie nie znaleźliśmy doniesień, że nerkom szkodzi dieta niskowęglowodanowa. Przeciwnie, jak wykazaliśmy na podstawie pomiarów bezpośrednich u ludzi, dieta niskowęglowodanowa zmniejsza stężenie kwasu moczowego we krwi. Co więcej, najnowsze badania wskazują, że ograniczenie białka w diecie dzieci chorych na nerki nie daje żadnych korzyści[28].

Odrzuciwszy teorię tłuszczową choroby serca, przedstawiliśmy alternatywną hipotezę. Homocysteina jest dziś uważana za główny czynnik ryzyka w tej chorobie. Za utrzymanie niskiego poziomu homocysteiny odpowiedzialne są trzy witaminy, B_6, B_{12} i kwas foliowy. Diety węglowodanowe, ubogie w białko, z natury rzeczy są złym źródłem tych witamin.

Dla poparcia informacji przedstawionych w tym rozdziale zaprezentowaliśmy wyniki badań naukowych jednego z autorów. Medyczne doświadczenie doktora Lutza, który zastosował swe metody leczenia u tysięcy pacjentów, dostarcza ważkich dowodów na rzecz propagowania diety niskowęglowodanowej i jej korzystnego wpływu na serce. Co więcej, jak zdołaliśmy już wykazać, przynosi też korzyści w wypadku innych problemów metabolicznych związanych z odżywianiem. Osoby, które się z tym nie zgadzają, muszą dowieść słuszności swych racji. Jeśli istnieją jakieś dane wskazujące na wyłącznie korzystne skutki diety niskotłuszczowej i wysokobiałkowej na poziom trójglicerydów, kwasu moczowego, cholesterolu, czy też na wysokie ciśnienie i pojemność minutową serca u ludzi cierpiących na te choroby od dwóch, trzech lat, bardzo byśmy chcieli je poznać!

Przypisy

1. René Descartes, *Rozprawa o metodzie właściwego kierowania rozumem i poszukiwania prawdy w naukach*; przeł. Tadeusz Żeleński Boy, Warszawa 1993.
2. Keys, Ancel, *Seven countries: A. Multivariate Analysis of Death and Coronay Heart Disease*, Harvard University Press, Cambridge, Mass: 1980.
3. H. Toshima, Y. Koga, H. Blackburn (eds.), *Lessons for Science from the Seven Countries Study*, International Symposium, Springer-Verlag, Fukuoka, Japan: 1994.
4. M. Miettinen, O. Turpeinen, M. Karvonen, R. Elusuo, E. Paarilainen, „Effect of cholesterol lowering diet on mortality from coronary heart disease and other causes". *The Lancet* 11 (1972): 835; American Cancer Society Cancer Prevention Study, *Report of 20 Years of Progress.*
5. G. V. Mann (red.), *Coronary Heart Disease: The Dietary Sense and Nonsense*, Janus Publishing Company, London 1993.
6. G. V. Mann, „Diet Heart, End of and Era", *New England Journal of Medicine 297* (1977): 644.
7. Multiple Risk Factor Intervention Trial Research Group, „Multiple Risk Factor Intervention Trial: Risk factor changes and mortality results", *Journal of the American Medical Association* 248 (1982): 1465-1477.
8. T. Gordon, W. Kannnel, W. Castelli, T. Dawber, *Archives of Internal Medicine* 141 (1981): 1128.
9. American Cancer Society Cancer Prevention Study, *Report.*
10. The Lipid Research Clinic Coronary Primary Prevention Trial Results, *J. Am. Med. Ass.* 251 (1984): 351.
11. „Toward Healthful Diets". Sprawozdanie przedstawione U.S. Academy of Science, April 28, 1980.
12. H. Mohler, *Die Cholesterin-Neurose*, Otto Salle Vlg., Frankfurt nad Menem.
13. F. Hu, M. Stampfer, F. Rimm, J. Manson, A. Ascherio, G. Colditz, B.Rosner, D. Spiegelman, F. Speizer, F. Sacks, C. Hennekens, W. Willett, „A prospective study of egg consumption and risk of cardiovascular disease in men and women", *J. Am. Med. Ass.* 281 (1999): 1387–1394.

14. F. Hu, M. Stampfer, J. Manson, F. Rimm, G. Colditz, B. Rosner, F. Speizer, F Sacks, C. Hennekens, W. Willett, „Frequent nut consumption and risk of coronary heart disease in women: prospective cohort study", *Boston Medical Journal* 317, (1998): 1341–1345.
15. F. Hu, M. Stampfer, J. Manson, E. Rimm, G. Colditz, F. Speizer, C. Hennekens, W. Willett, „Dietary protein and risk of ischemic heart disease in women", *American Journal of Clinical Nutrition* 70 (1999): 221–227.
16. K. S. McCully, *The Homocysteine Revolution*, Keats Publishing, Inc. New Canaan, Conn.: 1997; K. S. McCully, Martha McCully, *The Heart Revolution*, Harper Collins, New York 1999.
17. J. Mann, N. Dudman, X. Guo, D. Li, A. Sinclair, „The effect of the diet on homocysteine in healthy male subjects", *Netherland Journal of Medicine* 52 (supl.), (1998): s. 10.
18. K. McCully, „Arherosclerosis, serum cholesterol and the homocysteine theory: a study of 194 consecutive autopsies", *American Journal of Medical Science,* 299 (1990): 217–221.
19. W. Lutz, G. Andresen, E. Buddecke. „Untersuchungen über den Einfluss einer kohlenhydratarmen Langzeitdiät auf die Arteriosklerose des Huhnes", *Zeitschr.f Ernahrungs-wissensch* 9(1969): 222.
20. H. Sallman, G. Harisch, J. Schole, „Uber den Einfluss kohlenhydratarmer Diaten auf die Arteriosklerose des hunes im Langzeitversuch", *Zbl. Vet. Med.* 23(1976): 635.
21. A. W. Pennington, *Delaware Medical Journal* 23(1952): 79.
22. P. Jones, A. Pappu, L. Hatcher, Zi-Chi Li, D. R. Illingworth, W. Connor, „Dietary cholesterol feeding suppresses human cholesterol synthesis measured by deuterium incorporation and urinary mevalonic acid levels", *Arteriosclerosis, Thrombosis and Vascular Biology,* 16 (1996): 1222–1228.
23 W. Lutz, „Die Kohlenhydrat-Theorie der Arteriosclerose", *Wien. Med. Wschr.* 19 (1980): 625.
24. W. H. Hous, *Virchows Arch. Ges. Path.* 359 (1973): 1384–1393.
25. E. P. Benditt, „The Origin of Atherosclerosis", *Scientific American* 236 (1977): 74.
26. A. M. Wingen, C. Fabian-Bach, F. Schaefer, O. Mehis, „Ran-

domised multicentre study of a low-protein diet on the progression of chronic renal failure in children," *The Lancet,* 349 (1997): 1117–1123.

Rozdział VII

Zaburzenia żołądkowo-jelitowe: ulga i leczenie

Problemy zdrowotne związane z żołądkiem i jelitami są bardzo pospolite, ale w mediach znajduje to oddźwięk rzadko. Co nie zmienia faktu, że przydarzają się każdemu z nas. Wprawdzie zwykle nie zagrażają życiu, ale są dokuczliwe, a leki na zgagę należą do najlepiej się sprzedających farmaceutyków. Istnieje cała gama leków dostępnych bez recepty mających przynieść ulgę w dolegliwościach żołądkowo-jelitowych. Prawdopodobnie większość z nich jest skuteczna. Ale czy konieczna?

Twierdzi się, że dolegliwości żołądkowo-jelitowe są wynikiem diet bogatych w mięso i tłuszcz, ale dowody naukowe potwierdzające to bywają dosyć kruche. Tym razem tłuszcz zawdzięcza swą złą reputację „zjawisku rzutowania": gdy uznano go za składnik pokarmowy odpowiedzialny za chorobę serca, zaczęto mu też przypisywać udział w rozwoju innych chorób. Uważa się nawet, że przyczynia się do chorób nowotworowych, choć większość dostępnej dokumentacji dowodzi czegoś wręcz odwrotnego. Ludzie jedzący tłuste pokarmy mają czasem zaburzenia żołądkowo-jelitowe. Ale co jeszcze wchodzi w skład ich posiłków? Ile zjadają? Stawiamy na to, że było tam też mnóstwo węglowodanów.

Jak wykażemy w tym rozdziale, dieta niskowęglowodanowa ma duży oraz korzystny wpływ na jelita. Choroby żołądkowo-jelitowe, podobnie jak większość chorób degeneracyjnych, wymagają długotrwałej ingerencji w sposób odżywiania. Osiągnięcie stabilnego stanu remisji w wypadku niektórych cięższych dolegliwości, jak wrzodziejące zapalenie okrężnicy czy choroba Crohna, wymaga całych lat leczenia dietą niskowęglowodanową.

Korzyści płynące z ograniczenia węglowodanów można zaobserwować już przy tak częstych dolegliwościach jak ból żołądka po jedzeniu. Większość gazów powstających w układzie pokarmowym to produkty uboczne fermentacji cukrów, którą przeprowadzają w jelitach żyjące tam bakterie. (Pamiętaj, że fermentacja to proces, który służy bakteriom do pozyskiwania energii w warunkach beztlenowych; pisaliśmy o tym w rozdziale 5). Ponieważ przewód pokarmowy jest siedliskiem życia bakterii – symbiontów jelitowych przynoszących swemu gospodarzowi korzyści – zatem właśnie tam dochodzi do głównej „konfrontacji" człowieka ze zjedzonym przezeń pożywieniem. Ograniczenie ilości spożywanych węglowodanów prowadzi niemal natychmiast do zmniejszenia wytwarzanych w jelitach gazów, a co za tym idzie – przynosi ulgę w postaci zmniejszenia codziennego dyskomfortu. Logiczne wydaje się zatem wprowadzenie diety niskowęglowodanowej jako podstawowego modelu leczenia zaburzeń żołądkowo-jelitowych. Tymczasem praktykuje się coś wręcz odwrotnego.

Ograniczenie węglowodanów nie tylko przynosi ulgę w wypadku lekkich podrażnień, ale również może pomóc w wyeliminowaniu tych zaburzeń układu trawiennego, które powstały w wyniku ciężkich chorób. Choć dieta niskowęglowodanowa nie jest uniwersalnym remedium na wszystkie choroby żołądkowo-jelitowe, to jednak wiele problemów trawiennych daje się z jej pomocą usunąć.

ZABURZENIA ŻOŁĄDKOWE

Ponieważ uważa się, że tłuszcze pokarmowe wywołują nieprzyjemne sensacje żołądkowe, zatem utarła się też opinia, że właściwa dieta nie powinna zawierać tłuszczu. Tymczasem niskotłuszczowa dieta nigdy nie leczy. Ci z państwa, którzy zetknęli się z tymi objawami, wiedzą, że ograniczenie ilości tłuszczu w pożywieniu nie przynosi ulgi. Przy większości typowych zaburzeń żołądkowych do całkowitego wyleczenia potrzeba nam jedynie diety niskowęglowodanowej. W ciągu zaledwie kilku dni pacjenci odczuwają znaczną poprawę, a po kilku tygodniach są zupełnie wyleczeni. Ci wszakże, którzy znów zaczną jeść duże ilości węglowodanów, od razu zauważą, że to właśnie one, a nie tłuszcz czy inne pokarmy, stanowią przyczynę dyskomfortu.

Za dużo kwasu

Dokuczliwa zgaga jest czasem pierwszym objawem znikającym po zastosowaniu ograniczeń w jedzeniu węglowodanów. Zaobserwowano to u setek pacjentów. Nie przeprowadzono w tym zakresie żadnych obiektywnych pomiarów, ponieważ jedynie osoba, która cierpiała na tę dolegliwość, może powiedzieć, że objawy znikły.

Często pacjenci wracali do doktora Lutza narzekając, że dieta niskowęglowodanowa przestała skutkować, a ich zgaga wróciła. Jednakże bliższa analiza wykazywała zwykle, że do ich diety wkradło się na powrót zbyt wiele węglowodanów. Dr Allan zaobserwował, że osoby, które przeszły na dietę niskowęglowodanową, odczuwają natychmiastową ulgę, zarówno jeśli chodzi o zgagę, jak i bóle żołądkowe po jedzeniu.

Wydaje się, że węglowodany w jakiś sposób zaburzają gospodarkę kwasową organizmu. W normalnej sytuacji kwas powstaje w żołądku wówczas, gdy jest w nim coś do strawienia; tylko „chory" żołądek wytwarza kwasy, gdy jest pusty. Taka „postna sekrecja" jest przyczyną samotrawienia tkanek, które spotykamy przy wrzodach żołądka. Nadmiar kwasów trawiennych jest powodem powstawania choroby wrzodowej lub też stwarza warunki do jej rozwoju. Taki wniosek nasuwa fakt, że typowe wrzody żołądkowe tworzą się jedynie w punktach, które mają bezpośrednią styczność z kwasem żołądkowym.

Nieżyt żołądka i wrzody

Ograniczenie węglowodanów w diecie leczy nieżyt żołądka i wrzody. Nieżyt żołądka to jego zapalenie, a zwłaszcza zapalenie śluzówki żołądka. Wrzody przypominają nieżyt, ale są zwykle niewielkimi uszkodzeniami śluzówki. Nadkwasota, refluks gastryczny i zgaga mogą, jak już powiedzieliśmy, zostać wyleczone dietą niskowęglowodanową, podobnie jak wrzody dwunastnicy. Wrzody te tworzą się w pierwszej części jelita cienkiego, nazywanej dwunastnicą. Wiadomo, że niektóre z nich powstają pod wpływem bakterii *Helicobacter pylori* – leczonych dość skutecznie antybiotykami. Dieta zbyt węglowodanowa oznacza zazwyczaj za małe spożycie tłuszczów. Wiele tłuszczów przejawia silne właściwości przeciwbakteryjne, dlatego ich brak w dietach niskotłuszczowych może być przyczyną namnożenia bakterii w żołądku i jelitach. Nasuwa się wniosek, że wprowadzenie diety niskowęglowodanowej zmniejsza zakażenie żołądka bakteriami z gatunku *H. pylori*.

Inne rodzaje wrzodów, takie jak modzelowaty wrzód żołądka, nie powinny być wskazaniem do natychmiastowego ograniczenia węglowodanów. Są to wrzody wywołane stresem, a przestawienie się na nową dietę może wywołać nasilenie dolegliwości. Wrzody modzelowate należy wpierw wyleczyć małymi dawkami kortyzonu, a gdy znikną, trzeba powoli wprowadzić nowy sposób odżywiania.

Dlaczego węglowodany wywołują problemy żołądkowe

Wspomnieliśmy już, że częste dolegliwości, takie jak gazy i wzdęcie, są wynikiem fermentacji węglowodanów, którą przeprowadza jelitowa flora bakteryjna. To wygodny punkt wyjścia do rozważań nad znacznie poważniejszą kwestią, a mianowicie w jaki właściwie sposób węglowodany wpływają na żołądek. Podobnie jak w wypadku innych chorób metabolicznych, w których mają swój udział węglowodany, również i przy dolegliwościach żołądkowych mamy do czynienia z nadmiarem hormonów.

Nadprodukcja insuliny, będąca wynikiem diety wysokowęglowodanowej, może pobudzać trzustkę, co prowadzi do nadmiernego wytwarzania gastryny przez żołądek. Gastryna to polipeptydowy hormon, który pobudza wydzielanie kwasu żołądkowego. Nadmiar gastryny powoduje zbytnie wydzielanie kwasu żołądkowego, a co za tym idzie wrzody, nadkwasotę, refluks gastryczny i inne pospolite dolegliwości żołądkowe.

Ponieważ gastryna powstaje w przewodzie trzustkowym, czyli w zasadzie tam, gdzie insulina, doktor Lutz nazywa opisany stan **syndromem przewodu trzustkowego**. Nadmierna stymulacja trzustki może też sprowokować wydzielanie wielu innych hormonów trzustkowych. Na przykład serotonina to hormon odpowiedzialny za uderzenia gorąca i bóle głowy po zjedzeniu posiłku. Objawy te znikają natychmiast po rozpoczęciu diety niskowęglowodanowej. A zatem można wnioskować, że nadmierne pobudzenie trzustki wskutek konieczności ciągłego wytwarzania insuliny prowadzi do wydzielania innych hormonów trzustkowych. Syndrom przewodu trzustkowego wyjaśnia praktycznie wszystkie podobne stany spotykane u ludzi z problemami żołądkowo-jelitowymi.

CHOROBY OKRĘŻNICY

Zaparcie i biegunka

Ogólnie biorąc, zaparcie należy do najpospolitszych chorób okrężnicy. Na środki przeczyszczające wydaje się miliardy dolarów, choć wiadomo, że farmaceutyki te właściwie nie leczą, a tylko przynoszą chwilową ulgę. Skuteczność działania środków przeczyszczających zazwyczaj maleje z czasem, dlatego ich stosowanie wymaga nieustannego zwiększania dawki lub wielokrotnej zmiany specyfiku. Na dłuższą metę środki przeczyszczające są dla naszego zdrowia szkodliwe, powodują bowiem mechaniczne opróżnianie jelit (pod wpływem podrażnienia) oraz zaburzenie metabolizmu składników mineralnych (utratę potasu). Takie ciągłe podrażnienie śluzówki prowadzi w końcu do tego, co jest główną bolączką pacjentów z chronicznym zatwardzeniem, a mianowicie stałego wrażenia zaparcia, nawet wówczas, gdy jelita są puste.

Stolec osób zaczynających dietę niskowęglowodanową staje się twardszy i może dojść do chwilowego zaparcia. Diecie niskowęglowodanowej towarzyszy zwykle początkowy spadek wagi wynikający z utraty wody. (W przeciwieństwie do tego, co zwykło się na ten temat mówić, nie jest to wcale zły objaw. Niektórzy z państwa i tak prawdopodobnie biorą leki na odwodnienie). Picie powinno być naturalną odpowiedzią na potrzebę organizmu: jeśli czujesz pragnienie, powinieneś pić, jeśli nie jesteś spragniony – nie pij. Wbrew utartym poglądom, nie należy pić zbyt dużo wody (czy innych płynów). Nadmiar napojów może rozcieńczyć enzymy obecne w przewodzie pokarmowym, może też narazić nerki na nadmierny wysiłek. Pij więc wtedy, gdy czujesz taką potrzebę.

W pierwszym etapie stosowania diety niskowęglowodanowej ludzie cierpiący na stałe zaparcie odczuwają nasilenie dolegliwości wskutek redukcji ilości zjadanych węglowodanów. Generalnie rzecz ujmując, w przestawieniu się na dietę niskowęglowodanową powinna pomóc codzienna lewatywa z 1,5 l ciepłej wody bez żadnych dodatków. Kontynuacja diety daje w końcu upragnioną normalizację. U dzieci może to trwać dwa lub trzy dni, u młodych osób dorosłych zwykle wymaga to jednego, dwóch tygodni. U ludzi starszych proces ten może trwać kilka miesięcy, ale, jak widać na przykładzie setek pacjentów doktora Lutza, w końcu dochodzi do regulacji wypróżniania. Problem polega na tym, że u osób stosujących dietę wysokowęglowodanową dochodzi do osłabienia mięśni odpowiedzialnych za przesuwanie masy kałowej w dół jelit. Bierze się to z faktu, iż nadmiar węglowodanów zwykle „podtruwa" jelita, wywołując ruchy perystaltyczne bez większego udziału mięśni. W wyniku przestawienia się na dietę niskowęglowodanową wspomniane mięśnie ulegają wzmocnieniu, ale wymaga to trochę cierpliwości.

Chroniczna biegunka, przypadłość o wiele częstsza niż się wydaje, też może być skutecznie leczona dietą ubogą w węglowodany. Są ludzie, którzy cierpią na tę dolegliwość latami i w końcu przestają uważać ją za coś niezwykłego. Choć u chorych na chroniczną biegunkę czas powrotu do normy jest różny, to jednak po zastosowaniu diety doktora Lutza mija ona zawsze.

Uchyłkowatość okrężnicy

Ściana okrężnicy zbudowana jest z kilku warstw mięśni, które się ze sobą przeplatają, zostawiając małe otwarte przestrzenie dla naczyń krwionośnych. Kiedy mięśnie wiotczeją, przestrzenie te powiększają się do takiego stopnia, że wpukla się do nich śluzówka. Owe palcowate wpuklenia dostają się pod otrzewną, która okrywa większą część okrężnicy, i ulegają zniekształceniu do postaci guziczków. „Guziki" te są z zewnątrz pokryte otrzewną, a zatem są unieruchomione i nie mogą się już kurczyć. W ich wnętrzu gromadzi się kał i inne substancje obecne w jelitach.

Liczba uchyłków może być różna. Jedni mają jeden lub dwa, jeszcze inni mają od dwudziestu do pięćdziesięciu. Uchyłki nie są dokuczliwe aż do chwili, gdy rozwinie się w nich infekcja prowadząca do zapalenia otrzewnej. Sytuacja taka wymaga czasem ingerencji chirurgicznej. Uchyłki najczęściej umiejscawiają się w obrębie jelita grubego zwanym okrężnicą esowatą. Jest to wygięcie jelita w kształcie litery S, na odcinku między odbytem a położoną po lewej stronie okrężnicą zstępującą. Stan zapalny w tym miejscu daje objawy takie, jakie po stronie prawej dawałoby zapalenie wyrostka.

Ponieważ naukowcy już dawno zaobserwowali, że Afrykańczycy odżywiający się pokarmami o dużej zawartości błonnika nie chorują ani na uchyłkowatość, ani na inne choroby okrężnicy (takie jak nowotwór), więc w leczeniu tej choroby zalecana jest dieta bogata w błonnik. O błonniku i jego związkach z nowotworem okrężnicy będziemy mówić więcej w rozdziale 10.

Na razie wystarczy stwierdzenie, że nie sądzimy, jakoby hipoteza błonnikowa została udowodniona. Jednak jest to teoria od kilku lat niezwykle popularna, głównie z tego powodu, że ciągle się o niej pisze, a robią to często ludzie, którzy przeczytali o błonniku w jakimś czasopiśmie dla laików. Ktoś czyta artykuł w ilustrowanym magazynie na temat zdrowia i po chwili zabiera głos w tej dziedzinie jako „ekspert".

Problem z dietami błonnikowymi polega na tym, że zazwyczaj zawierają one duże ilości węglowodanów. Co gorsza, większość produktów sprzedawanych jako produkty wysokobłonnikowe – płatki śniadaniowe, pieczywo i owoce – są właściwie bogate jedynie w węglowodany, a raczej ubogie w błonnik. Aby w ten sposób skonsumować zalecaną dawkę błonnika, musiałbyś zjeść olbrzymie ilości produktów wysokowęglowodanowych. Błonnik z natury rzeczy nie ulega strawieniu, więc teoretycznie nie powinien się liczyć jako źródło węglowodanów. Prawdziwy błonnik to na przykład otręby pszenne, czyli to, co się usuwa z ziarna pszenicy przed jej mieleniem. Inne bogate w błonnik, a ubogie w węglowodany, produkty to brokuły, kalafior, seler, sałata i orzechy.

Dr Lutz stwierdził, że również uchyłkowatość jelit można leczyć dietą niskowęglowodanową. Może to zarazem być również dieta obfitująca w błonnik, jako że wspomniane wyżej bogate w ten składnik pokarmy są jednocześnie produktami ubogimi w węglowodany. W wypadku uchyłkowatości niezwykłe znaczenie ma jeszcze zapobieganie zaparciu poprzez regularne stosowanie lewatyw oczyszczających jelita. Po kilku miesiącach leczenia wypróżnianie nie będzie już sprawiać problemów, ustaną też dolegliwości związane z uchyłkowatością jelit. Wprawdzie istniejące uchyłki nie znikną, ale proces powstawania nowych zostanie zahamowany. Co zaś najważniejsze, wyleczeniu ulegnie stan zapalny, który u ludzi odżywiających się w sposób tradycyjny rozwija się często wewnątrz kanału żołądkowo-jelitowego. Na koniec, mięśnie jelit się wzmocnią i pierwotna przyczyna uchyłkowatości, a mianowicie osłabienie tych mięśni i powiększenie przestrzeni między ich wiązkami, zniknie.

Choroba Crohna

Choroba Crohna jest ciężką postacią zapalenia jelita cienkiego i okrężnicy. Wzięła swą nazwę od Burrila Crohna, amerykańskiego lekarza, który jako pierwszy wykazał, że guzowate obrzęki występujące w jej przebiegu są pochodzenia zapalnego, a nie nowotworowego[1]. W chorobie Crohna zapalenie nie ogranicza się do samej śluzówki, jak w zwykłym zapaleniu jelit, ale obejmuje wszystkie warstwy ściany jelita, a także krezkę, węzły limfatyczne, woreczek żółciowy, dwunastnicę i żołądek. Głównym obszarem choroby jest końcowa część jelita cienkiego, ale może ona też objąć okrężnicę.

W ostatnich latach choroba Crohna staje się coraz powszechniejszym zjawiskiem. W ciągu ostatnich dziesięciu lat doktor Lutz leczył ponad 600 osób cierpiących na te schorzenie.

Różnica między chorobą Crohna a wrzodziejącym zapaleniem okrężnicy jest zasadnicza. Choroba Crohna, w przeciwieństwie do wrzodziejącego zapalenia okrężnicy, może być w ciągu 6-12 miesięcy wyleczona samą dietą niskowęglowodanową. Sukces takiej kuracji jest wysoce prawdopodobny, a ona sama przebiega zazwyczaj bez komplikacji. Ponieważ objawy obu chorób mogą być bardzo podobne, pacjentowi zaleca się zazwyczaj, aby się upewnił, że jego lekarz postawił prawidłową diagnozę. Choroba Crohna bowiem łatwo poddaje się leczeniu dietą polegającą na ograniczeniu ilości spożywanych węglowodanów, podczas gdy leczenie tą metodą wrzodziejącego zapalenia okrężnicy wymaga więcej czasu i daje nawroty nawet wówczas, gdy pacjenci ściśle przestrzegają limitu 6 jednostek chlebowych na dzień. Przy wrzodziejącym zapaleniu okrężnicy prawie zawsze dochodzi do słabego krwawienia. W trakcie badań endoskopowych wykazano, że w chorobie tej najbardziej zajęta jest końcowa część okrężnicy, a nasilenie zmian zapalnych maleje w stronę jej początkowej części. W chorobie Crohna to koniec jelita ślepego, a następnie początek okrężnicy, jest najsilniej zajętym odcinkiem układu pokarmowego. We wrzodziejącym zapaleniu okrężnicy proces chorobowy jest ograniczony do śluzówki, podczas gdy w chorobie Crohna obejmuje też mięśniówkę i naczynia limfatyczne. Może to powodować przetoki i inne komplikacje wymagające interwencji chirurgicznej.

Współczesna medycyna uważa chorobę Crohna za nieuleczalną. Dzieje się tak dlatego, że prosta koncepcja ograniczenia węglowodanów w diecie nie została jeszcze włączona do arsenału środków leczniczych, jakimi się współczesna medycyna posługuje. Wiele lat temu w literaturze medycznej miała miejsce wymiana opinii na temat korzystnych skutków, jakie daje u chorych na tę chorobę ograniczenie spożycia rafinowanego cukru i mąki[2]. Doktor Lutz był jedynym lekarzem, który zdecydował się pójść tym tropem. Z czasem zaczął zalecać ograniczenie wszystkich węglowodanów, a nie tylko oczyszczonych i przetworzonych[3].

Wprawdzie kuracja dietą niskowęglowodanową nie zapewnia 100% uleczalności, ale procent osób, u których nastąpił powrót do zdrowia bez nawrotów, czyli wedle dzisiejszych standardów stan najbardziej zbliżony do pełnego wyleczenia, był wysoki. Mamy nadzieję, że wyniki, które za chwilę przytoczymy, zrewolucjonizują metody leczenia choroby Crohna. Naprawdę ogromnie szkoda, że tak wiele osób cierpi dziś na schorzenie, które można wyleczyć prostą metodą, do tego nie wymagającą żadnych kosztownych leków.

Na ryc. 7.1 przedstawiono dane dotyczące leczenia dietą niskowęglowodanową 67 pacjentów z chorobą Crohna. Stan zdrowia pacjentów monitorowano przez okres do trzech lat, aby ustalić, jaki jest długoterminowy wpływ tej diety na schorzenie. Po 18 miesiącach stosowania diety ponad 80% pacjentów nie odczuwało żadnych dolegliwości związanych z chorobą Crohna, z tym że u 70% ten całkowity zanik objawów nastąpił już po połowie roku. Na ryc. 7.1 zamieściliśmy też linię obrazującą procent przypadków nie zakończonych wyleczeniem, czyli niepowodzeń. Niestety, dieta niskowęglowodanowa nie leczy wszystkich z chorobą Crohna, za to daje najlepszą poprawę stanu zdrowia, jaką udało się u tych ludzi uzyskać. Wiemy, że niektórzy z pacjentów przerywają kurację po kilku miesiącach, ponieważ nie widzą żadnej poprawy. Czasami zaś komplikacje są tak poważne, że uniemożliwiają szybki powrót do zdrowia. Tak czy inaczej niepowodzenia są związane głównie z zaprzestaniem stosowania diety.

Najłatwiejszym do zmierzenia parametrem umożliwiającym monitorowanie przebiegu choroby Crohna jest poziom żelaza we krwi. U pacjentów cierpiących na tę chorobę utrzymuje się on poniżej poziomu normalnego. Powrót poziomu żelaza do wartości normalnej jest dobrym wskaźnikiem powrotu do zdrowia, poza oczywiście subiektywnymi odczuciami pacjentów i wyraźnym wycofaniem fizycznych objawów schorzenia. Ryc. 7.2 pokazuje, co dzieje się z poziomem żelaza we krwi pacjentów z chorobą Crohna po zastosowaniu diety niskowęglowodanowej. Po mniej więcej trzech miesiącach nastąpił chwilowy spadek przy już i tak niskim poziomie żelaza we krwi chorych, później jednak poziom ten stale rósł i po ośmiu miesiącach stosowania kuracji uległ normalizacji. Zmiany te odpowiadały również tendencji, jaką zaobserwowano w zakresie fizycznych objawów choroby, pokazanej na ryc. 7.1.

Podczas innych badań nad chorobą Crohna, które przeprowadzono w bardziej kontrolowanych warunkach, obniżenie spożycia węglowodanów spowodowało znaczną poprawę, widoczną szcze-

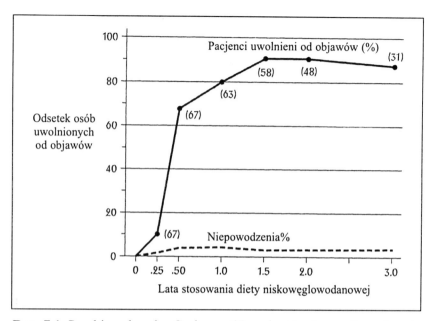

Ryc. 7.1. Przebieg choroby Crohna u 67 pacjentów (początkowo) poddanych leczeniu dietą niskowęglowodanową. Po półtora roku liczba osób uwolnionych od objawów była wyższa od 80%. Wartości podane w nawiasach oznaczają liczbę pacjentów przebadanych na danym etapie eksperymentu.

gólnie wyraźnie na tle grupy kontrolnej, która nie stosowała diety niskowęglowodanowej. Perspektywiczne, losowe badania skutków ograniczenia ilości węglowodanów w pożywieniu przeprowadzono we współpracy z German Morbus Crohn and Ulcerative Colitis Association[4]. Z hospitalizowanych pacjentów wybrano dwie grupy ochotników, przy czym każda złożona była z 50 chorych przyjmujących silne dawki kortyzonu. Kortyzon to steroid o działaniu immunosupresyjnym, który osłabia odpornościową reakcją organizmu i redukuje stan zapalny. Używa się go jako leku na wiele różnych chorób autoagresyjnych. Długotrwałe stosowanie steroidów bywa często szkodliwe, dlatego zawsze jest pożądane leczenie alternatywne.

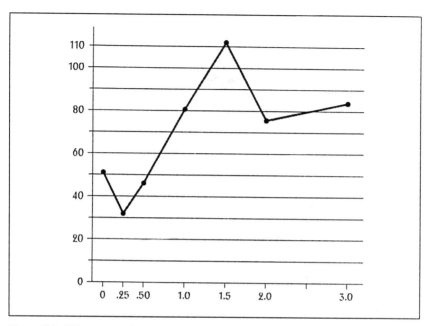

Ryc. 7.2. Wzrost poziomu żelaza we krwi u pacjentów z chorobą Crohna po zastosowaniu diety niskowęglowodanowej uwzględniającej najwyżej 72 g cukrowców na dobę.

Projekt badań zakładał, że obie grupy, zarówno owa, w której nie stosowano diety niskowęglowodanowej, jak i ta wybrana do badań, w której pacjenci mieli stosować dietę niskowęglowodanową pozwalającą na dobowe spożycie co najwyżej 72 g cukrowców, skończą przyjmować kortyzon. Monitorowanie stanu zdrowia uczestników eksperymentu i jego ocena umożliwiły określenie tempa nawrotu objawów choroby Crohna. W rzeczywistości większa część członków grupy drugiej nie trzymała się ściśle reżimu 72g/24h. Konsumowali oni do 12 jednostek chlebowych, czyli 150 g węglowodanów, dziennie. Wyniki badań zostały przedstawione na ryc. 7.3. Nawet przy większej ilości węglowodanów, niż zalecana przez doktora Lutza, rezultaty eksperymentu robiły wrażenie. Po 90 dniach pacjenci na diecie zaczęli sami za-

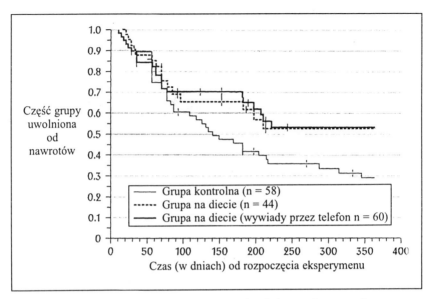

Ryc. 7.3. Wyniki eksperymentu w warunkach kontrolowanych przeprowadzonego na pacjentach z chorobą Crohna. Po zaprzestaniu zażywania kortyzonu jedna z dwóch grup rozpoczęła dietę niskowęglowodanową, druga zaś nie stosowała żadnego leczenia. Po 90 dniach nawroty choroby zdarzały się częściej w grupie kontrolnej. W grupie stosującej dietę po 200 dniach nawroty zupełnie ustały, natomiast w grupie kontrolnej zdarzały się nadal. Nawroty w grupie przedstawione zostały jako obniżenie poziomu linii.

uważać różnice między ich grupą a grupą kontrolną. Nawroty zdarzały się u nich o wiele rzadziej; po 200 dniach stosowania diety członkowie grupy stosującej dietę nie doświadczali już żadnych nawrotów. Wynik końcowy był taki, że u pacjentów leczonych ograniczeniem węglowodanów objawy w zasadzie całkiem zanikły.

Znowu widzimy, że wpływ ograniczenia udziału węglowodanów w pożywieniu ma ogromne znaczenie dla zdrowia. Tłuszcz nie jest winowajcą ani tu, ani w chorobach degeneracyjnych związanych z wiekiem. Najwyższa pora, by wrócić do sposobu odżywiania, do jakiego przystosowała człowieka ewolucja, i skierować rasę ludzką na tory, które doprowadzą ją do wyeliminowania wielu chorób dziś „nieuleczalnych".

Wrzodziejące zapalenie jelit

Wrzodziejące zapalenie jelit może się uzewnętrznić nagle, całkiem niewinnie, śladami krwi w stolcu. Lekarz stwierdza, że przyczyną były na przykład hemoroidy, ale po badaniu rektoskopowym okazuje się, że pacjent hemoroidów nie ma. Natomiast występuje przekrwienie błony śluzowej, która zaczyna krwawić przy najlżejszym dotknięciu. W przypadkach łagodnych proces ten jest ograniczony do odbytnicy; im cięższy przypadek, tym proces ten sięga dalej. W przeciwieństwie do choroby Crohna, proces chorobowy nie obejmuje: jelita cienkiego, woreczka żółciowego, dwunastnicy i żołądka. Wrzodziejące zapalenie okrężnicy obejmuje wyłącznie śluzówkę i przylegającą do niej mięśniówkę ściany jelita. Z czasem jednakże obie one ulegają takiemu uszkodzeniu, że cała okrężnica kurczy się do postaci małego cylindra, którego ściany są zupełnie bezwładne i który zatraca większość swych pierwotnych funkcji.

Wrzodziejące zapalenie okrężnicy staje się stanem zagrażającym życiu wtedy, gdy w wyniku procesu chorobowego przerada się ono w toksyczne rozszerzenie okrężnicy, albo kiedy dochodzi do złośliwej degeneracji, czyli zmian nowotworowych okrężnicy. Do toksycznego rozszerzenia okrężnicy (in. okrężnicy olbrzymiej rzekomej) może dojść na każdym etapie wrzodziejącego zapalenia okrężnicy. W końcowym etapie zmian konieczne jest chirurgiczne usunięcie całej okrężnicy.

Chociaż wrzodziejące zapalenie okrężnicy reaguje pozytywnie na leczenie dietą niskowęglowodanową, przebieg kuracji jest znacznie wolniejszy niż w chorobie Crohna. Nie zmienia to faktu, że zastosowanie diety niskowęglowodanowej u chorych na wrzodziejące zapalenie okrężnicy daje w sumie pożądane skutki[5].

Wszystkich – ponad sześciuset – pacjentów chorych na wrzodziejące zapalenie okrężnicy dr Lutz leczył dietą ubogą w węglowodany. Wielu chorych zgłosiło się do niego po wypisaniu ze szpitala, gdzie powiedziano im, że na tę przypadłość nie pomaga żadna dieta, podobnie jak na chorobę Crohna. Mogą zatem jeść wszystko, co znosi ich organizm. Mieli przyjmować leki i wrócić do szpitala, gdy nastąpi nawrót. „Tak czy inaczej skończy się na operacji".

Spośród 285 chorych na wrzodziejące zapalenie okrężnicy, którzy byli leczeni przez doktora Lutza do 1984 roku, zmarły jedynie 3 osoby. Jedną z nich był stosunkowo młody mężczyzna, który całkiem szybko wracał do zdrowia i nawet przytył koło 20 kilogramów. Nagle wywiązała się u niego ostra infekcja z wysoką gorączką i silne bóle brzucha. Został przyjęty do szpitala, ale operowano go zbyt późno, gdyż gwałtownie się temu sprzeciwiał. Inny pacjent został zoperowany bez swej zgody; trzecią osobą była bardzo wiekowa kobieta, która zmarła w dwa miesiące po operacji zakrzepu z zatorami.

Z pierwszej grupy 74 pacjentów leczonych do 1979 roku mniej więcej 60% pozbyło się objawów już po dwóch latach stosowania diety niskowęglowodanowej. Wyniki ich badań laboratoryjnych były normalne, stan śluzówki odbytnicy nie budził zastrzeżeń. Pozostałe 40% pacjentów potrzebowało do osiągnięcia takiego stanu więcej czasu. U niektórych chorych okres potrzebny do tego, by ustało krwawienie, poziom żelaza osiągnął normę i znikła biegunka i bóle brzucha, wynosił nawet osiem lat. Rycina 7.4 przedstawia wykres reakcji organizmów chorych na dietę niskowęglowodanową. Zdrowie pacjentów monitorowano przez osiem lat. W porównaniu z większością badań w tej dziedzinie jest to przykład czasu trwania eksperymentu niemal bezprecedensowy. Uwolnienie od objawów choroby nastąpiło u niektórych pacjentów już po dwóch latach stosowania diety, przy czym stopniową

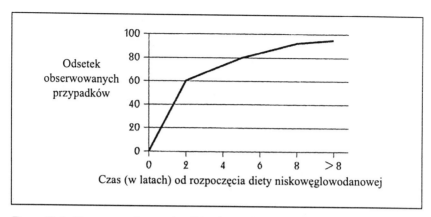

Ryc. 7.4. Postęp w leczeniu 74 chorych na wrzodziejące zapalenie okrężnicy po zastosowaniu diety niskowęglowodanowej uwzględniającej 72 g cukrowców na dobę. Krzywa przedstawia odsetek pacjentów uwolnionych od objawów. Po dwóch latach było to 60%, jednakże aby odsetek wyleczonych wyniósł 90%, trzeba co najmniej ośmiu lat.

poprawę ich stanu obserwowano również przez sześć następnych lat eksperymentu. W porównaniu z innymi chorobami omówionymi w tej książce wrzodziejące zapalenie okrężnicy bywa chorobą wymagającą najdłuższego czasu leczenia dietą niskowęglowodanową.

Oczywiście nie jest to łatwa forma terapii. Wymaga współpracy i poświęcenia ze strony pacjenta oraz cierpliwości lekarza. Wymaga też czasu. Każdy, kto sądzi, że pozbędzie się zapalenia okrężnicy w zaledwie kilka miesięcy, jest w błędzie. Ale każdy też powinien dostrzec szansę, jakie daje ta metoda leczenia, zwłaszcza w porównaniu z innymi dziś znanymi; o ile nam wiadomo, nie ma żadnej, która dawałaby tak dobre wyniki ogólne.

Nawroty

W przeciwieństwie do choroby Crohna, wrzodziejące zapalenie okrężnicy może dawać nawroty nawet po ustąpieniu zmian fizjologicznych w ścianach jelita. Nawroty te są jednak z roku na rok coraz mniej prawdopodobne i coraz słabsze. Następująca po nich choroba ma przebieg łagodny i ustępuje już po kilku miesiącach. Wrzodziejące zapalenie okrężnicy jest najwyraźniej chorobą o podłożu immunologicznym. Raz uwrażliwiony na narządy własnego organizmu, układ odpornościowy „nie zapomina" o tym nawet w toku leczenia. Słowa profesora Ludwiga Demlinga, specjalisty w dziedzinie chorób żołądkowo-jelitowych, nadal sa prawdziwe: „Jedno zapalenie okrężnicy, to zapalenie okrężnicy na zawsze". Demlingowi chodziło o to, że jeśli ktoś raz zachoruje na wrzodziejące zapalenie okrężnicy, to już nigdy się go nie pozbędzie. Tymczasem jednak teoria ta winna zostać skorygowana, jeśli pomyślimy o diecie niskowęglowodanowej. Układ immunologiczny człowieka chorego na wrzodziejące zapalenie okrężnicy zachowa wprawdzie gotowość do akcji przeciw tkankom okrężnicy, ale one same staną się bardziej odporne i będą sobie lepiej radziły z jego atakami. Po pewnym czasie układ odpornościowy „dostrzeże" brak reakcji ze strony okrężnicy. Brak odpowiedzi ze strony atakowanych tkanek sprawia, że wyczulenie układu odpornościowego maleje, a tym samym jego reakcje tracą na sile.

Sposób, w jaki układ odpornościowy reaguje na odpowiedź organizmu, łatwo można opisać na przykładzie ospy wietrznej. Większość ludzi zaraża się ospą wietrzną w dzieciństwie. U niektórych pojawia się charakterystyczna wysypka, inni mają tylko gorączkę, ale część dzieci choroby tej nie przechodzi. W miarę starzenia organizmu odporność na patogen słabnie, tak że człowiek może się zarazić ponownie. Tym razem infekcja objawia się pod postacią półpaśca. Czasami wtórna infekcja może być bardzo rozległa; zazwyczaj jednak przebiega bez gorączki i ogranicza się do małego obszaru skóry. W podobny sposób układ odpornościowy organizmu reaguje na nawroty zapalenia okrężnicy.

Zrakowacenie

Degeneracja nowotworowa (to jest rozwój nowotworu okrężnicy) jest kolejnym niebezpieczeństwem zagrażającym pacjentowi z wrzodziejącym zapaleniem okrężnicy. Zazwyczaj rozwój nowotworu trwa 10-15 lat; wielu pacjentów, którzy nań zapadają, ma zapalenie okrężnicy od młodości, a nowotwór powstaje w wielu miejscach. Nie można przewidzieć, czy nowotwór rozwinie się u chorych na wrzodziejące zapalenie okrężnicy stosujących dietę niskowęglowodanową.

Na nowotwór zachorowało dwóch spośród pierwszych stu pacjentów doktora Lutza. Jeden z nich, kobieta, miała jednocześnie i białaczkę, nowotworową chorobę krwi, i raka okrężnicy.

Drugim z tych pacjentów był starszy mężczyzna. Po dziesięciu latach, w czasie których miał się dobrze, nagle ponownie pojawiły się krwawienia. Podejrzane miejsce odnaleziono w okrężnicy, ale biopsja dała wynik negatywny. Pacjenta i tak w końcu operowano, a wówczas znaleziono nowotwór. Chirurg, który operował, powiedział, że nie zauważył w jelicie żadnych zmian świadczących o wrzodziejącym zapaleniu okrężnicy. Po ponad dziesięciu latach na diecie niskowęglowodanowej choroba ta niemal całkowicie zanikła. Po operacji pacjent przestał stosować dietę, co doprowadziło do tego, że wrócił do szpitala z nawrotem choroby. Dziś lekarz, który operował tego pacjenta, zapisuje dietę niskowęglowodanową chorym zgłaszającym się doń do szpitala z objawami wrzodziejącego zapalenia okrężnicy.

DLACZEGO DIETA NISKOWĘGLOWODANOWA JEST SKUTECZNA

Dlaczego właściwie dieta niskowęglowodanowa wywiera tak silny wpływ na chorobę Crohna i zapalenie okrężnicy, nie wiadomo. Możemy się tego tylko domyślać, korzystając z rozważań nad tym, dlaczego ograniczenie ilości węglowodanów w pożywieniu pomaga leczyć różne schorzenia. Mamy na ten temat własną teorię; sądzimy, że węglowodany pobudzają trzustkę, zwłaszcza komórki wyspy trzustkowej, i wywołują jej nadmierną aktywność. Taka nadpobudliwość może się udzielać innym komórkom wyspy trzustkowej, co z kolei sprawia, iż jelita przyspieszają tempo przesuwania przyjętego pokarmu, tak że jelita nie mogą go należycie strawić. Takie częściowo nie strawione pożywienie przechodzi do końcowego odcinka jelita krętego, które nie ma zdolności wchłaniania substancji odżywczych. W końcu nie strawiony pokarm dociera do okrężnicy, a tam robią z niego użytek bakterie, co powoduje chroniczne podrażnienie, wywiązanie się reakcji immunologicznej, a wreszcie zapalenie okrężnicy.

W zupełnie taki sam sposób nadmiar węglowodanów wywołuje nadkwasotę. Gastryna, hormon zapoczątkowujący wydzielanie kwasu żołądkowego, wykazuje powinowactwo z komórkami wyspy trzustkowej, które produkują insulinę. Nadmierna stymulacja komórek wyspy trzustkowej do wytwarzania insuliny może w rezultacie doprowadzić do podobnej nadmiernej stymulacji innych komórek o zbliżonej budowie.

LECZENIE FARMAKOLOGICZNE

Leczenia farmakologicznego nie należy od razu przerywać po przejściu na dietę niskowęglowodanową, jako że ta ostatnia daje pozytywne efekty dopiero po jakimś czasie. W pierwszym rzędzie pacjent powinien otrzymać zalecenie odstawienia kortyzonu. Ten preparat z kory nadnerczy działa hamująco na syntezę białek. Oznacza to, że nie tylko powściąga wytwarzanie komórek odpornościowych, dzięki czemu opanowuje objawy, ale także przeszkadza w procesie zdrowienia śluzówki. W którymś momencie kuracji pacjent będzie mógł odstawić wszystkie leki. Jeśli w ciągu kilku pierwszych dni nastąpi nawrót, chory może powrócić na jakiś czas do swoich leków. Łagodny nawrót nie wymaga powrotu do leczenia farmakologicznego.

Doktor Lutz ma dużą szufladę pełną listów z podziękowaniami od pacjentów, którzy przed zgłoszeniem się do niego wypróbowali każdą możliwą terapię, bez skutku, i wreszcie stanęli przed ostatnią perspektywą – operacją chirurgiczną. W samych Niemczech jest ponad 50 tysięcy przypadków choroby Crohna i wrzodziejącego zapalenia okrężnicy. Oczywiście w USA występuje ich co najmniej tyle samo. Pytamy: Dlaczego ludzi cierpiących na te dolegliwości nie skierowano na dietę niskowęglowodanową? Dlaczego nie wdrożono jeszcze tej prostej metody leczenia?

Być może dzieje się tak dlatego, że wyniki, które tu przedstawiamy, nie są znane. Obawiamy się jednak, iż lekceważenie przez lekarzy „konwencjonalnych" wszelkich alternatywnych, „dziwnych" metod leczenia, nie ma granic. Tak ma się rzecz m.in. z akupunkturą, chiropraktyką i homeopatią. Zgadzamy się, że ta nieufność jest częściowo usprawiedliwiona, lecz cóż kiedy żaden z „ortodoksyjnych" terapeutów nie skorzystał z wiedzy, by dowieść, że inne metody są złe.

Sądzimy, że właśnie na tym polega problem z dzisiejszą medycyną. Z góry ignoruje się metody, które niosą nadzieję i sposoby, takie jak dieta niskowęglowodanowa, których skuteczność została potwierdzona. Nie neguje się ich, ale właśnie ignoruje. Po prostu każdy uznany i szanowany specjalista czuje się w obowiązku powiedzieć, że metoda nie działa, i kropka. Takie twierdzenie, nie poparte dowodami, staje się dogmatem. Ale czasy się zmieniają. Ignorowanie naukowych doniesień jest moim zdaniem przejawem braku odpowiedzialności.

PODSUMOWANIE

Wprawdzie choroby okrężnicy i dolegliwości żołądkowo-jelitowe nie pojawiają się często w rozmowach na temat zdrowia, ale są problemem wielu ludzi. Pokazaliśmy, że poważne schorzenia układu pokarmowego poddają się leczeniu niskowęglowodanową dietą, co prowadzi do znacznej poprawy stanu pacjentów.

Jak wykazano na stronach tej książki, niskowęglowodanowa dieta może pomóc w wielu problemach zdrowotnych, zasługuje zatem na renomę diety, dostosowanej do ludzkiej fizjologii. Nie istnieje w literaturze naukowej żadna wszechstronna analiza świadcząca o tym, że dieta uboga w tłuszcze jest zdolna rozwiązać tyle samo problemów, co ta uboga w węglowodany. Jesteśmy absolutnie przekonani, że większość chorób, o których pisaliśmy, nigdy by się nie rozwinęła, gdyby ludzie przez całe życie utrzymywali dietę niskowęglowodanową.

Najwyższy czas, by usunąć w cień wszystkie partykularne interesy, które towarzyszą dzisiejszemu węglowodanowemu szaleństwu i spojrzeć prawdzie w oczy. Nie czas rozważać, kto zawinił, producenci czy też naukowcy, którzy nie chcą, lub nie umieją przyznać, że ich teoria jest błędna. Pora pomyśleć o lepszym dla nas pożywieniu. Ci, którzy mówią, że dieta uboga w węglowodany to „moda", albo się zaparli i ignorują fakty, albo w ogóle nie przemyśleli sprawy.

Węglowodany, zwłaszcza w dużych ilościach, są najnowszym, ale również najbardziej szkodliwym wynalazkiem wprowadzonym do ludzkiego sposobu odżywiania. Jedyne co musisz zrobić, to zastosować się do programu opisanego w tej książce, a już po kilku miesiącach sam poznasz prawdę. A kiedy będziesz ją znał, nikt nie zdoła cię przekonać, że w ten sposób szkodzisz swojemu zdrowiu.

Przypisy

1. B. Crohn, B. Ginzburg, G. Oppenheimer, *Journal of the American Medical Association* 99 (1932): 1323.
2. J. Thornton, et al., „Diet and Crohn's Disease, Characteristics of the Pre-Illness Diet", *British Medical Journal* 365 (1979): 74; J. Brandes, „Zuckerfreie Diät als Langzeit-bzw. Intervall-Studie", *Leber, Magen, Darm* 12 (1982): 225.
3. W. Lutz, „Morbus Crohn unter kohlenhydratarmer Kost", *Munchner Med. Wochenschrift* 50 (1987): 921-923.
4. H. Lorenz-Meyer, P. Bauer, et al., *Scandanavian Journal of Gastroenterology* 31, (1996): 778.
5. W. Lutz, *Wien. Med. Wschr*: (1965): 516; W. Lutz, *Monatskurse f. ärztl. Fortbildung*, 18 (1968): 615; W. Lutz, „Die Behandlung der Colitis ulcerosa durch Kohlenhydratebe-schrdnkung, Bericht fiber 40 Fdlle", *Wien. Med. Wscbr*. 25/26 (1967): 660; W. Lutz, „Kohlenhydratarme Diät bei Colitis ulcerosa", *Münch. Med. Wschr*. 28 (1979): 953; W. Lutz, „Kohlenhydratarme Diät bei Colitis ulcerosa und Morbus Crohn", *Coloproctology* 3(1981): 349.

Rozdział VIII

Kontrola wagi ciała

Żaden temat nie rozpala Amerykanów tak bardzo jak kwestia wagi ciała. Nic dziwnego. W ciągu ostatnich dwudziestu lat liczba Amerykanów z nadwagą i otyłych znacznie się zwiększyła. W pewnym artykule w *Science* oszacowano, że 54% dorosłych mieszkańców Ameryki ma nadwagę, a problem nadwagi lub otyłości dotyczy ponad 25% amerykańskich dzieci. W wypadku dzieci oznacza to 40-procentowy wzrost w ciągu ostatnich szesnastu lat. Niestety, wszystko wskazuje na to, że tendencja ta będzie się utrzymywać.

Czemu się tak dzieje? Jaka pierwsza myśl przychodzi ci do głowy, kiedy myślisz o tyciu lub chudnięciu? TŁUSZCZ. Przez ostatnie 40 albo więcej lat mówiono nam o udziale tłuszczów jadalnych w problemie nadmiernej wagi ciała, a produkty spożywcze, jadłospisy i diety odzwierciedlały to znakomicie. Tymczasem liczba osób otyłych stale i gwałtownie rośnie. Cóż zatem mówią nasi „eksperci"?

„Należy jeszcze bardziej ograniczyć ilość konsumowanego tłuszczu. Spożywaj owoce i warzywa, i zboża, najlepiej pełne ziarno. Unikaj czerwonego mięsa i wybieraj sałatki z niskotłuszczowym sosem. Jedz bajgle zamiast ciastek, płatki śniadaniowe zamiast jaj".

W porządku. Amerykanie jedzą, co im zalecono i... domyśl się sam. To nie działa. Opinia publiczna potrzebuje czasu, aby zrozumieć, że główną przyczyną tego problemu, a także wielu innych, są węglowodany. Ale czas ten przyjdzie, bo fala, która dziś ją unosi, oddalając od prawdy, w końcu powróci. Stanie się jasne, że teoria o szkodliwości tłuszczów pokarmowych się nie sprawdziła.

Liczba ludzi otyłych i mających nadwagę oraz chorych na cukrzycę zbliża się niebezpiecznie do epidemii, mimo że już od wielu lat ludzie są nastawieni na dietę niskotłuszczową. Główną przyczyną tego faktu jest to, że diety ograniczające tłuszcz zawierają znaczne ilości węglowodanów, które wywołują gwałtowny postęp oporności insulinowej, hiperinsulinizm i cukrzycę typu II. Fizjologia człowieka nie jest przystosowana do tak dużego poboru węglowodanów. Dowodzimy tego na stronach tej książki.

Wykazaliśmy, że po przejściu na dietę niskowęglowodanową pacjenci borykający się z chorobami cywilizacyjnymi albo zostają wyleczeni, albo przynajmniej czują się znacznie lepiej. Już to samo powinno wystarczyć do przyjęcia, że koncepcja diety niskotłuszczowej się nie sprawdziła. Tymczasem w obliczu narastania problemu otyłości większość wysuwa wniosek, że wciąż jeszcze mieszkańcy krajów uprzemysłowionych jedzą za dużo tłuszczu. Co jednak powiedzą, gdy choroby będą nas trapić nawet wówczas, gdy ilość spożytego tłuszczu spadnie do zera? (Być może zacznie się wówczas lansować teorię, że spożycie tłuszczu powinno być ujemne – można sobie wyobrazić, iż dla wspomożenia dążenia do tego celu wynalezione zostaną jakieś specjalne pigułki „antytłuszczowe").

Nie trzeba mówić, że bardzo istotnym czynnikiem utrzymania zdrowia i właściwej wagi ciała są ćwiczenia fizyczne. Niestety, na ogół mieszkańcy krajów uprzemysłowionych zażywają coraz mniej ruchu. Tak rzecz się ma na przykład z Amerykanami, dlatego nasi specjaliści od polityki zdrowotnej powinni podchodzić do tego problemu z dużą dozą realizmu. Tym bardziej, że specjalne badania wykazały, iż często same ćwiczenia nie wystarczają do osiągnięcia równowagi metabolicznej. Odpowiednie odżywianie nie tylko wspomoże utrzymanie właściwej masy ciała, ale również powinno zwiększyć chęć do wysiłku i podnieść fizyczne możliwości organizmu w tym względzie. Dieta uboga w tłuszcz działa zupełnie przeciwnie, bowiem osłabia mięśnie i zmniejsza ilość energii w organizmie, a tym samym utrudnia wykonywanie ćwiczeń.

DIETY NISKOWĘGLOWODANOWE

Ponieważ koncentracja na zagadnieniach dotyczących kontroli wagi ciała często przesłania ważniejszą sprawę zdrowia i czynników składających się na dobre samopoczucie, poczekaliśmy z omówieniem tych kwestii aż do tej chwili. Wykazaliśmy już jednak, że dieta dopuszczająca nie więcej niż 72 g węglowodanów na dzień jest dla osób, które borykają się z chorobami metabolicznymi innymi niż nadwaga, wysoce korzystna. Dla wielu osób biorących udział w doświadczeniach, które już opisaliśmy, utrata kilogramów była naturalnym wynikiem ograniczenia ilości spożywanych węglowodanów.

Dieta uboga w węglowodany została ponownie odkryta przez lekarzy w Wielkiej Brytanii, jak i w Stanach Zjednoczonych, właśnie jako sposób na utratę wagi[1]. Tytuł książkowego bestsellera Hermana Tallera, *Calories Don't Count*[2] (Kalorie się nie liczą), sugeruje, że wcale nie trzeba głodować, aby zeszczupleć. Autor pisze, że można się odchudzić bez zmniejszania wartości kalorycznej posiłków, pod warunkiem jednak, że ograniczy się ilość węglowodanów. Także książka doktora Atkinsa – *Nowa rewolucyjna dieta doktora Atkinsa* – odrodziła zainteresowanie odżywianiem niskowęglowodanowym, przedstawiając go jako sposób na utratę kilogramów. Sukces wszystkich publikacji Atkinsa sugeruje, że ta dieta naprawdę działa; ci, którzy ją stosują – chudną.

„Dieta astronauty" to dieta niskowęglowodanowa wprowadzona ostatnio w lotnictwie Stanów Zjednoczonych w celu uchronienia pilotów przed nadwagą. Istnieje jednak wiele innych przyczyn, dla których należałoby ją polecić pilotom. Zapobiega ona wzdęciom, bólom żołądka i wytwarzaniu gazów w jelitach, które sprawiają trudności na dużych wysokościach lub w kabinie próżniowej.

Opublikowaniu książki *Dieta człowieka pijącego*[4] (1965) towarzyszyło duże zainteresowanie. Autorzy sugerowali, że zamiast wstrzymywać się od alkoholu, można zachować abstynencję węglowodanową. Opisali sposoby, dzięki którym można, według autorów, pić bezpieczniej, unikając nieprzyjemnych konsekwencji. My jednak nie popieramy tej teorii, ponieważ alkohol nie jest zwyczajnym węglowodanem. Jego rozkład do acetyloaldehydów wywiera wyraźnie toksyczny wpływ na mózg i wątrobę. Nie zmienia to jednak faktu, że ograniczenie węglowodanów ma korzystny wpływ na zdrowie osób pijących dużo, pod warunkiem jednak, że ich dieta dostarcza im wystarczających ilości białka i tłuszczu.

DIETA „PUNKTOWA"

W Europie dieta niskowęglowodanowa wypłynęła na światło dzienne wówczas, gdy Austriaczka Erna Carise zaprezentowała jej główne założenia w broszurce *Punkt-Diät*[5] (Dieta punktowa).

W programie tym jeden gram węglowodanów został określony jako równoważnik jednego punktu, a w książce zaprezentowano listę produktów pod kątem zawartych w nich „punktów". Na przykład kajzerka lub rogalik zawiera mniej więcej 25 gramów węglowodanów, a więc przypisano jej 25 punktów. Ważący 60 gramów ziemniak miałby w takim razie 12 punktów (równoważnik 12 gramów węglowodanów). Dieta lansowana przez autorkę ustala górny próg na 60 punktów dziennie.

Ta książeczka stała się swego rodzaju sensacją we wszystkich krajach niemieckojęzycznych. Do dziś sprzedano 400 tys. egzemplarzy tego tytułu.

CO WŁAŚCIWIE JADAMY

Ten, kto dla zrzucenia wagi stosował dietę niskowęglowodanową, wie, że to najlepszy z dostępnych dziś programów odchudzających. Wiele osób zauważyło już, że często nie chudnie się nawet po drastycznym zredukowaniu liczby kalorii, zwłaszcza tych pochodzących z tłuszczu. Mało tego, czasem nawet nadal się tyje. Dzieje się tak dlatego, że jedząc węglowodany, nawet przy zmniejszonym spożyciu kalorii, wciąż utrzymujemy insulinę na wysokim poziomie. W związku z tym cukry zostają zmagazynowane w postaci tłuszczu, a więc cały cykl się powtarza. Jedynym sposobem na spalenie tłuszczu jest takie ograniczenie węglowodanów, by uaktywniło to glukagon – hormon spalający tłuszcz.

Ćwiczenia fizyczne są, przy wszystkich innych swych zaletach, idealne dla spalania tłuszczu, ponieważ energia jest magazynowana w ciele przede wszystkim w tej właśnie postaci. Jednakże nawet w owym wypadku uruchomienie procesu spalania tłuszczu wymaga aktywacji odpowiednich hormonów. Wysiłek fizyczny potrzebny do tego, aby nastąpiło spalanie tłuszczu w celu pozyskania energii, jest ogromny. Dieta niskowęglowodanowa jest pod tym względem znacznie szybsza, a jej skutki są trwałe, przynajmniej jeśli utrzymuje się restrykcje węglowodanowe.

Rzućmy okiem na niektóre z typowych produktów spożywczych współczesnego Amerykanina i oceńmy, jakie jest jego codzienne spożycie tłuszczów. Co większość Amerykanów zjada na śniadanie? Oczywiście nie bekon i jaja, które my polecamy, ale rogaliki, soki, różne rodzaje bułek, naleśniki, pączki, kawę i płatki śniadaniowe z chudym mlekiem! Coś ci to przypomina? Może jeszcze czasem owsianka, ale nie domowa, tylko raczej instant, czyli przede wszystkim cukier z kilkoma płatkami na krzyż. Jeśli na twoim stole pojawiają się stale niektóre z wymienionych powyżej produktów, to znaczy, że na śniadanie zjadasz prawie wyłącznie węglowodany.

A co z drugim śniadaniem (czy też lunchem)? Typowy amerykański posiłek „na później", na którym wzrośliśmy i który niestety nadal większość z nas spożywa, to kanapka, chipsy, jakiś owoc i deser. No i jeszcze puszka napoju gazowanego, na przykład coli. Być może kanapka zawiera mortadelę i ser, albo inny mięsny produkt garmażeryjny, ale może też to być masło orzechowe lub dżem. Tak czy inaczej typowy amerykański „lunch" to znów głównie węglowodany. Chipsy ziemniaczane zawierają dużą ilość węglowodanów i sporo tłuszczów wielonienasyconych. Kiedy jednak przyjrzysz się całemu posiłkowi, okaże się, że to prawie same cukrowce, a tłuszczów nasyconych niemal w nim nie ma.

Obiad to prawdopodobnie jedyny posiłek dostarczający przyzwoitej ilości białka i tłuszczów. Składa się nań zazwyczaj jakiś produkt białkowy, warzywo i skrobia. Towarzyszy temu czasem deser. Zwykle podaje się jakieś pieczywo, jest więc szansa, że niektórzy ludzie rozsmarowują jeszcze na nim prawdziwe masło. Do posiłku, zwłaszcza dziecięcego, podaje się wodę i mleko (zwykle niskotłuszczowe). Udział kaloryczny węglowodanów nadal wynosi ponad 50%, zwłaszcza jeśli warzywem jest kukurydza lub groszek, szczególnie bogate w węglowodany.

Wiele osób spożywa lunch i obiad poza domem, w restauracjach lub barach szybkiej obsługi. Raz po raz powtarza się nam, że jedzenie hamburgera jest niezdrowe, ponieważ zawiera on dużo nasyconych kwasów tłuszczowych. Ale czy rzeczywiście hamburger jest tłusty? Typowy posiłek to hamburger, frytki i napój gazowany. Cały nasycony tłuszcz to najwyżej dwa cienkie kotleciki, ale nie zapominajmy o olbrzymiej bułce! Frytki i gazowany napój to niemal same węglowodany, jeśli nie liczyć nienasyconych kwasów, które zostały po smażeniu ziemniaków w oleju. To możliwe, że częściowo uwodorowane tłuszcze trans są niezdrowe, ale te są produkowane z olejów roślinnych przetworzonych w procesie produkcji. Z tłuszczami zwierzęcymi, które są w gruncie rzeczy bardzo bezpiecznymi olejami, nie mają nic wspólnego. Oczywiście nie wiemy, co jedzą wszyscy nasi czytelnicy, ale widzieliśmy dość, aby przypuszczać, co konsumuje przeciętny Amerykanin. Rozmawialiśmy też z ludźmi, którzy wciąż sądzą, iż spożycie węglowodanów w USA wcale nie jest takie duże i że Amerykanin spożywa swe kalorie przede wszystkim w postaci tłuszczu. Sugerujemy zatem, by każdy z czytelników sam obliczył ilość spożywanych przez siebie węglowodanów. W rozdziale 12. omówimy dokładniej szczegóły naszego programu dietetycznego.

RZUT OKA NA LICZBY

Departament Rolnictwa Stanów Zjednoczonych (USDA) i Ośrodki Zwalczania Chorób (CDC) publikują mnóstwo informacji na temat chorób i trendów, a także o przeciętnych amerykańskich dietach. Zestawienia te powstają na podstawie okresowych ankiet, a także analizy danych dotyczących przyczyn zgonów – oraz statystyk szpitalnych i lekarskich. Przekopaliśmy się przez większą część informacji opublikowanych przez USDA w „Continuing Survey of Food Intakes by Individuals, 1994-1996". Oto co znaleźliśmy. Przytoczone liczby dotyczą zarówno mężczyzn jak i kobiet oraz zostały uśrednione dla osób od lat pięciu do siedemdziesięciu.

Po pierwsze, przyjrzyjmy się średniemu dziennemu spożyciu produktów zbożowych. Mężczyźni powyżej 20 lat zjadają około 350 gramów produktów zbożowych dziennie, natomiast dla kobiet w tej samej grupie wiekowej wielkość ta wynosi 250 gramów. Uzyskane wyniki były podzielone na kategorie: ziarna i makarony stanowiły 80 gramów, chleb i bułki – ok. 70, zaś resztę, czyli

100 do 150 gramów, stanowiły przekąski, takie jak ciasta, ciastka, paszteciki, chipsy, precle itp.

Wartości te przekraczają znacznie ilości, które pozwalają zachować dobre zdrowie. Wykazaliśmy, że do ustabilizowania poziomu insuliny i zredukowania groźby wystąpienia różnych chorób potrzeba nie więcej niż **72 gramy przyswajalnych węglowodanów na dzień**. Już na podstawie danych na temat spożycia produktów ziarnistych można wnioskować, że u wielu dorosłych dzienna porcja węglowodanów jest czterokrotnie większa od zalecanej.

Wszyscy słyszeliśmy, że to nasycony tłuszcz zawarty w produktach spożywczych jest przyczyną problemów ze zdrowiem. Tymczasem, skoro wspomniane produkty są przede wszystkim węglowodanowe, taki argument jest mało przekonujący. Co więcej, większość tłuszczu w przetworach zbożowych to tłuszcze nienasycone – świadczą o tym umieszczone na opakowaniach informacje. Ilość składników odżywczych zawartych w tych produktach jest tak niska, że wręcz nieistotna. W rozdziale 9 zamieszczone zostały pewne informacje odnośnie do ilości witamin, minerałów i innych składników odżywczych w różnych pokarmach.

Rzućmy okiem na inne wielkości dające jasne wyobrażenie na temat „przeciętnej" amerykańskiej diety. W tym kraju winą za choroby serca, nowotwory, cukrzycę i otyłość obarczono głównie tłuszcze nasycone. Ale ile tłuszczów nasyconych zawiera typowa dieta Amerykanina? Te same badania USDA wykazały, że Amerykanie około 11% kalorii czerpią z tłuszczów nasyconych. Dzienne spożycie białka zapewnia około 15% kalorii. Od 55 do 60% pochodziło z węglowodanów, a resztę stanowiły tłuszcze nienasycone.

To po prostu się nie zgadza! Główną przyczyną wszystkich problemów zdrowotnych mają być tłuszcze nasycone, które dostarczają zaledwie 11% wszystkich kalorii. Nasze badania wykazują, że winę za choroby ponosi nie tłuszcz, ale węglowodany.

Interesujące wydają się dane na temat spożycia wołowiny. Wbrew temu, co na ogół można wyczytać w prasie codziennej i różnych czasopismach poświęconych zdrowiu, utrzymuje się ono na raczej niskim poziomie i wynosi dobowo średnio 30 gramów na osobę. Tymczasem jeden hamburger waży przeciętnie 114 gramów. Wniosek z tego, że wołowina nie jest codziennym pożywieniem Amerykanów. Jeśli pomnożymy 30 gramów przez 7 dni to otrzymamy 210 gramów na tydzień. Trudno to uznać za nadmierne spożycie wołowiny.

Porównajmy to z konsumpcją produktów zbożowych. Tu już mamy dzienne spożycie równe 300 gramom dziennie, a to oznacza 2100 gramów na tydzień. Dwa kilogramy tygodniowo!

Czegóż zatem jemy za dużo: mięsa (0,2 kg na tydzień) czy może produktów zbożowych (przeszło 2 kg)?

Powinniśmy też w naszych rozważaniach uwzględnić owoce. Owocom żywieniowcy dali zielone światło: jedzcie ich tyle, na ile macie ochotę, to dla was dobre. Choć właściwie nie ma żadnych naukowych danych, które potwierdziłyby prawdziwość tego twierdzenia, o owocach i warzywach sądzi się, że są bezwarunkowo korzystne dla zdrowia i chronią przed wieloma chorobami.

Wszystkie produkty spożywcze wymagają właściwie oszacowania pod kątem pożywności i wkładu, jaki wnoszą w nasze zdrowie. Niektóre owoce, na przykład pomarańcze, banany, winogrona i wszystkie owoce suszone zawierają całkiem sporo węglowodanów, podczas gdy warzywa liściaste i seler są produktami z niewielką zawartością węglowodanów. Ziemniaki to produkt najbardziej węglowodanowy wśród warzyw, nawet kukurydza i groch zostają w tyle. Badania statystyczne w latach 1994-1996 wykazały, że przeciętny Amerykanin spożywa 165 gramów owoców dziennie, przy czym 65 gramów pochodzi z soków. Nawet najbardziej „naturalny" sok to po prostu woda z cukrem oraz odrobiną utopionych w tym roztworze witamin.

Niepokojącym aspektem tych badań jest fakt, że dzieci poniżej piątego roku życia spożywały ponad 250 gramów owoców i soków owocowych dziennie. Oznacza to, że małe dzieci z reguły przyjmują duże ilości cukrów. Badania wykazały, że nadmierna konsumpcja soków powoduje u nich zahamowanie wzrostu lub otyłość. Ważne, by dzieci jadły dość tłuszczu i białka, tylko wówczas bowiem ich muskulatura, kości i narządy mają szansę rozwijać się harmonijnie. Przy znacznym spożyciu owoców i soków dzieci doświadczają zwykle całej masy dolegliwości żołądkowych. Mleko pełne – nie 2% czy chude – jest dla młodych organizmów o wiele lepszym napojem niż soki.

Przyjrzyjmy się teraz wspomnianym badaniom pod kątem proporcji między wołowiną, produktami zbożowymi i owocami. Jak powiedzieliśmy wcześniej, ilość zjadanej wołowiny wahała się w okolicy 200 gramów tygodniowo, produktów zbożowych przekraczała 2 kilogramy tygodniowo, a owoców wynosiła mniej więcej półtora kilograma. Ilość przyswajalnych węglowodanów wynosi w zbożach ok. 80%, natomiast w owocach ok. 20% (w soku znacznie więcej). Podsumowawszy te liczby stwierdzamy, że nasze tygodniowe spożycie możliwych do przyswojenia cukrowców (pochodzących ze zbóż i owoców) wynosi około dwóch kilogramów. Oznacza to konieczność metabolizowania dwóch kilogramów glukozy tygodniowo. Przy takim spożyciu tych produktów może się z pewnością u wielu osób pojawić problem oporności insulinowej. 200 gramów czerwonego mięsa zawiera około 40 gramów tłuszczu. Tak więc przeciętny Amerykanin zjada 4 gramy tłuszczu z mięsa czerwonego na tydzień! Wygląda na to, że to jednak węglowodany są problemem, a nie nadmierne spożycie mięsa czy występującego wraz z nim tłuszczu. Nawet bez tych danych statystycznych wykazaliśmy już niezbicie, że im mniej węglowodanów, tym lepiej.

Oczywiście wszystko to są tylko dane szacunkowe, do tego uśrednione. Na pewno możemy oczekiwać, że u pewnych ludzi spożycie wołowiny będzie wyższe (a u innych oczywiście niższe, zwłaszcza u wegetarian); podobne zastrzeżenie odnosi się do jedzenia węglowodanów. Takie są jednak dane statystyczne USDA.

DZIECI Z NADWAGĄ

Dieta niskowęglowodanowa ma w zasadzie działanie odtłuszczające. To, że podstawową przyczyną otyłości są węglowodany, wyraźnie widać na przykładzie otyłości u dzieci. W swej książce *Eat Fat and Grow Slim* (Jedz tłuszcz i rośnij szczupły) doktor Mackarness stwierdził, że dotknięte otyłością dzieci i młodzież można wyleczyć zmniejszając ilość spożywanych przez nie węglowodanów. Dzieci nie różnią się pod tym względem od dorosłych, a wszyscy ludzie są z natury zjadaczami tłuszczu i mięsa. Ludzie prymitywni żywili potomstwo tym, co sami jedli (wyjątek stanowiło matczyne mleko). Z tego właśnie powodu dieta niskowęglowodanowa jest również zdrowa dla dzieci. Można nawet przypuszczać, że dzieci odniosą większe korzyści z jej stosowania niż dorośli, ponieważ na ich etapie rozwoju hormony są bardzo aktywne. Ponadto właśnie w dzieciństwie utrwalają się pewne nawyki żywieniowe. Nadopiekuńczy rodzice, którzy nie chcą pozbawiać swych pociech węglowodanów, w rzeczywistości tworzą podstawę dla długotrwałych problemów zdrowotnych i złych przyzwyczajeń kulinarnych.

W czasie swojej praktyki lekarskiej doktor Lutz z powodzeniem stosował dietę niskowęglowodanową w leczeniu dzieci z nadwagą. Spadek wagi u dorosłych był bardziej zróżnicowany – to znaczy wiele osób odniosło sukces, ale nie wszyscy. W wypadku stu bardzo otyłych osób młodocianych nie odnotowano prawie niepowodzeń[6]. W wypadku pacjentów, którzy zdawali się nie osiągać efektów, zazwyczaj okazywało się, że albo nie trzymali się diety, albo zarzucili ją zbyt szybko. Pomijając ekstremalne przypadki – normalna, szczupła figura była zwykle osiągana w ciągu jednego roku.

Oczywiście, stopień otyłości nie jest jedynym kryterium oceny potencjalnego sukcesu lub niepowodzenia. Choć większość młodych ludzi traci na wadze już na samym początku, to jednak ciężar ciała nie jest dobrym wskaźnikiem sukcesu, ponieważ zwiększone tempo rozwoju zazwyczaj zaciemnia obraz: zmagazynowany w organizmie tłuszcz wykorzystywany jest do wzrostu masy mięśniowej i skóry oraz do rozbudowy kośćca.

Jeden z takich przypadków medycznych został pokazany na ryc. 8.1. Kiedy rodzice przyprowadzili do doktora Lutza tego trzynastoletniego chłopca, ich dziecko ważyło przeszło 112 kilogramów. Zdjęcie A ukazuje wygląd dziecka w czasie pierwszej wizyty. Po trzech miesiącach stosowania diety (zdjęcie B) można było zaobserwować znaczne zmniejszenie masy ciała. Na zdjęciu C pokazano tego samego chłopca po 2,5 roku stosowania diety niskowęglowodanowej. Różnica jest uderzająca.

Wspomniany chłopiec jest przykładem sytuacji wyjątkowej, bowiem do pełnego wyzdrowienia po długim okresie konsumowania znacznych ilości węglowodanów potrzebował aż kilku lat

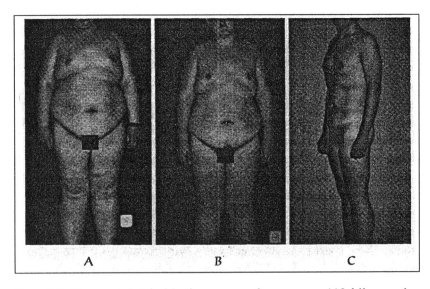

Ryc. 8.1. Trzynastoletni chłopiec z początkową wagą 112 kilogramów (A). Po trzech miesiącach leczenia obserwuje się wyraźny spadek masy ciała i początki procesu dojrzewania (B). Po 2,5 roku młody człowiek odzyskał prawidłową sylwetkę (C).

na diecie ubogiej w cukrowce. W tym, a także w innych przypadkach, nadwaga wywołana nadmiernym spożyciem węglowodanów spowodowała też opóźnienie procesu dojrzewania. Po zastosowaniu diety niskowęglowodanowej dojrzewanie wróciło do swego naturalnego tempa. Obniżenie poziomu insuliny we krwi powoduje u dojrzewającej młodzieży wzrost stężenia hormonów płciowych. Dzieje się tak, ponieważ spadek po anabolicznej stronie (mniej insuliny) wywołuje reakcję organizmu w postaci wzmożonej produkcji hormonów płciowych (też należących do anabolicznej strony metabolizmu). W ten sposób dziecko otrzymuje hormony w ilościach zamierzonych przez naturę. Obserwacje opisane powyżej pokazują, jak bardzo równowaga hormonalna organizmu zależy od utrzymania diety niskowęglowodanowej.

OTYLI DOROŚLI – DIETY GŁODOWE

Omówmy teraz otyłość u dorosłych. Istnieje bogata naukowa dokumentacja na to, że otyłość jawi się czynnikiem sprzyjającym atakom serca i udarom. Fakt, iż osoby otyłe mają często nadciśnienie i cukrzycę, co sprawia, że średnia długość życia osób otyłych jest krótsza.

W toku ponad 40 lat doświadczeń z dietą niskowęglowodanową stało się oczywiste, że tylko niektórzy dorośli są w stanie osiągnąć idealną sylwetkę w krótkim czasie. Zwykle najlepiej radzą sobie z tym mężczyźni z „brzuszkiem" i smukłymi kończynami.

Zarówno żeński (kształt gruszki) jak i męski rodzaj otyłości (kształt jabłka) spotyka się u obu płci. U kobiet tłuszcz odkłada się głównie poniżej pasa, na biodrach, nogach; wałek tłuszczu gromadzi się też na brzuchu. U mężczyzn tłuszcz zazwyczaj gromadzi się powyżej pasa: brzuch robi się duży i wystający, ale biodra i kończyny pozostają stosunkowo smukłe. Im bardziej „gruszkowa" sylwetka, tym trudniejsze odchudzanie. U kobiet dodatkową przeszkodą staje się menopauza. Regułą jest, że im bardziej tłuszcz rozprzestrzenia się poza brzuch i biodra, aż po, na przykład, dłonie i stopy, tym trudniej zwalczyć otyłość dietą. Na początku odchudzania niektóre kobiety nawet trochę tyją. Byłoby nieuczciwością twierdzić, że dieta niskowęglowodanowa pozwala każdemu osiągnąć idealną sylwetkę. Oświadczamy też, iż jak dotąd nie wiemy jeszcze, dlaczego jeden otyły pacjent reaguje na dietę, a drugi nie. Jedynym sposobem na stwierdzenie czy możesz w ten sposób schudnąć jest wytrwałe stronienie od produktów węglowodanowych. Wygląda też na to, że najlepszym sposobem na skuteczność diety niskowęglowodanowej jest na stałe poddanie temu programowi już małych dzieci. Pozwala to wyeliminować trudności pojawiające się w wyniku zmian fizjologicznych w trakcie dojrzewania.

Naszą dietę należy bezwzględnie wypróbować jako pierwszą, jeszcze przed ewentualnym rozpoczęciem kuracji beztłuszczowych i opartych na liczeniu kalorii. Zredukowanie kaloryczności posiłków powinno się odbywać kosztem węglowodanów, a nie tłuszczów i białek. Istnieją po temu ważne przyczyny, o których powiemy później. Poza tym dieta niskowęglowodanowa przynosi korzyści zdrowotne nawet wówczas, gdy nie prowadzi do schudnięcia.

UZALEŻNIENIE OD WĘGLOWODANÓW

Osobiste doświadczenie większości z nas pozwala nam sądzić, że węglowodany uzależniają. Zazwyczaj w kontekście tym mówi się o cukierkach i czekoladzie, ale właściwie wszystkie cukrowce dają uzależnionemu od cukrów organizmowi to, czego potrzebuje. Bardzo łatwo zjeść za dużo węglowodanów, ponieważ – z jakiejś przyczyny – dochodzi pod ich wpływem do rozstrojenia mechanizmów, które informują mózg, że już jesteśmy syci. W wypadku tłuszczów i białek mechanizmy te są o wiele trudniejsze do obejścia. Tłuszcz wywołuje uczucie wypełnienia i sytości. Być może fakt, że węglowodany działają inaczej, jest sposobem, w jaki organizm chce nam powiedzieć: „Węglowodany, które zjadasz, nie satysfakcjonują mnie!". My zaś odbieramy to jako zwykły sygnał głodu.

CO ZREDUKOWAĆ: WĘGLOWODANY CZY KALORIE

Z tego, co już powiedzieliśmy, wynika w sposób jasny, że nie można się spodziewać takiego samego efektu odchudzającego po diecie niskowęglowodanowej bez restrykcji kalorycznych co po podobnej diecie, tyle że ubogiej w kalorie. Pamiętajmy jednak, iż przede wszystkim interesuje nas aspekt zdrowotny zagadnienia. Sama waga nie jawi się jedynym czy najlepszym wskaźnikiem naszego zdrowia. Muskularny lekkoatleta może ważyć więcej niż człowiek otyły, ponieważ mięśnie mają większą gęstość niż tłuszcz.

W wypadku diety niskowęglowodanowej bez ograniczeń kalorycznych innych niż te, które wynikają z odstawienia cukrowców, osoba otyła traci na wadze, ale nie staje się chuda, ponieważ chudnięcie odbywa się kosztem tkanki tłuszczowej, a muskulatura i inne tkanki na tym nie tracą. W wypadku bardzo ścisłej redukcji kalorii można osiągnąć każdą wymarzoną wagę ciała, na przykład sylwetkę wschodzącej hollywoodzkiej gwiazdy lub wziętej modelki – czyli ten typ postury, który wprawdzie nadaje się do prezentowania modnych strojów, ale zupełnie nie sprawdza się w sporcie i innych czynnościach wymagających wysiłku fizycznego. Oczywiste jest, że osoby na diecie niskowęglowodanowej, ale właściwie odżywione, są znacznie zdrowsze niż żywe wieszaki na ubrania, które poświęciły białkowe zasoby swojego organizmu dla uzyskania bardzo szczupłej sylwetki.

RATUNEK DLA CHUDYCH

W trakcie dyskusji na temat budowy ciała Amerykanie i amerykańskie media mają skłonność do koncentrowania swej uwagi na problemie otyłości. Tymczasem istnieje też spora grupa ludzi zbyt chudych, których zdrowie może zależeć właśnie od „nabrania masy". Dotyczy to szczególnie osób w podeszłym wieku, kiedy bardzo ważna staje się, na przykład, kwestia zapobiegania kruchości kośćca.

Bardzo szczupły amator węglowodanów ma zwykle niewiele mięśni i kościec o bardzo delikatnej budowie. U ludzi tych nadmiar energii wynikający z nadmiernego spożycia węglowodanów zostaje spalony, a nie odłożony w postaci tkanki tłuszczowej, jak to dzieje się u osób otyłych lub z nadwagą.

Z pozoru może to się wydawać korzystne, a ludzie z natury chudzi są często klasyfikowani jako osoby pełne energii i przedsiębiorcze. Jednakże taki wysoki poziom energii udaje się zachować jedynie przy nieustannym dostarczaniu węglowodanów. Chudy amator węglowodanów nie znosi nawet krótkiej zwłoki w posiłkach. Metabolizm takiej osoby wcale nie musi się wiele różnić od metabolizmu otyłego miłośnika węglowodanów. Ludzie chudzi często doświadczają gwałtownych spadków poziomu glukozy we krwi, ponieważ ich organizm również nie radzi sobie z podstawowymi problemami wynikającymi z nadmiernego spożycia węglowodanów, a mianowicie opornością na insulinę i hiperinsulinizmem.

U chudego amatora węglowodanów nie istnieje metabolizm tłuszczowy, który zapewniłby mu odpowiednią równowagę energetyczną. Dlatego węglowodany stanowią u takich osób jedyne źródło energii. Tak jak u otyłych wielbicieli produktów węglowodanowych, metabolizm tłuszczowy ulega u nich zahamowaniu. Ponieważ tłuszcz normalnie stanowi większość rezerw energetycznych organizmu, zatem chudy amator węglowodanów musi jeść niemal nieustannie, bowiem tylko w ten sposób jest w stanie sprostać energetycznym wymaganiom swego organizmu.

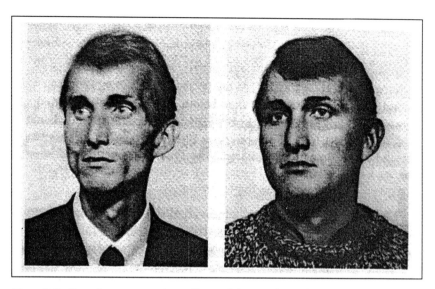

Ryc. 8.2. Przed rozpoczęciem diety niskowęglowodanowej i po jej zastosowaniu.

Dieta niskowęglowodanowa wzmacnia anaboliczne procesy organizmu, przyczyniając się do wzrostu masy ciała, a więc zwiększając gęstość kości, mięśni i tkanki łącznej. Jednakże osoba zbyt chuda musi być cierpliwa: na pierwsze wyniki stosowania diety trzeba trochę poczekać. Zazwyczaj w czasie pierwszych miesięcy diety osoby wychudzone jeszcze bardziej tracą na wadze. W końcu jednak zwiększona produkcja hormonu wzrostu otwiera drogę do przyrostu masy ciała, który jest możliwy, ponieważ pacjent dostarcza swemu organizmowi składniki do tego potrzebne, czyli tłuszcz i białko. Po upływie stosunkowo długiego okresu (1-2 lat) pacjent osiąga masę ciała zdecydowanie większą niż ta, z którą przystępował do leczenia dietą niskowęglowodanową. Nowe tkanki wzmacniają wszystkie części ciała i narządy, które jej potrzebują.

Przykład głębokich zmian, jakie dieta niskowęglowodanowa wywarła na osobę bardzo chudą, zaprezentowany został na ryc. 8.2. Fotografie te przesłał doktorowi Lutzowi pewien mężczyzna, który o jego dokonaniach przeczytał w Austrii. Wprawdzie zdjęcia mówią same za siebie, ale zamieszczamy też list, który im towarzyszył.

Dwa lata temu znalazła się w moich rękach książka doktora Wofganga Lutza pt. *Leben ohne Brot*. Przeczytałem ją z wielkim zainteresowaniem, po czym zastosowałem się do zawartych w niej rad i odniosłem sukces.

Mam 28 lat, jestem studentem, kawalerem. Mój niewłaściwy sposób odżywiania – okresowo prawie wegetariański – przez długi czas oparty był wyłącznie na warzywach, sałatkach i minimalnej ilości mięsa i tłuszczu – sprawił, że przy wzroście 177 cm ważyłem 44 kilogramy. Spowodowało to u mnie zanik wydolności fizycznej, moje zęby były w fatalnym stanie, a wzrok słaby. Wydaje mi się, że od poważniejszych konsekwencji uchroniło mnie jedynie to, że od lat regularnie biegałem (nawet przy wadze 40 kilogramów) i dużo ćwiczyłem. Jednakże po napadzie bezwładu nóg, którego doświadczyłem w trakcie długiego spaceru, postanowiłem spróbować zmienić swój sposób odżywiania się. Już wcześniej znacznie ograniczyłem ilość węglowodanów, ale teraz zacząłem postępować ściśle według zaleceń doktora Lutza i włączyłem do mego pożywienia tłuszcz pochodzenia zwierzęcego, kiełbasę i gotowaną wątrobę (o której sadzę, że ma większą wartość niż mięso); trzy żółtka kurze od czasu do czasu; gotowane na parze warzywa ubogie w węglowodany; około 1/8 litra śmietany i 150-200 gramów masła dziennie; ser; mleko; odrobinę surowych owoców; trochę kwaśnego mleka. W czasie 3 miesięcy przybyło mi 20 kilogramów. Przy mej obecnej wadze wynoszącej 60 kilogramów czuję się silny i mogę biegać, jak kiedyś. Zmiana na dietę bogatą w tłuszcz była prosta i nie miała żadnych złych skutków. Podobnie jak doktor Lutz, jestem przekonany, że potrawy mączne, jedzone w dużych ilościach, są szkodliwe, dlatego chciałbym mu niniejszym wyrazić głębokie podziękowanie za książkę, którą napisał.

Wyraźna zmiana, jaka zaszła w wyglądzie mężczyzny pokazanego na zdjęciach, to następny dowód świadczący o tym, że dieta niskowęglowodanowa jest korzystna dla każdego; dla ludzi młodych i starych, wysokich czy niskich, kobiet i mężczyzn. Diety niskotłuszczowe nigdy nie prowadzą do optymalnego zdrowia. Mamy nadzieję, iż zdajesz sobie sprawę, że najważniejsze jest zawsze zdrowie, a nie tylko waga ciała. Jeśli, na przykład, jesteś umięśniony, to będziesz zwykle ważył więcej, ponieważ mięśnie ważą więcej niż tłuszcz. Możesz też mieć gruby kościec, a to również wpływa na wagę. Myślę, że wszyscy powinniśmy nieco zmienić nasz sposób myślenia i nie koncentrować się na sylwetce, ale na ogólnym zdrowiu organizmu.

Wprawdzie otyłość rzeczywiście świadczy o pogorszeniu naszego stanu, ale celem, jaki sobie stawiamy, powinien być przede wszystkim powrót do zdrowia, a nie schudnięcie za wszelką cenę. Chudnięcie może stanowić jeden z sygnałów, że skutecznie realizujemy ten cel, ale nie jest jedynym tego wskaźnikiem.

Jeśli nie jesteś zadowolony ze swej obecnej sylwetki, możemy zapewnić cię, że tylko poprzez konsekwentne stosowanie się do diety niskowęglowodanowej możesz osiągnąć pożądane zmiany na stałe. Nie będziesz się musiał, Czytelniku, głodzić. Należy tylko ściśle trzymać się sposobu odżywiania opisanego w rozdziałach 1. i 12. Pamiętaj: Nie twoja waga jest najważniejsza, ale twój wygląd i samopoczucie. Zachęcamy, byś zaczął już od dziś. Będziesz rad, że to zrobiłeś!

Przypisy

1. R. Mackarness, *Eat Fat and Grow Slim*, Doubleday & Co., Garden City, N.Y. 1959; C. Fredericks, *Low Carbohydrate Diet*, Award Books, New York 1965; J. Yudkin, *This Slimming Business*, McGibbon & Kee, London 1958.
2. H. Taller, *Calories Don't Count*, Simon & Schuster, New York 1961.
3. R. Atkins, *Nowa rewolucyjna dieta doktora Atkinsa*, Warszawa 2000.
4. G Jameson, E. Williams, *The Drinking Man's Diet*, Cameron & Co., San Francisco 1965.

5. E. Carise, *Punkt-Diät*, Editions Indigo Etablissements, Vaduz, 5.-6. Auflage (1968).
6. W. Lutz, „Das endocrine Syndrom des adipösen jugendlichen", Wien. Med. Wschr. (1964): 451.

Rozdział IX

Witaminy, składniki mineralne i kofaktory: gdzie leży prawda

Jak dotąd koncentrowaliśmy się tylko na chorobach, o których powszechnie mówi się, że wywołuje je nadmiar tłuszczu w pożywieniu. Przedstawiliśmy mocne dowody na to, iż teoria niskotłuszczowa nie sprawdziła się w praktyce, a dieta niskowęglowodanowa jest praktycznym narzędziem do walki z chorobami. Ta dieta, alternatywna do beztłuszczowej, opiera się nie tylko na dowodach klinicznych pochodzących z dokumentacji doktora Lutza, dotyczącej wielu tysięcy jego pacjentów, ale także znajduje uzasadnienie w podstawowych faktach dotyczących biochemii ludzkiego organizmu i w ogromnej liczbie danych naukowych opublikowanych przez badaczy z całego świata. Zaprezentowaliśmy też teorię na temat żywienia, która, choć wciąż jeszcze wymaga uzupełnienia, zdaje się wyjaśniać wiele dzisiejszych problemów zdrowotnych człowieka. Teoria tłuszczowa objaśnia jedynie zagadnienia związane z chorobą serca, do tego niezbyt przekonująco, co zdążyli już zauważyć liczni uczeni i lekarze-naukowcy.

W tym rozdziale skupimy naszą uwagę na witaminach, składnikach mineralnych i kofaktorach. Zdefiniujemy te określenia trochę później. Teraz natomiast rozprawimy się z jednym z najpopularniejszych mitów żywieniowych, głoszącym mianowicie, iż

„aby zaspokoić swe dzienne zapotrzebowanie na witaminy, trzeba jadać dużo owoców i warzyw. Otóż to wcale nie jest prawda. Choć faktycznie owoce i witaminy dostarczają nam witamin, to jednak większość z nich możemy pobierać również z pokarmów pochodzenia zwierzęcego.

Co ważniejsze, są witaminy i kofaktory, które możemy pobrać jedynie z pokarmów pochodzenia zwierzęcego. Znaczy to, że jeśli nie jesz takich pokarmów, to prawdopodobnie pojawi się u ciebie niedobór tych składników. W celu zapobieżenia temu niedoborowi możesz oczywiście przyjmować jakiś uzupełniający preparat farmaceutyczny, ale metoda ta nie jest tak skuteczna, jak naturalne połączenie pokarmów zwierzęcych z roślinnymi. Nie zrozum nas źle: wcale nie sugerujemy, byś zrezygnował z owoców i warzyw. **Po prostu nie jedz więcej niż 72 gramy węglowodanów (6 jednostek chlebowych) dziennie – w dowolnej formie!** Jeśli w twoim wypadku oznacza to konsumowanie mniejszej ilości owoców, to namawiamy, byś tak zrobił. Twoje zdrowie na tym skorzysta.

WITAMINY

Witaminy to niewielkie cząsteczki, których organizm ludzki nie wytwarza, tak że muszą być przezeń przyjmowane wraz z pożywieniem. Mówi się o nich, że są małe, bo większość cząsteczek organicznych, z których składa się ciało człowieka, jest całkiem duża, jak w wypadku białek, tłuszczów i kwasów nukleinowych, na przykład DNA. Inna grupa podobnych do witamin cząsteczek, zwanych kofaktorami, zostanie omówiona w dalszej części tego rozdziału.

Witaminy pełnią w organizmie najrozmaitsze funkcje. Liczne z nich wspomagają enzymy (białka, które przyspieszają reakcje biochemiczne). W rozdziale 6 wspomnieliśmy o niektórych witaminach wchodzących w skład enzymów. Dowodem na niezwykłe znaczenie witamin jest odkrycie doktora Kilmera McCully, który stwierdził, że niedobór witaminy B_6, B_{12} i kwasu foliowego może się przyczynić do zwiększenia poziomu homocysteiny we krwi. Każda z tych witamin wchodzi w skład innego enzymu niezbędnego w przemianach metabolicznych homocysteiny, a także w usuwaniu jej z krwi.

Witaminy mają to do siebie, że nie muszą występować w organizmie w dużych ilościach. Naukowcy i specjaliści do spraw żywienia oszacowali z pewnym przybliżeniem, jakie ilości tych składników są nam każdego dnia potrzebne, ale powinniśmy te wartości traktować raczej jako rodzaj sugestii, a nie cel sam w sobie. Księga o witaminach wciąż jeszcze czeka na kogoś, kto napisze ostatni rozdział.

Witaminy pełnią tyle ważnych funkcji, że prawdopodobnie nie zdołalibyśmy o wszystkich opowiedzieć. Chcemy tylko położyć nacisk na to, w jakich produktach spożywczych występują, oraz opisać niektóre ciekawsze zadania, jakie pełnią, a wreszcie omówić ich dostępność w produktach pochodzenia zwierzęcego i innych pokarmach ubogich w węglowodany.

Witaminy dzieli się na rozpuszczalne w wodzie i rozpuszczalne w tłuszczach. Oznacza to, że w zależności od swej budowy chemicznej mogą znajdować się albo w roztworze wodnym, albo w produktach tłuszczowych. To bardzo ważna ich cecha. Tłuszcz i woda nie łączą się, o czym nie wątpisz, jeśli widziałeś choć raz sos winegret. To samo dzieje się w całym twoim ciele. Tłuszcze wiążą się z tłuszczami i innymi lipidofilnymi cząsteczkami.

Dotychczas opisano trzynaście witamin. Tabela 9.1 podsumowuje stan naszej wiedzy w tym zakresie, dzieląc witaminy na rozpuszczalne w wodzie i w tłuszczach. W tabeli 9.2 przedstawiliśmy niektóre produkty spożywcze będące najlepszym źródłem tych witamin. Dane na ten temat zaczerpnęliśmy z tabeli opracowanej przez Amerykański Instytut Badań nad Nowotworami (*American Institute for Cancer Research*) w Waszyngtonie i z rocznika *The*

Yearbook of Agriculture[1]. Są one przydatne jako pewne wytyczne, ale prawdopodobnie niekompletne.

Przyjrzyjmy się tabelom, a zwłaszcza tab. 9.2. Tylko jedna spośród 13 znanych witamin nie występuje w produktach pochodzenia zwierzęcego – witamina C. (Mówiąc precyzyjniej, pewna ilość tej witaminy znajduje się w tych produktach, ale prawdopodobnie w ilości zbyt nikłej do zaspokojenia naszych potrzeb). Dwie witaminy występują **tylko** w produktach pochodzenia zwierzęcego: witamina D i witamina B_{12}. Witamina B_{12} bywa nazywana też **kobalaminą**, ponieważ zawiera atomy metalu o nazwie kobalt. Prawdziwi wegetarianie i weganie łatwo zapadają na niedobór kobalaminy, chyba że przyjmują farmaceutyczne preparaty uzupełniające. Powinni przykładać wielką wagę do zapewnienia sobie wszystkich niezbędnych witamin, takim czy innym sposobem.

Tab. 9.1. Witaminy rozpuszczalne w wodzie i witaminy rozpuszczalne w tłuszczach

Witaminy rozpuszczalne w wodzie	Witaminy rozpuszczalne w tłuszczach
tiamina (B_1)	witamina A
ryboflawina (B_2)	witamina D
pirydoksyna (B_6)	witamina E
kobalamina (B_{12})	witamina K
kwas nikotynowy (niacyna)	
kwas pantotenowy	
biotyna	
kwas foliowy	
witamina C	

Tab. 9.2. Najlepsze źródła witamin

Witamina	Najlepsze źródło
A (karoten)	– wątroba, jaja, żółte i zielone owoce oraz warzywa, mleko i nabiał
B_1 (tiamina)	– ziarno pszenicy, drożdże, wątroba, orzechy, ryby, drób, fasola, mięso
B_2 (ryboflawina)	– pełne ziarno, zielone warzywa liściaste, podroby
B_6 (pirydoksyna)	– ryby, drób, mięso, wątroba, warzywa, całe ziarna, banany
B_{12} (kobalamina)	– mięso, wątroba, jaja, mleko, sery podpuszczkowe
biotyna	– drożdże, podroby, rośliny motylkowe, jaja
kwas foliowy	– zielone warzywa liściaste, mięso, owoce cytrusowe, produkty z pełnego mleka, wątroba, ziarno
niacyna (B_3)	– mięso, drób, ryby, produkty mleczne, orzechy, drożdże winne
kwas pantotenowy	– mięso, pełne ziarno, rośliny motylkowe
witamina C	– owoce cytrusowe, warzywa, pomidory, ziemniaki
witamina D	– tran rybi, żółtko jaj, mięso, mleko witaminizowane
witamina E	– oleje roślinne, zielone warzywa, podroby, jaja, orzechy
witamina K	– mięso, soja, ryby, ziarno pszenicy, żółtko jaj, zielone warzywa liściaste

Z analizy tabeli widać wyraźnie, że pewne produkty pochodzenia zwierzęcego są dobrym źródłem wielu różnych witamin na raz. Sześć spośród 13 witamin występuje w wystarczających ilościach w samych jajach. Wniosek z tego, że zjedzenie jednego jaja dziennie zaspokaja przynajmniej połowę witaminowych potrzeb naszego organizmu, dostarczając jednocześnie tłuszczu i białka. Jak wykazaliśmy, jajka w umiarkowanych ilościach nie stanowią żadnego zagrożenia dla zdrowia. Są one prawdopodobnie jednym z najpożywniejszych produktów spożywczych, a do tego niedrogim. Wielu wegetarian jada jaja i jest to prawdopodobnie jeden z najważniejszych dla nich produktów, ponieważ tylko one dostarczają im witamin B_{12} i D.

Pięć witamin występuje w znacznych ilościach w jarzynach, z czego cztery w zielonych warzywach liściastych. Zielone warzywa liściaste zawierają minimalne ilości węglowodanów, a więc są pokarmami niskowęglowodanowymi. W brokułach jest dużo witaminy C, a jednocześnie zawierają one mało węglowodanów. Owoce z kolei są raczej bogate w węglowodany i nie musimy wcale traktować ich jako najlepszego źródła witamin.

Przyzwoitą porcję witamin dają nam też pełne ziarna. Jak wynika z tabeli 9.2, cztery spośród witamin występują w pełnym ziarnie lub zarodku pszenicy. Problem ze zbożami – zwłaszcza ze zbożami zmienionymi w procesie przetwórczym, w czasie którego większość zbóż zostaje oczyszczona – polega na tym, że ich nadmiar prowadzi do oporności na insulinę. Część odżywcza, zarodek i jego bezpośrednie otoczenie, są często przed przetworzeniem wyłuskiwane z wnętrza ziarna.

Fakt, że władze krajów uprzemysłowionych decydują się na dodawanie witamin do pokarmów, to wyraźny sygnał, że większość przetworzonych produktów spożywczych jest z nich odarta. Na przykład Departament Rolnictwa USA uznał konieczność dodawania do produktów zbożowych kwasu foliowego. Gdyby jednak dieta Amerykanina uwzględniała wystarczające ilości mięsa, pełnego mleka i zielonych warzyw liściastych, to nie zachodziłaby potrzeba dodawania witamin do przetworów zbożowych. Zasada jest prosta: jedz mniej produktów mącznych a więcej produktów z natury bogatych w kwas foliowy.

To bardzo niebezpieczne, że nasi urzędnicy od spraw żywienia nie zauważają sprzeczności w swym postępowaniu, bo jak inaczej rozumieć fakt, iż popularyzują produkty zbożowe, jakoby zdrowe, a jednocześnie przyznają, że nie zawierają one właściwie żadnych składników odżywczych. Mało witamin, mało białka, mało tłuszczu – zostajesz z samymi węglowodanami złożonymi, które rozkładają się w jelitach do prostych cukrów. To wszystko!

Jednakże samo jedzenie produktów zbożowych nie jest szkodliwe, przynajmniej dopóki trzymasz się zasady nie przekraczania limitu 72 gramów dziennie (6 jednostek chlebowych). Przedstawione w sławnej Piramidzie Zdrowia, już niemal sztandarowe zalecenia USDA, by jeść dużo chleba i produktów zbożowych, nie zostały oparte na konkretnych analizach. Automatycznie uznano, że skoro tłuszcz jest niezdrowy, to węglowodany muszą być korzystne. **Ale nigdzie nie znaleźliśmy żadnych danych naukowych, które dowodziłyby, że duża ilość produktów zbożowych jest właściwa dla zdrowia.** Jeszcze nam się nie zdarzyło usłyszeć lub przeczytać o chorobie, którą by wyleczono dietą bogatą w zboża.

SKŁADNIKI MINERALNE I MIKROELEMENTY

Składniki mineralne również mają wielkie znaczenie dla zdrowia i są niezbędne dla właściwego funkcjonowania wielu układów organizmu. Niektóre z nich zwane są **mikroelementami**, albo pierwiastkami śladowymi, ponieważ organizm potrzebuje ich o wiele mniej niż głównych składników odżywczych, o których już mówiliśmy – węglowodanów, białek i tłuszczów.

Składniki mineralne to pojedyncze pierwiastki. Tzw. tablica Mandelejewa (który niektórzy z państwa na pewno pamiętają ze szkoły) przedstawia wszystkie pierwiastki, jakie zostały dotychczas odkryte. Wiele z nich to czynne elementy systemów biologicznych. Składniki mineralne działają w układach żywych podobnie do witamin: bywają składową enzymów i pełnią ważną rolę w wielu przemianach metabolicznych. Tabela 9.3 prezentuje składniki mineralne i mikroelementy ważne z punktu widzenia organizmu człowieka oraz źródła, z których mogą być pozyskiwane.

Wapń to przykład składnika mineralnego potrzebnego w stosunkowo dużych ilościach. Jak wiadomo, jest on nieodzowny do budowy mocnych kości i zębów, do właściwego funkcjonowania mięśni i krzepnięcia krwi, a wreszcie do regulacji tętna. Najbogatsze źródła wapnia to mleko i jego przetwory.

Zwłaszcza kobiety powinny uwzględnić w swej diecie produkty zawierające wapń, ponieważ właśnie one najbardziej są narażone na osteoporozę (spadek masy kości, spowodowany ich rzeszotowieniem). Wapń jest wchłaniany przez organizm z udziałem witaminy D, która występuje przede wszystkim w pokarmach zwierzęcych. W krajach uprzemysłowionych lekarze często zamiast zalecania picia pełnego mleka, jedzenia serów i unikania nadmiaru zbóż, przepisują pacjentom preparaty farmaceutyczne z wapniem. Czy nie lepiej po prostu spożywać produkty, jakie faktycznie zapewniają naszemu organizmowi składniki, których potrzebujemy?

Osoby uczulone na laktozę powinny wybierać produkty, które jej nie zawierają, a więc sery podpuszczkowe i twaróg. W takich fermentowanych produktach mlecznych laktoza pod wpływem bakterii ulega przetworzeniu w kwas mlekowy, który już nie stanowi problemu. Jednym z takich produktów jawi się pełny jogurt naturalny. W stosunku do chudych jogurtów smakowych należy zachować wstrzemięźliwość: zawierają tyle cukru, że są jak płynny cukierek, za to nie mają przydatnego organizmowi tłuszczu.

Tab. 9.3. Produkty będące najlepszymi źródłami składników mineralnych

Składnik mineralny	Najlepsze źródło
Wapń	– mleko i produkty mleczne, ciemnozielone warzywa liściaste
Chrom	– drożdże browarnicze, płatki z pełnych zbóż, małże
Miedź	– ostrygi, orzechy, podroby, rośliny motylkowe
Jod	– owoce morza, sól jodowana
Żelazo	– mięso, ryby, zielone warzywa liściaste
Magnez	– orzechy, zielone warzywa, pełne ziarno zbóż
Mangan	– orzechy, pełne ziarno, warzywa, owoce
Fosfor	– ryby, mięso, drób, jaja, pełne zboża
Potas	– mięso, warzywa, owoce
Selen	– ryby i owoce morza, orzechy, mięso, pełne zboża, mięso, wątroba, jaja
Cynk	– ryby i owoce morza, pełne zboża

Wapń w sporych ilościach występuje także w zielonych warzywach, takich jak brokuły, jarmuż i szpinak. Warto jednak pamiętać, że najlepiej wchłaniany jest w obecności witaminy D, której w warzywach tych nie ma. Nie zapominajmy też, że organizm z przewagą procesów katabolicznych będzie miał trudności z wykorzystaniem pobranego wapnia do utrzymania w formie – lub odnowienia – kości, zębów i paznokci nawet wtedy, gdy zapewnimy mu właściwe, bogate w wapń pożywienie. Ryc. 9.1 prezentuje dane dotyczące niektórych pacjentów doktora Lutza, którzy zastosowali dietę niskowęglowodanową. Jak widać, poziom wapnia zaczyna rosnąć już po miesiącu stosowania diety, a po trzech miesiącach osiąga stały poziom. Nie potrzeba żadnych preparatów farmaceutycznych. Dlatego też sądzimy, że dieta niskowęglowodanowa może być korzystna w zapobieganiu osteoporozie. Nie wystarczy zapewnić organizmowi odpowiedniej ilości wapnia, trzeba jeszcze stworzyć warunki, w których organizm będzie mógł go wykorzystać. Przy diecie niskowęglowodanowej organizm wytwarza więcej hormonu wzrostu i proces rozkładu tkanek ulega spowolnieniu. Oznacza to, że kości będą utrzymywane w dobrej kondycji i nie ulegną osłabieniu pod wpływem nadmiaru insuliny, hormonu o anabolicznych właściwo-

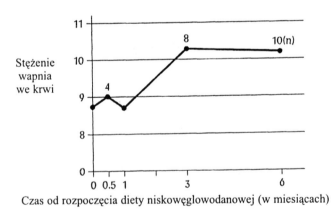

Ryc. 9.1. Po miesiącu stosowania diety niskowęglowodanowej stężenie wapnia we krwi badanych pacjentów zaczęło się podnosić i osiągnęło poziom równowagi po trzech miesiącach. Liczba pacjentów zbadanych na danym etapie eksperymentu została podana obok punktów wykresu.

ściach. Dieta niskowęglowodanowa przyczyni się do utrzymania mocnych kości i zębów.

Do mikroelementów niezbędnych dla życia należy selen. Choć jest on potrzebny w śladowych ilościach, ale bez niego organizm nie funkcjonuje prawidłowo. Selen to składnik aminokwasu zwanego **selenocysteiną**. Selenocysteinę odkryła Theressa C. Stadtman z Narodowych Instytutów Zdrowia. Odkrycie to rozpoczęło serię badań na całym świecie, w wyniku których stwierdzono, że selen jest u ssaków niezbędnym składnikiem co najmniej dziesięciu enzymów[2].

Jednym z tych enzymów jawi się peroksydaza glutationowa. Jej zadanie polega na usuwaniu uszkodzeń błon lipidowych komórki, a także cząsteczek, które uległy uszkodzeniu pod wpływem produktów ubocznych metabolizmu tlenu. Ponieważ zaś w skład tego wielkocząsteczkowego enzymu niwelującego szkody spowodowane procesami utleniania wchodzi selen, nazywamy go przeciwutleniaczem. Selen w największych ilościach występuje w podrobach, niektórych orzechach, rybach i owocach morza oraz pełnych ziarnach zbóż.

Inny enzym zawierający selen to **reduktaza tioredoksyny**[3]. Enzym ten jest potrzebny w procesie tworzenia DNA, zawierającego całą genetyczną informację na temat podziału komórek, syntezy białek i wreszcie rozmnażania.

Na podstawie tabeli 9.3 możemy ocenić dostępność wszystkich pokazanych składników mineralnych. Produkty zwierzęce dostarczają najwięcej każdego ze składników, poza chromem, magnezem i manganem. Owoce zawierają jedynie mangan. Pięć spośród wymienionych składników można znaleźć w pełnym ziarnie zbóż, z tym że wykazano, iż ilość składników mineralnych, w tym też selenu, w zbożach bardzo zależy od składu mineralnego gleby, na której wyrosły.

Niejednokrotnie tablice prezentujące źródła witamin i składników mineralnych są tak skonstruowane, by nie pokazywać, że produkty pochodzenia zwierzęcego zawierają duże ilości tych niezbędnych składników odżywczych. Właśnie w ten sposób przyzwyczaja się ludzi do myślenia, że produkty zwierzęce ich nie zawierają. W jakim celu? Czyżby nie po to, by utrwalać mit „zdrowej" diety beztłuszczowej i bezmięsnej? Prawda jest taka, że produkty pochodzenia zwierzęcego dostarczają duże ilości witamin i składników mineralnych, a ich porcja zawiera zazwyczaj więcej tych substancji odżywczych niż taka sama porcja owoców, warzyw czy zbóż.

Jedną z przyczyn, dla których mięso ma tyle witamin, jest fakt, że pochodzi ono od zwierząt, które też ich potrzebują. Podobieństwa fizjologiczne między ludźmi i zwierzętami sprawiają, że właśnie mięso zapewni ludziom te składniki, które są im najbardziej potrzebne. Jak by na to nie spojrzeć, ludzie są zdecydowanie bliżej spokrewnieni ze świnią czy krową niż z warzywem (no, powiedzmy większość ludzi).

Do innych przyczyn można zaliczyć fakt, że pewne zwierzęta z grupy przeżuwaczy (bydło, owce, kozy, żubry, jelenie, antylopy) mają w żołądku bakterie wytwarzające wiele niezbędnych witamin i kofaktorów. Bakterie były pierwszymi mieszkańcami Ziemi. Z prostych składników pobieranych z otoczenia potrafią one wyprodukować niemal wszystkie cząsteczki. Wyższe formy życia zatraciły tę zdolność, a ich zaopatrzenie we właściwe produkty spożywcze zaczęło mieć znaczenie kluczowe. Bakterie symbiotyczne w żołądku przeżuwaczy używają węglowych, azotowych i tlenowych cegiełek pochodzenia roślinnego (z traw, liści i czasem orzechów) do wytwarzania witamin i kofaktorów. Bakterie wykorzystują je na potrzeby własnego metabolizmu, a wzbogacony w ten sposób pokarm jest pożytkowany przez przeżuwacze. Tak więc, kiedy jemy mięso tych zwierząt, otrzymujemy sporą porcję pełnowartościowych witamin, do tego w odpowiednich proporcjach. Nie tylko większość witamin i składników mineralnych można znaleźć w produktach pochodzenia zwierzęcego, ale w dodatku niektóre z nich występują tylko w nich.

KOFAKTORY

Kofaktory to kolejna grupa małych cząsteczek potrzebnych do życia. Te podobne do witamin substancje mogą być wytwarzane w organizmie lub pobierane z pożywieniem i pod tym właśnie względem różnią się od witamin, których jedynym źródłem są produkty spożywcze (lub uzupełniające preparaty farmaceutyczne). Pewne kofaktory są o tyle warte omówienia, że pełnią niezwykle istotną funkcję i występują przede wszystkim w pokarmach pochodzenia zwierzęcego.

L-karnityna

L-karnityna to aminokwas potrzebny do transportowania średnio- i długocząsteczkowych kwasów tłuszczowych do wnętrza mitochondriów. Powszechnie uważa się, że L-karnityna jest potrzebna do transportu cząsteczek kwasów tłuszczowych o łańcuchu dłuższym niż te, które mają 10 atomów węgla. Proces ten wymaga dwóch enzymów. Pierwszy z nich umożliwia przyłączenie L-karnityny do kwasu tłuszczowego. Tak przygotowana cząsteczka karnitynowo-tłuszczowa łatwiej przenika błonę mitochondrialną, w czym pomaga jej drugi enzym. Następnie cząsteczka L-karnityny odłącza się i przenika na zewnątrz, gdzie pomaga następnej cząsteczce kwasu tłuszczowego. Ten cykl biochemiczny pozwala na użycie kwasów tłuszczowych do produkcji ATP, wysokoenergetycznego związku biorącego udział we wszystkich reakcji biochemicznych w organizmie.

L-karnityna znalazła się w nagłówkach artykułów czasopism naukowych, gdy opublikowano badania nad jednojajowymi bliźniętami cierpiącymi od dzieciństwa na bolesne skurcze mięśni. Po przeanalizowaniu u chorych poziomu enzymów potrzebnych do produkcji energii okazało się, że winę za problemy bliźniaków ponosiła L-karnityna, czy raczej jej niedobór. Doprowadziło to badaczy do ogólnej konkluzji, że złemu metabolizmowi długołańcuchowych kwasów tłuszczowych zawsze towarzyszy niedobór L-karnityny. Nadmierne spożycie węglowodanów, czy raczej spowodowany nim nadmiar insuliny, z jej anabolicznymi właściwościami, zmniejsza zdolność organizmu do metabolizowania kwasów tłuszczowych. W celu uniknięcia takich potencjalnych problemów nasz kolega Tom Nufert zaleca, by ludzie rozpoczynający dietę niskowęglowodanową i doświadczający z tego powodu zmęczenia mięśni lub kurczów, rozważyli ewentualność przyjmowania suplementu L-karnityny przez pierwsze kilka tygodni. Tabela 9.4 przedstawia zawartość karnityny w różnych produktach spożywczych.

Karnityna nie tylko występuje w produktach spożywczych, które zjadamy, ale może też być przez nas biosyntetyzowana. Oznacza to, że organizm może ją wytwarzać z innych składników. L-karnityna powstaje w serii przemian metabolicznych z dwóch aminokwasów: lizyny i metioniny. Proces ten wymaga udziału niacyny, witaminy B_6, witaminy C i żelaza[4]. Choć w zdrowej, dobrze odżywionej i jedzącej dość białka populacji niedobór L-karnityny nie zdarza się często, to jednak wiele osób znajduje się gdzieś pomiędzy lekkim niedoborem a jawną chorobą. Ponieważ nadmierna produkcja insuliny, która towarzyszy diecie bogatej w węglowodany, upośledza anaboliczne czynności organizmu, zatem wydaje się prawdopodobne, że w organizmie takim biosynteza L-karnityny może ulec spowolnieniu.

Badania naukowe
Na temat skutków działania suplementów L-karnityny na ludzi i zwierzęta istnieje wiele publikacji naukowych. A jednak należy pamiętać, że osoby pozostające na diecie niskowęglowodanowej przez dłuższy czas takiej suplementacji nie wymagają; mięso dostarcza dużych ilości L-karnityny. Co więcej, skoro zahamowaniu ulega negatywny wpływ insuliny na anaboliczne czynności orga-

nizmu, to prawdopodobnie w tym samym czasie ruszy biosynteza L-karnityny.

Tab. 9.4. Poziom L-karnityny w różnych produktach spożywczych

Pożywienie	L-karnityna (mg/gram)
baranina	12,9
jagnięcina	4,8
wołowina	3,8
wieprzowina	1,9
drób	0,6
gruszki	0,17
ryż	0,11
szparagi	0,08
margaryna	0,07
chleb	0,05
ziemniaki	0
marchew	0

Wydaje się jednak, że omówienie niektórych badań naukowych może być przydatne, ponieważ uzmysłowi Czytelnikowi, jak ważny jest prawidłowy metabolizm tłuszczów dla zdrowia naszych mitochondriów i całego organizmu. Większość badań skoncentrowała się na chorobie serca i funkcjonowaniu mięśnia sercowego. Nie jest to zaskakujące, zwłaszcza gdy weźmiemy pod uwagę, że dla uzyskania energii niezbędnej do podtrzymania pracy serca zużywa ono przede wszystkim kwasy tłuszczowe z pożywienia. Mięsień serca jest tkanką o największej liczbie mitochondriów w komórce. Mitochondria zajmują do 50% objętości komórki mięśnia sercowego.

Błędem jest ogólnie panujący pogląd, że diety niskotłuszczowe sprzyjają zdrowiu serca. Ten rodzaj diety prowadzi w rzeczywistości do **złego** działania serca, zwłaszcza wówczas, gdy komórki nie mogą działać z powodu niedoborów energetycznych. Badania nad L-karnityną i chorobą serca doczekały się bardzo interesującej analizy[5].

W trakcie pewnego eksperymentu osobom z podejrzeniem ostrego zawału serca zalecono 28-dniową kurację, w trakcie której przyjmowały albo 2 g L-karnityny dziennie, albo placebo[6]. Pod koniec doświadczenia w „grupie L-karnitynowej" wyniki wielu badań były lepsze niż w grupie kontrolnej. Wykonano EKG serca, badanie poziomu enzymów sercowych, oszacowano powiększenie lewego przedsionka, określono stopień arytmii. Wszystkie te pomiary były zdecydowanie lepsze w grupie zażywającej L-karnitynę. Co więcej w grupie tej poziom dehydrogenazy mleczanowej zmniejszył się już po jednym tygodniu stosowania suplementu L-karnityny. Dehydrogenaza mleczanowa to enzym, który przechwytuje pirogronian i redukuje go do mleczanu, zanim jeszcze przedostanie się do mitochondrium. Jest to sposób, w jaki bakterie i komórki organizmów wyższych produkują energię pod nieobecność tlenu. Niskie stężenie tego enzymu oznacza, że mitochondria funkcjonują sprawniej dzięki metabolizmowi tlenowemu.

Pewne bardzo interesujące, niedawno opublikowane dane wskazują, że L-karnityna może odgrywać rolę w cukrzycy typu II i oporności na insulinę. W jednym z tych badań oceniono wpływ L-karnityny na komórkowe pobieranie glukozy u osób zdrowych i u osób chorych na cukrzycę typu II[7]. Pacjentom podawano dożylnie roztwór glukozy z L-karnityną, lub bez niej, a następnie mierzono poziom metabolizmu cukrów. W grupie otrzymującej L-karnitynę badacze zaobserwowali wzrost poboru glukozy przy jednoczesnym spadku stężenia mleczanu w osoczu. Sugeruje to, że stopień wykorzystania glukozy w mitochondriach wyraźnie się poprawił. Wniosek z tego, iż prawdopodobnie u chorych z cukrzycą insulinooporną L-karnityna zwiększa wrażliwość insuliny.

Pamiętaj, że do niedoboru L-karnityny nie dochodzi, jeśli spożywa się dość mięsa.

Koenzym Q-10

Koenzym Q-10, zwany też **ubichinonem**, to mała cząsteczka, która dzięki zdolności przenoszenia elektronów umożliwia oddychanie tlenowe w mitochondriach. Koenzym Q-10 to kolejny ważny kofaktor, który powstaje wewnątrz organizmu ale może być też dostarczony z pożywieniem. Najlepszym źródłem wspomnianej substancji są pokarmy pochodzenia zwierzęcego, ponieważ jest on rozpuszczalny w tłuszczach.

Są pewne sprawy, o których powinniśmy wiedzieć, zanim przyjrzymy się badaniom nad koenzymem Q-10. Jak ustalił doktor Stephen Sinatra, leki redukujące poziom cholesterolu wpływają też negatywnie na biosyntezę koenzymu Q-10. Wiąże się to z tym, że biochemiczna droga syntezy tego koenzymu jest odgałęzieniem drogi, na której powstaje cholesterol. Skoro koenzym Q-10 jest potrzebny sercu do wytwarzania energii, zatem niedostateczne jego wytwarzanie może doprowadzić do upośledzenia funkcjonowania serca. Sprawę pogarsza jeszcze fakt, że osobom chorym na serce zaleca się ograniczenie spożycia produktów zwierzęcych w celu obniżenia poziomu cholesterolu we krwi. To dla organizmu zdecydowanie za dużo: wstrzymana nie tylko produkcja koenzymu Q-10, ale i jego dostawy z zewnątrz! Prawdziwy przepis na zdrowotną katastrofę.

Sinatra podkreślił też, że u osób przyjmujących leki na obniżenie cholesterolu zaobserwowano zwiększoną zachorowalność na nowotwory[8]. Związek jest aż zbyt widoczny: upośledzenie czynności mitochondriów zwiększa prawdopodobieństwo pojawienia się komórek rakowatych.

Istnieją liczne badania dowodzące, że w wypadku schorzeń serca i nowotworów przyjmowanie farmaceutyków uzupełniających ilość koenzymu Q-10 jest korzystne. W wypadku choroby Parkinsona wykazano ochronne działanie tego związku na nerwy.

Proste przesłanie tego rozdziału mówi, że owoce i warzywa nie są aż tak niezbędnym źródłem witamin i składników mineralnych jak się na ogół wydaje. W rzeczywistości większość podstawowych witamin i składników mineralnych występuje w pokarmach pochodzenia zwierzęcego; co więcej, pewne bezcenne składniki odżywcze w znacznych ilościach spotyka się tylko w produktach zwierzęcych. Tak więc, kiedy następnym razem sięgniesz po owoc lub porcję warzyw, zadaj sobie pytanie: „Czy zjadłem już dziś dość koenzymu Q-10, L-karnityny, witaminy D, selenu, wapnia i witaminy B_{12}?"

Przecież, jak wspomnieliśmy w rozdziale 2, Stefansson i Anderson poddali się długotrwałemu eksperymentowi w szpitalu Bellevue w Nowym Jorku, w trakcie którego spożywali tylko mięso. I co? Opuścili szpital w lepszym stanie niż w chwili, gdy doń przybyli.

Przypisy

1. U.S. Department of Agriculture, *The Yearbook of Agriculture*, 1959.
2. C.B. Allan, G. Lacourciere, T. C. Stadtman, „Responsiveness of Selenoproteins to Dietary Selenium", *Annual Reviews of Nutrition* 19 (1999): 1-16.
3. S. N. Gorlatov, T. C. Stadtman. „Human thioredoxin reductase from HeLa cells: Selective alkylation of selenocysteine in the protein inhibits enzyme activity and reduction with NADPH influences affinity to heparin", *Proceedings of the National Acadamy of Sciences*, USA 95 (1998): 8520-8525.
4. S. Sinatra, *L-carnitine and the Heart*, Keats Publishing, New Canaan, Conn. 1999.
5. G. Kelly, „L-carnitine: Therapeutic applications of a conditionally essential amino acid", *Alter Med. Review* 3, (1998): 345-360.
6. R. Singh, M. Niaz, P. Agarwal, R. Beegum, S. Rastogi, D. Sachan, „A randomised, double-blind, placebo-controlled trial of L-carnitine in suspected acute myocardial infarction", *Postgrad. Med. J.* 72 (1996): 45-50.
7. G. Mingrove, A. Greco, et al., „L-carnitine improves glucose disposal in type 2 diabetic patients", *J. Am. Coll. Nutr.* 18 (1999): 77-82.
8. S. Sinatra, „Care, cancer and coenzyme Q10." *J. Am. Coll. Cardiol.* 33 (1999): 897-899.

Rozdział X

Nowotwór: kolejny skutek wadliwej przemiany cukru

Nowotwór jest prawdopodobnie najsłabiej poznaną, a zarazem najbardziej przerażającą chorobą degeneracyjną człowieka. Istnieje bardzo wiele prac naukowych wyjaśniających, czym nowotwór jest i jak może powstać, ale w zasadzie wciąż nie ma zgody na jedną spójną definicję tej choroby. Często opisuje się go jako schorzenie komórek, które zaczynają się namnażać w sposób niekontrolowany. To całkiem rozsądna definicja, ale nie uwzględnia wszystkich dostępnych już dziś informacji.

Tak jak w wypadku większości dyscyplin naukowych w ostatnim stuleciu badania nad nowotworem zostały zawężone do serii małych kroków i analizy pojedynczych zagadnień, czyli metodyki określanej czasem mianem „podejścia redukcjonistycznego". W istocie wobec wynalezienia lepszych narzędzi badawczych nauka jest w stanie obecnie zbadać, jakie zmiany komórkowe leżą u podłoża choroby nowotworowej. Tradycyjna metodyka zaprowadziła naukowców w ślepy zaułek, ponieważ obserwacje na poziomie komórkowym nie zawsze prowadzą do właściwych wniosków w odniesieniu do całego organizmu.

Naszym zdaniem wspomniane redukcjonistyczne podejście zahamowało rozwój jednolitej teorii nowotworów. W klasycznej już dziś pracy z 1953 roku James Watson i Francis Crick[1] zaprezentowali fizyczną naturę genu. Ich odkrycie dało początek lawinie badań w zakresie genetyki człowieka i budowy cząsteczki DNA. W rezultacie wiele chorób, w tym również nowotwór, przestudiowano dokładnie, ale na poziomie DNA. Pomimo bezprecedensowego rozkwitu badań naukowych w czasie minionych trzydziestu lat, bezpośredni związek z dziedzicznością i DNA wykazano w zaledwie 5% chorób. To prawda, że ta dziedzina badań jest jeszcze w powijakach, ale nawet gdyby była w pełni rozwinięta, do wyleczenia współczesnych chorób potrzebne będzie najtrudniejsze i najważniejsze podejście do tego zagadnienia, polegające na jego ujęciu całościowym.

Przyjrzyjmy się bliżej temu, co nosi nazwę DNA, czyli kwasowi deoksyrybonukleinowemu. Substancja ta występuje nie tylko w jądrze komórkowym, ale również w mitochondriach, z tym że w jądrze jest jej o wiele więcej. Cząsteczka DNA zawiera informację genetyczną, która podwaja się za każdym razem, gdy dzieli się komórka. W ten właśnie sposób materiał dziedziczny jest przekazywany potomstwu. Cząsteczka DNA zawiera liczne geny, w rzeczywistości zaś małe odcinki DNA, nośniki informacji dziedziczonej.

Geny to odcinki DNA, które zawierają plan budowy konkretnej cząsteczki białka. To właśnie to białko wykonuje w organizmie pewne ściśle określone zadanie, tak więc kiedy mówimy o genetyce, DNA i dziedziczeniu, to w rzeczywistości mamy na myśli biosyntezę pewnych białek.

Przed naukami medycznymi leży jeszcze ogrom pracy, jako że nawet teraz, kiedy w ramach Międzynarodowego Projektu Poznania Genomu Człowieka zidentyfikowano wszystkie składowe ludzkiego DNA, nikt właściwie nie wie zbyt wiele ani o białkach, które poszczególne geny kodują, ani o mechanizmach nadzorujących ten proces, ani wreszcie o tym, jak się to wszystko dopasowuje do całej reszty tkanek i narządów. Życie zostało zorganizowane hierarchicznie: białka łączą się, budując komórki, zespoły komórek dają tkanki, te zaś tworzą narządy, aby w końcu powstał pełny organizm.

Oznacza to, że w pewnym momencie medycyna i nauki biologiczne będą musiały przyjąć nieco szersze spojrzenie na zagadnienie choroby. Nie twierdzimy bynajmniej, że znamy odpowiedzi na wszystkie pytania, chcemy jednak podkreślić, że istnieje wyraźna zależność między opornością na insulinę i wieloma współczesnymi chorobami zależnymi od wieku, w tym też nowotworem.

Co jeszcze ważniejsze, do połowy dwudziestego wieku panowała komórkowa teoria powstawania nowotworów, całkowicie zaniedbana z chwilą odkrycia cząsteczki DNA. W 1956 roku Otto Warburg opublikował w *Science* dający do myślenia artykuł pod tytułem „On the origin of cancer cells" (O pochodzeniu komórek rakowych). W pracy tej opisuje niektóre ze znanych cech komórek rakowatych[2]. Do najważniejszych obserwacji przezeń przekazanych należy zaobserwowany również przez innych naukowców fakt, że w komórkach nowotworowych proces wytwarzania energii przebiega zupełnie inaczej niż w komórkach zdrowych.

Mówiąc o wytwarzaniu energii (rozdział 5) podkreśliliśmy, że komórki eukariotyczne (wyższe formy życia, w tym również ludzie) wytwarzają energię w organellach komórkowych zwanych mitochondriami. Komórki prokariotyczne, a więc prymitywne organizmy typu bakterii, wytwarzają energię poprzez utlenianie łatwoutlenialnych substancji, zwykle cukrów. Istnienie dwóch sposobów wytwarzania energii w komórce stanowi klucz do zrozumienia zagadnienia wzrostu komórek rakowatych.

W dalszym ciągu tego rozdziału omówimy komórki nowotworowe, a także sposób, w jaki pozyskują one energię. Uzupełnimy to informacjami pochodzącymi z praktyki doktora Lutza, a także wynikami najświeższych badań nad rakiem i sposobami odżywiania.

Jak w wypadku każdej innej omawianej przez nas choroby, również i dokoła choroby nowotworowej i jej związków z odżywianiem narosła chmura przesądów. Jednym z najbardziej mylących jest stwierdzenie, że dieta bogata w tłuszcze sprzyja nowotworom. Nie jest to prawda, dowiodły tego badania – rozliczne i świeżej daty. I znów mamy do czynienia z przekłamaniem: usłyszałeś coś od kogoś, kto przeczytał o tym w czasopiśmie lub usłyszał w telewizyjnej audycji popularyzującej odkrycia zawarte w artykule na temat badań, których autorzy ustalili tylko to, co z góry zamierzali.

Rozdział ten jest naszą próbą wyjaśnienia związków między rakiem a węglowodanami. W tym celu stawiamy liczne hipotezy odnoszące się do tego, co zaobserwowano podczas doświadczeń laboratoryjnych, a także podczas eksperymentów klinicznych. Dowody bezpośrednie i poparte długotrwałą obserwacją są trudne do zdobycia, co wynika z natury tej choroby.

RÓŻNICOWANIE SIĘ KOMÓREK I ICH EWOLUCJA

Kultury komórkowe to komórki kolonii bakterii (ale i komórek ludzkich), które rosną w warunkach laboratoryjnych. Choć komórki działają jako pojedyncze formy życia, to jednak są one takie same. Dostępne pożywienie jest przez nie zużywane do całkowitego wyczerpania. Bakterie nie współpracują – po prostu mnożą się i odżywiają.

Cofnijmy się w przeszłość, do początków życia na Ziemi. Stopniowe łagodnienie klimatu zapoczątkowuje ewolucję organizmów biologicznych. Komórki zaczynają się różnicować i odróżniać od pozostałych. Powstają organizmy wielokomórkowe, jak robaki, z prymitywnym układem trawiennym, którego komórki są zupełnie inne niż komórki układu nerwowego tego zwierzęcia. Rozwój trwał miliony lat i w końcu doprowadził do powstania wielu nowych form życia. Fascynujący proces powstawania komórki wyspecjalizowanej nosi nazwę **różnicowania.**

Pierwsze komórki, te które powstają po zapłodnieniu jaja, nie są zróżnicowane. Oznacza to, że mogą się przekształcić w niemal każdy rodzaj komórek. W pewnym jednak momencie komórki różnicują się i przyjmują na siebie pewne określone funkcje. Ludzie, na przykład, mają mnóstwo różnych rodzajów komórek: komórki wątroby, komórki mięśnia sercowego, komórki skóry i tak dalej. Wyspecjalizowane komórki współpracują ze sobą. Nie dzielą i nie zużywają pokarmu kosztem innych, ale pracują razem jako element układu, do którego należą.

Albert Szent-Györgyi dowiódł, że komórki mogą też powracać do stanu, który pozwala na gwałtowne podziały. Podał przykład gojącej się rany skóry. Konieczność zastąpienia dużych ubytków komórek zmusza organizm do produkcji nowych. W tym wypadku komórki namnażają się w sposób „niekontrolowany" do chwili, gdy rana zostanie zaleczona. Wówczas znów muszą zwolnić i zacząć współpracę.

M. Abercrombie wykazał, że dwa fragmenty tkanki umieszczone w niedużej odległości w kulturze tkankowej (laboratoryjnym środowisku, które zapewnia składniki odżywcze) będą gwałtownie rosły aż do chwili zetknięcia[3]. Kiedy tylko się to stanie, komórki zaprzestaną gwałtownych podziałów. Abercrombie określił ten powrót do powolnego wzrostu mianem inhibicji kontaktowej. Komórki nowotworowe jednak nie wykazują inhibicji kontaktowej i namnażają się w sposób niekontrolowany nawet wówczas, gdy się stykają z innymi.

„TEORIA PRYMITYWNEJ KOMÓRKI"

Komórki nowotworowe powstają wskutek przekształcenia, które sprawia, że przestają reprezentować konkretną tkankę czy rodzaj komórek, do jakiej pierwotnie należały. Proces ten bywa nazywany **dedyferencjacją** lub **odróżnicowaniem się komórek**, a komórki, które powstają w jego rezultacie, są uważane za niezróżnicowane. We wczesnych latach pięćdziesiątych ten sugerowany model powstawania nowotworów można było zdefiniować następująco:

Komórki nowotworowe to komórki, które powróciły do bardziej pierwotnego stanu, a ich zachowanie bardziej przypomina zachowanie komórek prokariotycznych niż eukariotycznych.

Taką teorię nowotworów lansowano przed odkryciem DNA. Mamy wrażenie, że i dziś jest to najlepsze wyjaśnienie, ponieważ najpełniej pasuje do wszystkich dostępnych informacji, zwłaszcza wyników z badań nad całą komórką. Oczywiście komórki rakowate charakteryzuje pewna odmienność genetyczna, ale nie musi stać się ona przyczyną raka. Równie dobrze może być skutkiem choroby. Tak czy inaczej powyższa definicja nie wyklucza tego, że przyczyną nowotworu jest uszkodzenie DNA, ale zwyczajnie stwierdza, że coś, co skutecznie zaburza metabolizm komórki, może być powodem jej rewersji do „stanu prymitywnego". W następnym rozdziale pokażemy, w jaki sposób węglowodany mogą zaburzyć metabolizm komórki.

WYTWARZANIE ENERGII A KOMÓRKI NOWOTWOROWE

Zostało dowiedzione, że komórki nowotworowe do wytwarzania energii częściej wykorzystują fermentację niż komórki nienowotworowe. Peter Pederson[4] napisał znakomitą naukowo książkę o wytwarzaniu energii w komórkach nowotworowych. Fermentacja to proces wytwarzania ATP, który przebiega w warunkach anaerobowych, czyli pod nieobecność tlenu. Od ATP zależy cały świat ożywiony. Jest to jeszcze jeden argument na rzecz „teorii prymitywnej komórki", jako że fermentacja jest prymitywnym sposobem wytwarzania energii, zastosowanym po raz pierwszy przez bakterie. Komórki organizmu człowieka bazują na tym procesie jedynie w ekstremalnych warunkach, takich jak intensywne ćwiczenia fizyczne. Zazwyczaj nasze komórki produkują energię aerobowo, w procesie zwanym **oddychaniem tlenowym**. Ważną konsekwencją tego zróżnicowania sposobu wytwarzania energii jawi się fakt, że jako paliwo do fermentacji potrzebne są łatwo utleniające się substancje, jak cukry, niektóre aminokwasy i kwasy tłuszczowe o krótkim łańcuchu węglowym. Kwasy tłuszczowe o długim łańcuchu utleniają się z trudem.

Komórki nowotworowe mają mniej mitochondriów niż odpowiadające im komórki „normalne". Właśnie dlatego tłuszcz powinien raczej hamować rozwój zmian nowotworowych; odpowiednia ilość tłuszczów „satysfakcjonuje" mitochondria, a więc komórki nie mają powodu, by zmieniać swój dotychczasowy tryb życia.

Komórki nowotworowe mogą wykorzystywać fermentację i oddychanie tlenowe w różnym stopniu. Komórki nowotworu rosnącego powoli wykorzystują fermentację w niewielkim stopniu, natomiast komórki nowotworów zwartych i rozwijających się gwałtownie najwięcej energii uzyskują właśnie sposobem beztlenowym. Tak więc stopień rewersji do korzystania z prymitywnego źródła energii zależy od tego, jak szybko mnożą się komórki rakowe. Komórki nowotworowe wytwarzają też ATP na drodze oddychania tlenowego. Zazwyczaj im bardziej intensywnie przebiegają procesy fermentacyjne, tym mniejszy udział ma proces tlenowy.

Obserwacja, że proces fermentacji ma w różnych komórkach nowotworowych odmienny stopień nasilenia, została potwierdzona w licznych badaniach naukowych. W jednym z takich eksperymentów obserwowano wpływ glukozy na dwa rodzaje komórek nowotworowych. Dla zbadania skutków, jakie wywierają różne źródła energii na oddychanie mitochondrialne, badacze posłużyli się komórką ze specjalnych „linii komórkowych". Linia komórkowa komórek ludzkich to komórki, które pobrano od człowieka i hodowano w warunkach laboratoryjnych. Większość z nich to właśnie komórki rakowe; do nieustannego namnażania właściwie nie potrzebują one nic więcej poza stale odnawiającym się źródłem pożywki. Niektóre z komórek można wyizolować, zanim jeszcze ulegną całkowitemu zrakowaceniu – można je następnie hodować przez jakiś czas w inkubatorze, ale w końcu giną, nawet jeśli dostarczy się im dość składników pokarmowych do przeżycia. Jedynie komórki odróżnicowane zyskują „nieśmiertelność" i żyją praktycznie wiecznie.

W badaniach przeprowadzonych przez naukowców z Instytutu Fizjologii w Tuluzie (Francja) mitochondria komórek nowotworu okrężnicy analizowano pod kątem ich zdolności do produkowania energii w procesie oddychania tlenowego[5]. W eksperymencie tym izolowano albo w pełni zróżnicowane komórki, albo komórki niezróżnicowane. Analiza stanu owych komórek po okresie inkubacji wykazała, że niezróżnicowane, bardziej prymitywne komórki zużywały mniej tlenu, a produkowały energię przede wszystkim na drodze beztlenowej fermentacji. Jeszcze ważniejsza wydaje się obserwacja, że pożywka uboga w glukozę stymulowała te same komórki do lepszego oddychania tlenowego, co sugeruje, że być może właśnie takie środowisko jest właściwe dla ponownego zróżnicowania komórek. Jednakże kiedy do pożywki dodawano glukozę, komórki na powrót zaczynały wytwarzać energię sposobem anaerobowym, a proces oddychania tlenowego ulegał zahamowaniu. Inne komórki nie reagowały aż tak wyraźnie na obecność lub brak glukozy w pożywce, a ich zachowanie przypominało raczej taktykę komórek wchodzących w skład organizmu. Oddychanie tlenowe nadal dominowało u komórek najmniej zrakowaciałych.

Wynika z tego, że przyczyną rakowacenia komórek mogą być węglowodany pokarmowe. A więc rozważmy teraz związki między dietą wysokowęglowodanową a nowotworem.

INSULINA SYGNAŁEM DO PRZEMIANY

Wiesz już, że insulina – hormon reagujący właśnie na obecność węglowodanów we krwi – jest sygnałem, który dociera do wszystkich części ciała. Hormony są substancjami przenoszącymi informacje. Zawiadamiają komórki, że coś się stało, i żądają od nich pewnych zachowań. Na przykład, poziom cukrów u człowieka rośnie wyraźnie po zjedzeniu przezeń porcji węglowodanów. Organizm reaguje na to uwolnieniem insuliny z trzustki do krwiobiegu. Insulina pomaga glukozie dostać się do wnętrza komórek, ewentualnie umożliwia jej przekształcenie się w trójglicerydy, które zostają zmagazynowane w tkance tłuszczowej.

Wykazaliśmy, że hiperinsulinizm jest stanem, który może zostać wyhamowany poprzez ograniczenie spożycia węglowodanów. Wiemy też, że osoby insulinooporne, a także cukrzycy, mają zazwyczaj zbyt wysoki poziom glukozy we krwi. Węglowodanowa teoria powstawania nowotworów jest prosta:

Nadmiar insuliny i glukozy we krwi może być bodźcem do odróżnicowania komórek, tak jak dzieje się to w hodowlanych liniach komórkowych, a zatem może też okazać się pierwotną przyczyną nowotworów związanych ze sposobem odżywiania.

Powiedzieliśmy już, że komórki nowotworowe wolą pozyskiwać energię z glukozy. Może być to przyczyną rozwoju nowotworu o podłożu żywieniowym. Kiedy poziom glukozy jest zbyt wysoki, komórki mogą nawracać się na stary „tryb", wykorzystujący glukozę jako główne źródło energii. Doktor Siergiej Gorłotow, mikrobiolog, podkreślił, że ilość ATP wyprodukowana podczas oddychania beztlenowego jest bardzo mała. Wysnuł też przypuszczenie, iż komórki nowotworowe pod wpływem nadmiaru składników odżywczych zużywać będą znacznie więcej glukozy niż komórki nienowotworowe. Być może nowotwór o podłożu pokarmowym jest po prostu sposobem, w jaki organizm dąży do usunięcia nadmiaru glukozy. Jeśli tak, to odżywianie osób chorych na nowotwór pokarmem węglowodanowym mija się z celem.

SYGNAŁY ZE STRONY KOMÓREK

Sygnały ze strony komórek są dość skomplikowane i wielu badaczy pracuje usilnie nad ustaleniem, w jaki sposób te informacje są wysyłane. Wiadomo, że wszystkie komórki mają receptory. Są to zazwyczaj białka umiejscowione na powierzchni błony komórkowej. Białka te nie przemieszczają się swobodnie jak pozostałe, ale trwają przymocowane do błony komórkowej. Insulina, zanim przetransportuje glukozę do wnętrza komórki, musi się przyłączyć do receptora. Kiedy to zrobi, receptor zmienia się w enzym i wysyła sygnał uruchamiając proces zwany **fosforylacją tyrozyny**.

Okazuje się, że do bardzo podobnych przemian dochodzi z udziałem białek, które powstają na bazie onkogenów. Onkogeny to geny, które noszą informację potrzebną do stworzenia białek uczestniczących w tworzeniu komórek nowotworowych. Wiele z tych genów koduje białka biorące udział w procesie fosforylacji tyrozyny – bardzo podobnym do sygnału, jaki wysyła insulina. Ponieważ komórki nowotworowe tracą zdolność oddychania tlenowego, zatem o genach ułatwiających fermentację można powiedzieć, że „uaktywniają" komórki nowotworowe. Istnieją również geny, które powstrzymują komórki przed podziałami i przekształceniem w komórki rakowe. Gen p53 to jeden z lepiej poznanych genów tego rodzaju. Jest on związany ściśle z funkcjonowaniem mitochondriów.

Nie ma wątpliwości, że cała sprawa jest dość skomplikowana. Oczekujemy z niecierpliwością chwili, kiedy procesy oddychania tlenowego i odróżnicowania zostaną zbadane w kontekście węglowodanów pokarmowych. Być może wówczas w pełni pojmiemy związek między genami, które stymulują lub hamują raka, a pokarmem, który spożywamy.

INSULINA A CZYNNIKI WZROSTU

Istnieją też związki między powstawaniem nowotworów a stężeniem insuliny we krwi. Insulina jest spokrewniona z grupą hormonów zwanych **czynnikami wzrostowymi**, które są odpowiedzialne za wiele aspektów wewnętrznej równowagi organizmu, w tym również za naprawę tkanek i podział komórek. Czynniki wzrostu stanowią podgrupę głównych hormonów. Gromadzimy dowody na to, że brak równowagi między pewnymi czynnikami wzrostu pokrewnymi z insuliną może być przyczyną rozwoju nowotworu.

Jeden z ważnych czynników wzrostu oznaczamy symbolem IGF-1. Skrót pochodzi od angielskiej nazwy *insulin-like growth factor* (czynnik wzrostu podobny do insuliny). Badania na zwierzętach laboratoryjnych wykazały, że IGF-1 odgrywa zasadniczą rolę w modulacji procesu rakowacenia. W pewnych badaniach zaobserwowano, że zastrzyki IGF-1 przyspieszyły rozwój raka pęcherza, a dieta uboga w kalorie ograniczyła stężenie IGF-1 we krwi[6]. Zwiększony poziom IGF-1 towarzyszy też rakowi prostaty i rakowi piersi.

Wszystkie te odkrycia mają związek z insuliną, ponieważ wiadomo, że poziom czynnika IGF-1 we krwi podnosi się, gdy osoba badana stosuje dietę wysokowęglowodanową, nawet jeśli jest to dieta niskokaloryczna[7]. Wynikałoby z tego, że między wzrostem stężenia insuliny we krwi a wzrostem poziomu IGF-1 istnieje bezpośredni związek. Jak wykazaliśmy, węglowodany są pokarmem, który podnosi poziom insuliny we krwi. Zaczynasz zatem dostrzegać związek: nadmierne spożycie węglowodanów prowadzi do nadprodukcji insuliny, a ta z kolei uaktywnia nadmierne ilości IGF-1. Hormony te mogą dać komórkom sygnał do rakowacenia.

Otyłe osoby insulinooporne – a więc takie, których insulina nie działa tak jak należy – w warunkach ograniczenia kalorii nie wykazują wyraźnej redukcji IGF-1. Oznacza to, że zjawisko oporności na ten hormon jest bardziej powszechne. Hormon wzrostu, który u osób insulinoopornych występuje zazwyczaj w niewielkim stężeniu, wydaje się kolejnym elementem gigantycznej kaskady wydarzeń „insulinoopornych", która zaczyna się zwykłym nadmiarem insuliny.

Jak już wspomnieliśmy, dwuskładnikowa teoria zdrowia zaczyna się od równowagi hormonalnej. Czy pamiętasz huśtawkę, o której mówiliśmy w rozdziale 3? W ten sposób chcieliśmy pokazać, że organizm zawsze będzie dążył do zrównoważenia swoich sił anabolicznych i katabolicznych. Kiedy poziom insuliny jest przez zbyt długi czas nadmiernie wysoki, musi się pojawić jakaś reakcja hormonalna w celu przeciwdziałania insulinie. Czynnikiem stymulującym rozwój komórek nowotworowych może być sposób, w jaki docierają do nich sygnały.

Związki z IGF-1, a zatem również z nowotworem, wykazują nawet hormony tarczycy. Kiedy poziom hormonu tarczycy T_3 jest niski, poziom IGF-1 jest również niski[8]. Hormony tarczycy znajdują się po katabolicznej stronie hormonalnej huśtawki. Kiedy stężenie insuliny rośnie pod wpływem nadmiaru węglowodanów, poziom hormonów tarczycy może maleć w celu zrównoważenia obu „stron" metabolizmu. Zwiększenie T_3 wiąże się też ze wzrostem IGF-1, ten zaś towarzyszy wzmożonemu tworzeniu komórek nowotworowych.

Tak więc między insuliną a rakiem istnieje powiązanie na poziomie organicznym. Wykazano, że dieta niskowęglowodanowa przeciwdziała nadczynności tarczycy, a tym samym nadmiernemu wydzielaniu hormonów tarczycowych. Ta sama dieta redukuje stężenie IGF-1 i, być może, ryzyko zachorowania na raka.

RAK PIERSI

Rak piersi był najczęstszym rodzajem nowotworu w praktyce doktora Lutza. Na operację, a następnie na dietę niskowęglowodanową (jeśli wcześniej takiej nie stosowały) skierowano 36 kobiet o różnym stopniu zaawansowania choroby. Do dziś żadnych objawów nawrotu czy przerzutów nie zaobserwowano u 35 pacjentek. Oznacza to, że albo nie nastąpiła ekspansja nowotworu poprzez krew do innych tkanek, albo – jeśli coś takiego miało miejsce – stan organizmu nie pozwolił na rozwój nowotworu przerzutowego. Żadna z tych kobiet nie została poddana ani chemioterapii, ani naświetlaniom – jedynym zastosowanym leczeniem była dieta niskowęglowodanowa. U jednej z 36 pacjentek diagnozowano nowotwór w obrębie układu limfatycznego zaraz po operacji.

EPIDEMIOLOGIA CHORÓB NOWOTWOROWYCH

Badania epidemiologiczne próbują na podstawie danych zebranych z dużej populacji odpowiedzieć na pewne konkretne pytania. Większa część dostępnej dziś informacji na temat nowotworów pochodzi z analizy danych epidemiologicznych. Dane te bywają trudne do interpretacji, ale nie zmienia to faktu, że bywają użyteczne.

W ślad za największym współczesnym studium epidemiologicznym, a mianowicie badaniem zdrowia pielęgniarek, opublikowano wiele artykułów naukowych na temat raka piersi i jego czynników ryzyka. Jeden z artykułów, opublikowany w brytyjskim czasopiśmie medycznym „The Lancet", omawiał poziom IGF-1 u amerykańskich pielęgniarek w latach 1989-1990[9]. Badacze stwierdzili, że u kobiet w okresie premenopauzalnym – poniżej 50 roku życia – podwyższonemu poziomowi IGF-1 odpowiadało zwiększone ryzyko zachorowania na raka piersi. Związku między poziomem IGF-1 a zapadalnością na raka nie zaobserwowano natomiast u kobiet po menopauzie.

Na podstawie wielu badań, zarówno na ludziach jak i na zwierzętach, można wnosić, że tłuszcz w pożywieniu nie jest odpowiedzialny ani za powstawanie raka piersi, ani za rozwój jakiegokolwiek nowotworu. Wiemy, że istnieje tendencja do obwiniania tłuszczów spożywczych niemal o wszystko, ale jest to pójście na łatwiznę. Kolejne doświadczenia wykazują, iż to po prostu zafałszowanie rzeczywistości.

Inne studium oparte na danych z badania pielęgniarek polegało na ocenie sposobu odżywiania 88 795 kobiet zdrowych – to jest nie cierpiących na raka – w roku 1980, a następnie analizie stanu ich zdrowia w ciągu następnych 14 lat[10]. W tym czasie u 2 956 kobiet (3,3% próby) stwierdzono raka piersi. Kobiety, które 30-35% energii czerpały z tłuszczów spożywczych, znalazły się w grupie mniej zagrożonej rakiem piersi, podczas gdy u kobiet spożywających do 20% tłuszczów ryzyko wystąpienia tej choroby było większe. Spadek zagrożenia był wprawdzie niewielki, ale zdecydowanie nie zaobserwowano tendencji wzrostowych przy zwiększonych dawkach tłuszczu. Wniosek z tego, że grupa „bardziej węglowodanowa" prawdopodobnie była również bardziej narażona na raka.

W tej samej analizie pokuszono się o szersze spojrzenie na problem: w wypadku 32 826 kobiet badacze sięgnęli do informacji na temat spożycia mięsa i stosowanych sposobów obróbki cieplnej potraw[11]. Żadnych związków między częstym spożywaniem czerwonego mięsa (do jednej porcji dziennie) a rakiem nie stwierdzono. Co więcej, nie było również powiązań między sposobem sporządzania potraw a zapadalnością na raka piersi. Stwierdzenie to dotyczy również pieczenia mięsa na popularnym grillu[12].

Od wielu lat toczy się dyskusja na temat poziomu hormonów płciowych i związku tych substancji ze zwiększonym ryzykiem zachorowania na raka piersi. Na podstawie badania pielęgniarek stwierdzono, że podwyższony poziom hormonów płciowych jest u kobiet po menopauzie czynnikiem ryzyka. Na podstawie analizy danych pochodzących od 11 169 kobiet, które nie stosowały zastępczej terapii hormonalnej, stwierdzono, że podwyższony poziom estrogenu i innych hormonów płciowych znacznie podnosi ryzyko zachorowania na raka piersi[13].

Co dzieje się z poziomem estrogenu u kobiet, które zaczynają stosować dietę niskowęglowodanową? Na pytanie to najlepiej odpowiedzieć analizując wyniki badań opublikowane przez doktora Lutza i jego kolegę, wiedeńskiego endokrynologa doktora Iselstögera[14]. Wyniki tych badań są przedstawione na rysunku 10.1.

Na wykresie tym pokazano zmiany poziomu estrogenów w moczu u kobiet na diecie niskowęglowodanowej. Widać wyraźnie, że poziom estrogenu spada niemal natychmiast po rozpoczęciu diety ubogiej w węglowodany. Poziom hormonów w moczu zazwyczaj ściśle odpowiada ich poziomowi we krwi. Kiedy po dwunastu

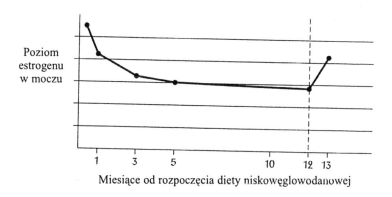

Ryc. 10.1. U kobiet, które rozpoczęły dietę niskowęglowodanową poziom estrogenu w moczu maleje. Po pięciu miesiącach stosowania diety ilość estrogenu stabilizuje się na niskim poziomie. Po 12 miesiącach dieta niskowęglowodanowa zostaje przerwana, a wówczas poziom estrogenu gwałtownie się podnosi.

miesiącach zaprzestano diety, poziom estrogenu gwałtownie wzrósł. Wynika z tego, że działanie węglowodanów może być silne nawet w bardzo krótkim czasie. Zgadza się to ze wszystkim, co powiedzieliśmy dotychczas na temat raka piersi.

NOWOTWÓR OKRĘŻNICY

Zazwyczaj winą za rozwój nowotworu okrężnicy obarcza się wysokotłuszczową dietę z niewielkim udziałem błonnika. O wiele za często mówi się, że wystarczy zwiększyć udział owoców i warzyw w pożywieniu, aby zmniejszyć ryzyko zapadnięcia na nowotwór okrężnicy. Choć pogląd ten jest bardzo popularny, istnieje bardzo mało dowodów, które by go popierały.

We wspomnianych już badaniach zdrowia pielęgniarek w celu ustalenia czy błonnik pokarmowy ma jakikolwiek związek z nowotworem okrężnicy przebadano 88 757 kobiet od 34 do 59 lat[15]. W czasie szesnastu lat stwierdzono 787 przypadków nowotworu okolic odbytowo-okrężniczych. Z analizy owych danych wynikało, że nie ma żadnych dowodów, że większy udział błonnika w diecie zmniejsza zapadalność na nowotwór okrężnicy. **Pod względem ryzyka zachorowania na nowotwór między grupą „wysokotłuszczową" a grupą „niskotłuszczową" nie było żadnej różnicy.**

Badania epidemiologiczne są ważne, ale wciąż nie odpowiadają w pełni na pytania przed nimi postawione – wskazują jedynie na pewne sugestywne korelacje. Jesteśmy przekonani, że zrozumienie tego jest potrzebne dla właściwej oceny danych zawartych w niniejszej książce. Nie da się zaprzeczyć, że skoro osoby lansujące teorię niskotłuszczową korzystały przede wszystkim z epidemiologicznych źródeł informacji, to my także powinniśmy wykorzystać podobne źródła dla obalenia tej teorii.

Wyniki doświadczenia przeprowadzonego w bardziej kontrolowanych warunkach opublikowano w 1998 roku. W trakcie badań, przeprowadzonych na Australijczykach, każdemu z uczestników eksperymentu zalecano jedną z trzech diet: niskotłuszczową, wysokowęglowodanową „typu chińskiego" i typową zachodnią (australijską) wysokotłuszczową[16]. Naukowcy badali fekalia osób poddanych eksperymentowi pod kątem różnych znaczników, o których wiadomo, że świadczą o zwiększonym ryzyku nowotworu okrężnicy. W wypadku wszystkich tych znaczników dieta wysokotłuszczowa dawała wyraźnie lepsze rezultaty. Wśród znaczników, o których mowa, znalazły się: objętość stolca, jego czas przesuwania, stężenie krótkołańcuchowych kwasów tłuszczowych i poziom potencjalnie szkodliwego amoniaku.

W rezultacie badacze stwierdzili, że sama dieta wysokowęglowodanowa nie wystarcza do zmniejszenia ryzyka zapadnięcia na nowotwór okrężnicy. Opierając się na ich wynikach można by też stwierdzić, że „zachodnia" dieta w zasadzie redukuje to ryzyko, ponieważ wartość wielu czynników zagrożenia uległa zmniejszeniu właśnie w tej „wysokotłuszczowej" grupie.

Jedną z istotnych spraw, o których nie należy zapominać w trakcie rozważań nad błonnikiem pokarmowym, stanowi fakt, że on sam również jest substancją niskowęglowodanową. Główny problem hipotezy błonnikowej tkwi w tym, że błonnikowi towarzyszą zwykle duże ilości węglowodanów. Błonnik z definicji jest nie trawionym składnikiem pokarmu. Produkty spożywcze reklamowane jako wysokobłonnikowe są zazwyczaj jeszcze bardziej bogate w możliwe do przyswojenia węglowodany. Może się więc zdarzyć, że licząc na błonnik, zjesz bardzo dużo chleba, który w rzeczywistości tej substancji objętościowej będzie zawierał mało, a będzie się składał przede wszystkim z węglowodanów.

Innym ważnym aspektem zagadnienia nowotworu okrężnicy i sposobu odżywiania są kwasy tłuszczowe w stolcu. Tom Nufert, biochemik-dietetyk, podkreślił, że o pewnym kwasie tłuszczowym o krótkim łańcuchu, a mianowicie o maślanie, wiadomo, że różnicuje komórki nowotworowe. Oznacza to, że odwraca proces, który doprowadził do ich zrakowacenia, a więc sprawia, że stają się normalne: bardziej eukariotyczne a mniej „bakteryjne". Odkrycie to może się okazać bardzo istotne dla przyszłych badań nad nowotworem okrężnicy. Maślan występuje przede wszystkim w maśle.

PODSUMOWANIE

Mając na względzie wszystko, co wiadomo na temat metody, za pomocą której komórki nowotworowe produkują potrzebną im energię, a także to, w jaki sposób powstają, oraz to, co wiadomo o zmianach DNA i związkach między rakiem a sposobem odżywiania, można stwierdzić, że do rozwiązania problemu chorób nowotworowych potrzebna jest jakaś zupełnie nowa teoria. W wyniku ewolucji nasz organizm potrzebuje przede wszystkim tłuszczu i białek – jakby nie było jesteśmy ludźmi, a nie bakteriami. Przekłada się to jasno: ani tłuszcz ani białko nie są pokarmem, którego potrzebują komórki nowotworowe. Jesteśmy głęboko przekonani, że dieta niskowęglowodanowa zmniejsza ryzyko zachorowania na raka, ponieważ jest uboga w składnik ważny dla komórek rakowych – glukozę. Eskimosi nigdy nie chorowali na nowotwory, dopóki jedli tylko i wyłącznie mięso, a więc białko i tłuszcz. Z chwilą, gdy do ich sposobu odżywiania wprowadzone zostały cukry w postaci typowej zachodniej diety bogatej w węglowodany, sytuacja się zmieniła. Dlaczego nigdy nie słyszy się o raku serca? Prawdopodobnie dlatego, że serce używa do wytwarzania energii prawie wyłącznie tłuszczu, tak więc komórki nowotworowe po prostu nie mają okazji się w nim rozwinąć. Mamy nadzieję, że badacze postawią następny krok na tej drodze i przyjrzą się jeszcze raz temu, co już wiadomo od bardzo dawna. Nowotwory układu pokarmowego są chorobami metabolizmu cukru, podobnie zresztą jak wszystkie inne.

Przypisy

1. J. Watson, F. Crick, „Genetical implications of the structure of deoxyribonucleic acid", *Nature* 171 (1953): 964-967.
2. O. Warburg, „On the origin of cancer cells." *Science,* 123(1956): 309-317.
3. M. Abercrombie, J. Heaysman, *Nature* 174 (1954): 697.
4. P. Pederson, „Tumor mitochondria and the bioenergetics of cancer cells", *Progress in Experimental Tumor Research* 22 (1978): 190-274.
5. T. Gauthier, C. Denis-Pouxviel, J. Murat, „Respiration of mitochondria isolated from differentiated and undifferentiated HT29 colon cancer cells in the presence of various substrates and ADP generating systems". *International Journal of Biochemistry* 22 (1990): 411-417.
6. S. Dunn, F. Kari, J. French, J. Leininger, G. Travlos, R. Wilson, J. C. Barrett. „Dietary restriction reduces insulin-like growth factor 1 levels, which modulates apoptosis, cell proliferation, and tumor progression in p53-deficient mice", *Cancer Research*, 57 (1997): 4667-4672.
7. D. Snyder, D. Clemmons, L. Underwood, „Dietary carbohydrate content determines responsiveness to growth hormone in energy-restricted humans", *Journal of Clinical Endocrynology and Metabolism,* 69 (1989): 745-752.
8. A. Caufriez, J. Golstein, P. Lebrun, A. Herchuelz, R. Furlanetto, G. Copinschi, „Relationships between immunoreactive somatomedin-C, insulin and T_3 patterns during fasting in obese subjects", *Clinical Endocrinology*, 20 (1984): 65-70.
9. S. Hankinson, W. Willett, G. Colditz, et al., „Circulating concentrations of insulin-like growth factor-1 and risk of breast cancer", *The Lancet*, 351 (1998): 1393-1396.
10. M. Holmes, D. Hunter, G. Colditz. „Association of dietary intake of fat and fatty acids with risk of breast cancer", *Journal of the American Medical Association*, 281 (1999): 914-920.
11. D. Gertig, S. Hankinson, H. Hough, et al., „N-acetyl transferase 2 genotypes, meat intake and breast cancer risk", *International Journal of Cancer,* 80 (1999): 13-17.
12. M. Holmes, M. Stampfer, G. Colditz, B. Rosner, D. Hunter,

W. Willett, „Dietary factors and the survival of women with breast carcinoma", *Cancer 86* (1999): 826-835.
13. S. Hankinson, W. Willett, J. Manson, et al., „Plasma sex steroid hormone levels and risk of breast cancer in postmenopausal women", *Journal of the National Cancer Institute* 90 (1998): 1292-1299.
14. W. Lutz, H. Iselstöger, *Munch. Med. Wschr.* 102 (1960): 1963.
15. C. Fuchs, E. Giovannucci, G. Colditz, et al., „Dietary fiber and the risk of colorectal cancer and adenoma in women", *New England Journal of Medicine* 340 (1999): 169-176.
16. J. Muir, K. Walker, M. Kaimakamis, et al., „Modulation of fecal markers relevant to colon cancer risk: A high-starch Chinese diet did not generate expected beneficial changes relative to a western-type diet", *American Journal of Clinical Nutrition* 68 (1998): 372-379.

Rozdział XI

Dowody ewolucyjne: rzeczywiście kaprys żywieniowy

Dziś odnosi się wrażenie, jakoby jedyną medycznie uzasadnioną hipotezą na temat związków odżywiania z chorobami jest ta, która zakłada, że za wszystko winę ponosi tłuszcz. Nacisk na dostosowanie się do tej hipotezy jest ogromny, pomimo najrozmaitszych dowodów, że jest wręcz przeciwnie. Jak dotąd nie bierze się w ogóle pod uwagę możliwości, że zagrożenie dla naszego zdrowia mogą stanowić węglowodany.

Jak jednak widać z poprzednich rozdziałów, zaobserwowane przez doktora Lutza dobroczynne skutki diety niskowęglowodanowej, sprawdzone na tysiącach chorych przez niego leczonych, stanowią dowód co najmniej wystarczający. Odchudzenie otyłych dorosłych i dzieci; zmniejszenie zaburzeń endokrynologicznych; skuteczne leczenie chorób serca, nadciśnienia, cukrzycy i schorzeń żołądkowo-jelitowych – wszystkie te pozytywne skutki dowodzą logiczności hipotezy niskowęglowodanowej. Okazuje się, że jedna za drugą, kolejne dolegliwości cywilizacyjne ustępują pod wpływem diety niskowęglowodanowej, a liczba zadowolonych pacjentów stanowi gwarancję, że właśnie ta droga może nas zaprowadzić ku zdrowiu.

CZEGO UCZY NAS EWOLUCJA

Ponad 50 lat temu Stefansson napisał, że inercja genetycznego charakteru zwierząt wyższych (w tym również ludzi) jest taka, że te kilka tysięcy lat, od kiedy ludzie uprawiają rolę, oraz kilka setek lat, które minęły od wynalezienia cukru oczyszczonego, to zdecydowanie za mało, aby zaszła jakaś zauważalna ewolucyjna zmiana tym wywołana. Innymi słowy, ludzka fizjologia nie jest jeszcze gotowa do radykalnych zmian sposobu odżywiania. To ogólne stwierdzenie było myślą przewodnią w poszukiwaniach prawdy na temat roli, jaką węglowodany i tłuszcze odgrywają w diecie człowieka.

W jakiś sposób nadal jesteśmy myśliwymi, rybakami i zbieraczami, którymi byliśmy setki i tysiące lat, zanim zaczęliśmy uprawiać zboża. To zasadniczy dowód ze strony ewolucji: ludzie wyewoluowali i są przystosowani do odżywiania się pokarmem złożonym przede wszystkim ze zwierzęcego tłuszczu i białka. Zbyt często osądza się zdrowie ludzi tak, jakby liczyło się tylko ostatnich 20 czy 30 lat. Być może wynika to z błędnego mniemania, że oto dotarliśmy wreszcie do punktu, w którym wiedza ludzka osiągnęła swoje apogeum.

Ludzie świętują fakt, że technika i medycyna są o krok od rozwiązania wielu współczesnych problemów, nie zauważając, że w tym samym czasie liczne choroby są w prawdziwej ekspansji. Niezależnie od postępu nie można negować faktu, iż ludzka fizjologia ukształtowała się miliony lat temu. Ignorowanie płynących z tego wniosków jest błędem, ale wciąż jeszcze czas, by cofnąć się krok i bardziej trzeźwo spojrzeć na dostępne dowody. To od ciebie zależy, czy weźmiesz los we własne ręce i czy zdecydujesz się sprawdzić działanie diety niskowęglowodanowej na sobie.

Mniej więcej przed sześcioma milionami lat oddzielili się od nas nasi najbliżsi krewni – szympansy. Rolnictwo zaczęło się jakieś 8-10 tysięcy lat temu. Czas od rozwoju rolnictwa do dziś stanowi mniej więcej 0,2% całego okresu ewolucyjnego naszego ga-

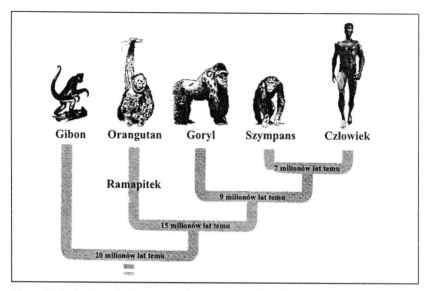

Ryc. 11.1. Pokrewieństwo w obrębie naczelnych.

tunku. Tak niewielki przedział czasowy jest zbyt krótki, by gatunek zdołał wypracować jakąś istotną zmianę w sposobie odżywiania.

Niektórzy zagorzali przeciwnicy diety niskowęglowodanowej uparcie twierdzą, że w toku ewolucji ludzie jedli tyle samo węglowodanów co teraz! To pokazuje, na jaki rozbrat z logiką gotowy jest ten, kto postanawia dowieść swych racji za wszelką cenę. Po prostu nie ma żadnych podstaw do stwierdzenia, które słyszymy tak często, że „współcześni ludzie spożywają tyle samo węglowodanów, co ich przodkowie przed rozwojem rolnictwa". Jest to oczywiście niemożliwe, chociażby dlatego, że w epoce lodowcowej nie było sklepów spożywczych sprzedających chrupki, pieczywo, ciastka, cukierki, makarony, bułki, precle i soki owocowe!

Zmiany strukturalne przystosowujące dużą liczbę enzymów do radzenia sobie z ogromną ilością węglowodanów wymagałyby być może nawet 200-300 tysięcy lat każda. Dowody na to znaleziono w dwóch dobrze zbadanych białkach: hemoglobinie, czerwonym barwniku krwi, i w enzymie o nazwie cytochrom C. W perspektywie tych tysięcy stuleci, które minęły od czasu, gdy człowiek oddzielił się od swego małpopodobnego przodka do dzisiaj, kilka tysięcy lat więcej nie gra właściwie żadnej roli.

Proces przystosowawczy człowieka trwa nadal, ale teraz możemy zobaczyć, co naprawdę dzieje się w tym krótkim czasie, gdy w środowisku dochodzi do jakiejś znacznej zmiany, a fizjologia nie jest w stanie dotrzymać jej kroku. Gdyby ktoś zaproponował ci udział w takim eksperymencie, to czy chciałbyś wziąć w nim udział?

OD SZYMPANSA DO CZŁOWIEKA

Dowody kopalne są prawdopodobnie najczystszym sposobem wglądu w przeszłość człowieka. Nowych odkryć ciągle przybywa i co pięć czy dziesięć lat genealogia człowieka ulega rewizji. To, co na jej temat wiemy dzisiaj, jest bardzo ciekawe.

Jednym z najbardziej fascynujących aspektów ludzkiej ewolucji jawi się fakt, że na całym świecie występuje ten sam gatunek człowieka. Większość zwierząt zamieszkujących ziemię dzieli się na wiele gatunków. Na przykład istnieją dziesiątki gatunków małp i setki gatunków pszczół. Antylopy, wieloryby i ptaki też mają wiele gatunków. Ale człowiek jest tylko jeden: Homo sapiens. Już to samo stanowi zadziwiający fakt. Nawet istoty najbliżej z nami spokrewnione, małpy człekokształtne, występują w postaci czterech gatunków i wielu podgatunków.

Dowody kopalne wykazały, że ludzie ewoluowali tak samo jak inne gatunki, z wieloma bocznymi gałęziami, które kończyły się ślepym zaułkiem. Wizja „prostej drogi" jest błędna: każdy sukces ewolucyjny opłacony jest wieloma przegranymi i człowiek nie stanowi tu żadnego wyjątku.

Wiadomo, że ludzie wyewoluowali od wspólnego przodka z innymi naczelnymi, w chwili, gdy jego ewolucja trwała już kilka milionów lat. Szympansy są naszymi najbliższymi krewnymi w rzędzie naczelnych. Uważa się, że małpy człekokształtne i człowiekowate (pierwsze naczelne chodzące w pozycji pionowej) oddzieliły się od wspólnego przodka mniej więcej 4-6 milionów lat temu.

Nikt nie wie, w jaki sposób przebiegła transformacja od wspólnego przodka ludzi i małp do współczesnego człowieka. W 1972 roku odkryto szczątki najstarszego hominida, sławnej „Lucy", przedstawiciela gatunku *Australopithecus afarensis*, którego kości datowane są na mniej więcej 3,2 miliona lat. Od tego czasu znaleziono (w 1994 i 1995 roku) jeszcze starsze skamieliny, oszacowane na 4,4 miliona lat. Gatunek ten, *Ardipithecus ramidus*, jest o wiele bliżej małp niż *Australopithecus afarensis*. W tab. 11.1 przedstawiono wszystkie gatunki odkryte po rozdzieleniu szympansów i człowieka.

Tab. 11.1. Odkryte szczątki znanych gatunków człowiekowatych po oddzieleniu od szympansów.

Gatunek	Kiedy żył	Gdzie żył
Ardipithecus ramidus	4,4 mln lat temu	Aramis, Etiopia
Australopithecus anamensis	4,2 do 3,9 mln lat temu	Kanapoi, Kenia
Australopithecus afarensis	3,6 do 2,9 mln lat temu	Laetoli, Tanzania
Australopithecus africanus	3 do 2,3 mln	Taung, Zach. Afryka
Australophithecus aethiopicus	2,8 do 2,3 mln	Omo Basin, Etiopia

Australophithecus garbi	2,5 mln lat temu	Bouri, Etiopia
Australophithecus boisei	2,3 do 1,4 mln lat temu	Wąwóz Olduvai, Tanzania
Australophithecus robustus	1,9 do 1,5 mln lat temu	Kromadiaai, Płd. Afryka
Homo rudolfensis	2,4 do 1,8 mln lat temu	Koobi Fori, Kenia
Homo habilis	1,9 do 1,6 mln lat temu	Wąwóz Olduvai, Tanzania
Homo ergaster	1,7 do 1,5 mln lat temu	Koobi Fori, Kenia
Homo erectus	1,7 mln d0 250 000 lat temu	Trinil, Indonezja
Homo antecessor	800 000 lat temu	Gran Dolina, Hiszpania
Homo neanderthalensis	200 000 do 30 000 lat temu	Neander Valley, Niemcy
Homo sapiens	200 000 lat temu	

W środkowym Awash, rejonie Etiopii, gdzie natrafiono na najstarsze szczątki hominidów (mniej więcej 80 km na południe od miejsca, gdzie znaleziono Lucy), odkryto jeszcze wiele skamieniałości. W chwili, gdy piszemy te słowa, naukowcy drobiazgowo badają te szczątki. Irytująca idea „brakującego ogniwa" zaczyna z wolna tracić znaczenie, zwłaszcza że – jak dowodzą niewielkie różnice obserwowane w bardzo długim czasie – prawdopodobnie nigdy nie był to jakiś jeden, konkretny gatunek. Nie zmienia to jednak faktu, że nadal nie wiemy, jakie zmiany zaszły między 4,5 a 6 milionami lat temu i czy to one właśnie doprowadziły do powstania współczesnego człowieka.

Nasze przekonanie, że ludzie wyewoluowali, aby przede wszystkim być mięsożercami, opiera się na wielu wskazówkach, w tym też ewolucyjnych. Wiadomo dobrze, że szympansy odżywiają się owocami, i czasami służy to jako argument przeciw ludzkiej mięsożerności. Jednakże na argumencie tym nie można nazbyt polegać: jak już wspomnieliśmy, miliony lat dzielą ludzi od małp i to ten odstęp powinien nas interesować. Istnieją solidne dowody na to, że na pewnym etapie nasi pierwotni przodkowie byli raczej łowcami i padlinożercami, a ich pokarm stanowiło przede wszystkim mięso.

Co więcej motyw mięsożerności nie zanika w odniesieniu do szympansów. Znana badaczka i antropolog, Jane Goodall, jako pierwsza stwierdziła, że szympansy są mięsożerne. Craig B. Stanford, profesor antropologii Uniwersytetu Południowej Karoliny, prezentuje w swej najnowszej książce szczegóły swych badań nad życiem szympansów i innych naczelnych na swobodzie. Zresztą tytuł jego książki mówi sam za siebie: *The Hunting Apes: Meat Eating and the Origin of Human Behavior*[1] (Polujące naczelne: mięsożerność i pochodzenie ludzkich zachowań).

W swojej książce Stanford omawia fakt, że szympansy w rzeczywistości polują i jedzą mięso. Ich głównymi ofiarami są małpy, gerezy. Stanford pisze, że 15% pożywienia szympansów składa się ze świeżo zabitych zwierząt, przede wszystkim małych ssaków. Podkreśla też, że mięso jest dla szympansów niezwykle cenne. Nie stanowi jedynie źródła białka, lecz jego zdobywanie wymaga zręczności, a żeby polowanie przebiegło szczęśliwie, potrzebne jest grupowe współdziałanie. Dwaj inni przedstawiciele naczelnych, szympans mniejszy bonobo i orangutan, również jedzą mięso, choć rzadziej niż szympansy.

Oznacza to, że mięsożerność wśród naszych przodków rozwinęła się najwyraźniej już na małpim etapie, a idea, że ludzie wyewoluowali od roślinożerców jest po prostu nieprawdziwa. W rzeczywistości osobliwość stanowi goryl, który jest niemal całkowitym wegetarianinem. Ale nawet goryle jedzą owady, a to sprawia, że w jakimś stopniu są „drapieżne".

Szympansy i goryle różnią się ponad 2% materiału genetycznego, ale ludzie i szympansy różnią się tylko 1,2% DNA. Ten genetyczny profil, wraz z tym, co wiadomo o szympansach i gorylach, najwyraźniej wskazuje, że dążenie do jedzenia mięsa i tłuszczu pojawiło się już na poziomie przedludzkim.

EWOLUCJA I JEDZENIE

Kości i zęby najwcześniejszych hominidów (*Ardipithecus ramidus*) wykazują mieszaninę cech szympansich i ludzkich – mniejsze trzonowce, większe kły, cieńsze szkliwo. Naukowcy uznają to za dowód, że istoty te jadły przede wszystkim pokarm bogaty w składniki łatwe do zdobycia, takie jak owoce, orzechy, liście i korzonki. Możliwe jest też jednak, że spożywa ich tylko tyle, co ich kuzyni, szympansy, czyli niewiele ponad 15% ogółu pokarmów.

Wprowadzenie narzędzi kamiennych stanowiło według uczonych krok w kierunku jedzenia większych ilości mięsa i tłuszczu. Narzędzia takie, wykute z kamieni, znaleziono w złożach datowanych na ponad 2,5 mln lat. W tych czasach nasi przodkowie byli już dwunożnymi istotami, które mogły używać swych górnych kończyn do manipulowania narzędziami i bronią. Te prymitywne początki techniki pozwalały pierwotnym ludziom nie tylko polować, ale również pędzić tryb życia padlinożercy. Według wielu uczonych właśnie wytworzenie narzędzi stanowi krok w kierunku odżywiania pokarmem wysokoenergetycznym, zawierającym tłuszcz. Pozostałości po *Australopithecus garbi* pokazują, że upolowane zwierzęta były krojone na kawałki, a ich kości i czaszki rozłupywane, prawdopodobnie w celu wydobycia pożywnego, bogatego w tłuszcz szpiku i mózgu.

Uważa się, że te nowe źródła pokarmu pociągnęły za sobą cały szereg ewolucyjnych konsekwencji. Jedną z nich była możliwość eksploracji większej liczby siedlisk, to zaś doprowadziło w końcu do rozprzestrzenienia się naszych przodków po całym świecie. Co więcej, właśnie w tym czasie, jak wskazują szczątki, nastąpił znaczny rozrost mózgu. Być może przyczyną tego była dostępność wysokoenergetycznego pożywienia, a zdobywanie takiego pożywienia wymagało rozwoju mózgu; niewątpliwie jednak był to w historii człowieka moment zupełnie wyjątkowy i bogaty w konsekwencje.

Przejściu do *Homo rudolfensis* i *H. habilis* towarzyszyła prawdopodobnie umiejętność polowania na małe zwierzęta. Zbiorowe łowy na dużą zwierzynę były prawdopodobnie wynalazkiem *H. erectus* (1,7-0,5 mln lat p.n.e.). Do pełnego rozwoju umysłowych zdolności człowieka przyczyniły się zatem: postawa dwunożna, uwolnienie rąk, które mogły teraz służyć do innych rzeczy niż chodzenie, a wreszcie powiększenie mózgu.

Co więcej, człowiekowate szukające padliny na wulkanicznych obszarach Doliny Ryftowej mogły się zetknąć z ogniem. Na ślady umyślnie wzniecanego ognia natrafiono w Chinach, w znacznie późniejszych złożach otaczających szczątki tzw. „człowieka pekińskiego", który żył około 350 tys. lat temu. Kości człowieka pekińskiego, odkryte w jaskiniach Czukutien koło Pekinu tuż przed wybuchem II wojny światowej, zaginęły w chaosie wojennym. Na szczęście zachowały się odlewy i fotografie wszystkich najważniejszych znalezisk. Do nich należy z pewnością mały róg jeleni wyrzeźbiony z użyciem kamiennych narzędzi i wypalony w ogniu. Znaleziono też inne dowody świadczące o tym, że człowiek pekiński, którego mózg był wciąż jeszcze na stosunkowo pierwotnym etapie rozwoju, używał ognia do wytwarzania broni, przygotowywania posiłków, a wreszcie jako źródła światła i ciepła.

Obróbka cieplna pożywienia jest ważna z wielu przyczyn. Potrawa ugotowana może zostać zjedzona szybciej niż ta sama porcja na surowo. Opieczone kości robią się kruche, a tym samym szpik w nich zawarty staje się łatwiej dostępny. Co więcej, upieczone mięso nie psuje się tak łatwo jak surowe. Wszystko to oznacza więcej czasu na polowanie i większą dostępność pokarmów wysokoenergetycznych.

EPOKA LODOWCOWA

W okresie od 1 mln do 10 tys. lat temu powierzchnię Ziemi pokrywały wielkie, rozległe lodowce. Okres ten znany jest jako plejstocen. Ogień i odzież pozwoliły człowiekowi przetrwać dziesiątki tysięcy lat chłodu. Różnorodność zwierzyny łownej umożliwiła naszym przodkom opanowanie całego Starego Świata, aż po szczyty lodowców.

Między 150 a 30 tysiącami lat temu krępo zbudowane istoty ludzkie z pewnymi małpimi cechami, a więc na przykład wydatnymi łukami brwiowymi i spłaszczonym czołem, czyli *Homo neanderthalensis* – inaczej mówiąc neandertalczycy – rozprzestrzenili się po całym świecie. Byli oni już niewątpliwie ludźmi, z mózgiem ważącym około 1,5 kilograma. Znajdowane na całym świecie narzędzia kamienne są znakomitym dowodem manualnych możliwości neandertalczyków. Cała gama rytuałów pochówkowych, a także przedmioty znajdowane w grobach wskazują na to, że wierzyli oni w życie pozagrobowe. Martwi członkowie tych społeczności chowani byli w pozycji kucznej, po uprzednim związaniu i skropieniu ochrową farbą. To pierwsze szczątki kopalne noszące ślady jakiejś myśli metafizycznej.

Z przyczyn nie całkiem zrozumiałych neandertalczycy zniknęli na początku czwartej epoki lodowej, około 30 tys. lat temu. Ich miejsce zajął *Homo sapiens*, człowiek „współczesny", czyli mniej więcej taki sam, jak żyjący obecnie. Przez pewien czas oba gatunki (neandertalczyk i *H. sapiens*) występowały razem, w tym samym czasie i na zachodzących na siebie obszarach. Wkrótce jednak obszary te opanował wyłącznie *H. sapiens*, charakteryzujący się smukłą budową i wysokim czołem. Miał zdolności zarówno techniczne i artystyczne, które znajdowały odbicie w jego sukcesach łowieckich, kunsztownej broni i narzędziach, a także malunkach naskalnych i jaskiniowych spotykanych na całym świecie. Pełne ekspresji malowidła przedstawiające różne elementy przyrody i sceny z polowań świadczą o tym, jak duże znaczenie w życiu tych społeczeństw miały zwierzęta – źródło pożywienia i ubrania. Z kości zwierząt wykonywano też narzędzia precyzyjne, jak igły, groty strzał i dzid, a także piły i inne przedmioty codziennego użytku. Około 10 tys. lat p.n.e., pod koniec ostatniego dużego zlodowacenia europejskiego, wschodnia część Europy była zamieszkana przez inteligentną i manualnie uzdolnioną rasę ludzką, dobrze przystosowaną do panujących wówczas warunków i gotową podążyć tam, gdzie topniejące śniegi odkrywały nowe połacie gruntu, a kurczące się lody niosły obietnicę łatwiejszego życia.

POCZĄTKI ROLNICTWA

W latach 70. znany antropolog Marvin Harris opublikował wspaniałą książkę: *Cannibals and Kings*[2] (Kanibale i królowie). Jeden z rozdziałów poświęcił omówieniu, w jaki sposób i dlaczego ludzie przestawili się na rolnictwo. Harris twierdzi, że uprawa roli została wprowadzona w różnych miejscach świata, po tym, jak tamtejsze populacje ludzkie wytrzebiły dużą zwierzynę łowną, a mała nie była w stanie dostarczyć dość pożywienia dla ludzi, których liczba stale rosła.

Około 5 tys. lat temu mieszkańcy żyznej doliny Nilu oraz Mezopotamii (a być może jeszcze i ludy zamieszkujące Saharę, która w owych czasach była krainą żyzną), dostrzegli złożone związki między sianiem i zbieraniem plonów. W drodze doboru sztucznego ludzie nauczyli się hodować użyteczne gatunki zbóż, zaczęli też proces udomowienia zwierząt. Powstały osady, rozwinęła się struktura klasowa społeczeństw. Zaczęto się specjalizować w różnych zawodach; ustanowiono prawa; podążyła za nimi zorganizowana metafizyka, sztuka, nauka i polityka. Uprawa ziemi, irygacja i hodowla zwierząt – skutki neolitycznej rewolucji – wyniosły ludzi na szczyty społecznego rozwoju w ciągu zaledwie kilku tysięcy lat. Koszty tej ewolucji były jednak wysokie, a skutek odczuwamy do dziś: są nimi choroby.

To prowadzi nas do głównego zagadnienia. Od chwili pojawienia się życia na Ziemi istoty żywe musiały się adaptować do nowych, zupełnie odmiennych sposobów odżywiania. Na początku, czyli w czasie przejścia od struktur abiotycznych do biotycznych, co zresztą trwało około miliarda lat, pożywienie składało się z węglowodanów. Później zwierzęta żyły na mieszanej diecie roślinno-mięsnej. Pierwsze naczelne były owadożerne i jadły przede wszystkim „mięso" (ale z niewielką domieszką substancji roślinnych), natomiast małpy, które przyszły po nich, były przede wszystkim wegetarianami, ale zdarzało się, że spożywały też mięso. Owi mieszkańcy korony drzew żywiły się liśćmi, owocami, pędami i mięsem, ale właściwie nie jadły rzeczy mącznych.

Mniej więcej sześć milionów lat temu od grupy tej oddzieliły się hominidy. Utworzyły swoje własne linie, przeszły na życie łowieckie, a ich dieta składała się prawie wyłącznie z mięsa i tłuszczu, które były głównym pokarmem ludzi aż do początków epoki historycznej.

KURS NA WĘGLOWODANY

Wprawdzie ludzie neolityczni, którzy nauczyli się gromadzić zapasy ziarna na cały rok, przestali już tak całkowicie zależeć od wyników polowań, ale za to musieli stawić czoła innemu poważnemu problemowi. Aż do tamtych czasów skrobia była dostępna tylko w niektórych porach roku, do tego nigdy w pokaźnych ilościach. Być może właśnie owo stałe spożycie mąki, niezależne od żadnych pór roku, spowodowało – za pośrednictwem insuliny – nadmierną stymulację wysp trzustkowych, w których powstaje insulina.

Według naukowych oszacowań, we wczesnych stadiach rozwoju rolnictwa procentowy udział kalorii pozyskiwanych z roślin uprawnych nie przekraczał 1%. Kiedy rolnictwo stało się niemal powszechne, wielkość ta wzrosła do 40%. To właśnie wtedy metabolizm człowieka został nadwerężony wskutek nagłego wzrostu udziału węglowodanów w diecie i otworzyło to drogę chorobom cywilizacyjnym. Innowacje technologiczne w dziedzinie rolnictwa i irygacji w jakiś sposób odzwierciedlają to, co obserwujemy dzisiaj. Niestety, innowacja nie zawsze oznacza postęp w zakresie zdrowia człowieka. Kiedy pomyślimy o współczesnej dychotomii między postępem i regresem, natychmiast przychodzi na myśl postęp w postaci różnych urządzeń zastępujących pracę człowieka i automatyzacja wielu procesów, oraz krok w tył, jakim jest ograniczenie wysiłku fizycznego, którego nasz organizm potrzebuje.

Dowody na to, że do złego stanu zdrowia ludzkości przyczyniły się węglowodany, można znaleźć zarówno przed paleolitem, jak i w czasach późniejszych. Pewne ważne wskazówki dają nam szczątki szkieletów ludzi żyjących w czasie ostatnich 30 tysięcy lat. Antropolog Lawrence Angel stwierdził, że na początku okresu przedrolniczego wzrost dorosłego mężczyzny wynosił ok. 178 cm, a dorosła kobieta mierzyła ok. 165 cm. Dwadzieścia tysięcy lat później, kiedy rolnictwo oraz spożycie węglowodanów stały się rzeczą powszechną, mężczyźni osiągali średnio 165 cm, a kobiety zaledwie 150 cm.

Ubytki w uzębieniu dowodzą podobnego niekorzystnego trendu. 30 tys. lat przed naszą erą dorośli w chwili śmierci mieli ubytki w liczbie 2,2 zęba na osobę, a 6,5 tys. p.n.e. ubytki te wynosiły średnio już 3,5 zęba[3]. W czasach rzymskich wartość ta osiągnęła wielkość 6,6 zęba. Tendencje te sugerują, że wprowadzenie do jadłospisu dużych ilości węglowodanów miało na zdrowie ludzkie wpływ negatywny, a owe ujemne skutki pojawiły się bardzo wcześnie.

Wspominaliśmy wcześniej o Westonie Price'u, dentyście, który w czasie swych podróży po świecie w latach 20. i 30. XX wieku stwierdził, że społeczności, które jadały duże ilości mleka, mięsa i tłuszczu, zawsze cieszyły się zdrowszym kośćcem i zębami niż pokrewne, odpowiadające im genetycznie społeczności, które zaczęły stosować dietę wysokowęglowodanową. Podobne zależności odkryto też w materiale archeologicznym.

Zwiększenie liczebności populacji, które towarzyszyło rewolucji neolitycznej, a było przede wszystkim rezultatem wprowadzenia uprawy ziemi, miało swoje wady. Wprawdzie najrozmaitsze choroby, zwłaszcza wywoływane przez bakterie i wirusy, trapiły ludzi już od zarania dziejów, ale ich rozprzestrzenianie było ograniczone, przede wszystkim dzięki pewnemu stopniowi odizolowania, jaki towarzyszył każdej grupie myśliwskiej. Do tego życie w otoczeniu zwierząt udomowionych naraziło ludzi na nowe schorzenia zakaźne. W neolicie rosnąca populacja ludzi i ich skoncentrowanie w miastach Mezopotamii i w dolinach Nilu i Indusu musiało prowadzić do licznych epidemii.

Pierwsi mieszkańcy tych osad prawdopodobnie mieli niewielką nabytą czy wrodzoną oporność na choroby, które zaczęły się szerzyć z chwilą wzrostu liczby ludności. Nasi praprzodkowie musieli doświadczać podobnych tragedii jak współcześni Eskimosi czy mieszkańcy Wysp Owczych po zetknięciu się z gruźlicą albo odrą, czy też średniowieczni Europejczycy, gdy hiszpańscy konkwistadorzy przywieźli z Ameryki Południowej wirus grypy.

CZY MOŻLIWE JEST PRZYSTOSOWANIE SIĘ DO WĘGLOWODANÓW

W chwili, gdy rolnictwo i masowa urbanizacja ery neolitu otworzyła przed ludźmi zupełnie nowe możliwości, rodzaj ludzki wkroczył na ścieżkę ewolucyjną, która może doprowadzić do powstania nowego gatunku. Jednakże aby zmienić mięsożercę w „węglowodanożercę", potrzebne są tysiące małych etapów, takich jak mutacje, nowe kombinacje genetyczne, a wreszcie podążający za nimi dobór naturalny. Jak już powiedzieliśmy proces ten nie dobiegł jeszcze końca. W genach ludzkich naukowcy odkrywają coraz nowe mutacje towarzyszące różnym chorobom. Czy niektóre z nich mogą być wynikiem nadmiaru węglowodanów w diecie? Odpowiedź prawie na pewno brzmi: tak.

Dlaczego ludzie nie mogą się przystosować do tego nadmiaru węglowodanów? W epoce lodowcowej odżywiali się bowiem wyłącznie pokarmami pochodzenia zwierzęcego. Surowe warunki klimatyczne stanowiły czynnik selekcyjny, który musiał doprowadzić do prawie doskonałego dopasowania ludzkiego metabolizmu do diety mięsnej. W porównaniu z dwoma milionami lat żywienia się mięsem i padliną oraz wiekami zlodowaceń, te 5 tys. lat (a 2 tys. w Europie), które minęły od wprowadzenia uprawy roli, to zdecydowanie za mało, aby organizm przystosował się do nowego rodzaju pokarmu.

Gdy spojrzeć na historię ludzkich chorób przez pryzmat wędrówek Europejczyków, ukazuje się bardzo interesujący obraz. Społeczności najbliższe obszaru śródziemnomorskiego zdają się najmniej cierpieć z powodu chorób cywilizacyjnych[4]. Obszar ten stanowił na kontynencie europejskim główną kolebką rolnictwa, co jest o tyle zrozumiałe, że kiedy skończyła się epoka lodowcowa, tam właśnie było najcieplej. W miarę posuwania się na północ, populacje trapi coraz większa liczba chorób. Fakt ten znajduje potwierdzenie w dostępnych danych epidemiologicznych. Nowotwory[5], choroby serca, cukrzyca[6] i stwardnienie rozsiane[7] uzewnętrzniają się najsilniej w tych społecznościach, które do rolnictwa przywykły stosunkowo niedawno.

Struktura genetyczna populacji, które do zwiększonej ilości węglowodanów w diecie przywykały dłużej (na przykład 10 a nie 2 tys. lat), miała więcej czasu dla adaptacji, a zatem większe spożycie węglowodanów nie wywołuje u tych ludzi niekorzystnych skutków. Wydaje się, że populacje, które z dużą ilością węglowodanów w diecie spotkały się niedawno, z dietami bogatymi w węglowodany radzą sobie o wiele gorzej. Taka „teoria adaptacyjna" wyjaśnia wiele obserwacji na temat chorób cywilizacyjnych i ruchów migracyjnych, które zaczęły się wraz z rewolucją rolniczą i trwają do dzisiaj.

Jak już wspomniano, drugiej przyczyny, dla której proces przystosowawczy do diety węglowodanowej nie został jeszcze zakończony, można szukać w samym mechanizmie ewolucji. Myśliwi żyli w małych grupach, co faworyzowało wszelkie gwałtowne zmiany o podłożu dziedzicznym. Aby zrozumieć to lepiej, musisz przypomnieć sobie, że każdemu genowi odziedziczonemu od jednego z rodziców odpowiada gen odziedziczony po drugim z nich. Większość cech nowych, czyli „nienormalnych", jest recesywna i w ogóle się nie ujawnia, przynajmniej tak długo, jak długo dominują nad nimi cechy normalne. Nowa cecha uzewnętrznia się w potomstwie dopiero wtedy, gdy dziecko otrzymuje ją od obojga rodziców. Dochodzi do tego zazwyczaj wtedy, gdy rodzice są spokrewnieni, a to z kolei jest dosyć powszechnym zjawiskiem w małych społecznościach, gdzie do kojarzenia krewniaczego musi dochodzić często. Od dawna wiadomo, że ujawniają się w ten sposób różne niepożądane cechy. To właśnie dlatego w większości kultur małżeństwa między osobami spokrewnionymi spotykają się z dezaprobatą albo są zakazane.

Prawa dziedziczności stosują się jednak również do cech korzystnych i normalnych, które służą udoskonaleniu gatunku. Te też pojawiają się prędzej w małych grupach, zmuszonych do kojarzenia krewniaczego. Z tego wniosek, że w małych społecznościach prymitywnych ludzi ewolucja przebiega szybciej.

Wprowadzanie rolnictwa, a tym samym przejście od paleolitu do neolitu, trwało w Europie zaledwie 2 tys. lat (czyli nieco krócej niż na Bliskim Wschodzie) – a więc na pewno nie dość długo, by metabolizm ówczesnych ludzi przystosował się do nowego sposobu odżywiania.

Co więcej, uprawa zboża umożliwiła istnienie dużych populacji, a zarazem spowolniła proces ewolucji. Nowe cechy przestały się ujawniać, ponieważ wraz z rozwojem populacji i wzrostem szans na małżeństwo poza rodziną wzrosło też prawdopodobieństwo, że zostaną „zatuszowane" dotychczasowymi cechami dominującymi. W ten sposób doszło do spowolnienia doboru naturalnego i ewolucji, a co za tym idzie również tempa naturalnego przystosowywania ludzi do nowych rodzajów pożywienia. Można powiedzieć, że rewolucja neolityczna spowolniła ewolucję człowieka, a zarazem przyspieszyła szkodliwe skutki, jakie hodowla zbóż wywarła na jego zdrowie.

Ponieważ w wypadku człowieka drastyczne sposoby, jakie normalnie stosuje natura do eksterminacji osobników źle przystosowanych, raczej nie wchodzą w rachubę, a na powrót do życia w małych grupach społecznych raczej też nie mamy już co liczyć, zatem jedyne co możemy zrobić, to ponownie przestawić się na pokarmy pochodzenia zwierzęcego, a przynajmniej powstrzymać od nadmiaru węglowodanów. Wprawdzie teoretycznie postęp w dziedzinie biologii, medycyny i rolnictwa powinien przynosić nam korzyści, ale w tym wypadku prawdziwym krokiem w przód jest „krok w tył", przynajmniej jeśli chodzi o sprawy żywieniowe.

Na współczesnych epidemiach chorób wywołanych węglowodanami zarabiają rozmaite grupy społeczne. Nieokiełznany pociąg społeczeństwa do węglowodanów wiąże się z miliardowymi nakładami i zyskami – producentów gotowej żywności, lekarzy, ubezpieczeń, firm farmaceutycznych. Wszyscy oni są bardzo zainteresowani utrzymaniem konsumentów w błogiej nieświadomości na temat związków między żywieniem, chorobą i zdrowiem. Nie pozostaje nam nic innego, jak tylko wierzyć, że ludzie ci zwyczajnie lekceważą napływające informacje. A przecież wśród dyrektorów tych instytucji, a także wśród członków ich rodzin, niewątpliwie są też osoby cierpiące na choroby o podłożu węglowodanowym.

Wypatrujemy z niecierpliwością tego pięknego dnia, kiedy kiepskie, bogate w węglowodany pożywienie zostanie zastąpione wysokobiałkowym pożywieniem zasobnym w tłuszcze zwierzęce. To nie przyjdzie łatwo. Społeczeństwo po prostu musi ulec restrukturyzacji, trochę tak, jak w czasie rewolucji przemysłowej. Pierwszym krokiem w tym kierunku jest przyjęcie do wiadomości, że teoria tłuszczowa przyczyn chorób cywilizacyjnych jest błędna. Jednakże ty, jako samodzielna jednostka, możesz zmienić swoje życie i odzyskać pełną kontrolę nad zdrowiem i sposobem odżywiania. Nie musisz już jeść batoników czy dodatkowych porcji pieczywa. Odżywiaj się zgodnie z programem niskowęglowodanowym, którego główne założenia przedstawiliśmy w tej książce, a wówczas niewątpliwie doświadczysz lepszego i zdrowszego życia.

Przypisy

1. C. Stanford, *The Hunting Apes*, Princeton University Press, Princeton 1999.
2. M. Harris, *Cannibals and Kings*, Random House Inc., New York 1977.
3. L. Angel, „Paleoecology, Paleodemography, and Health" in Polgar (red.) (1975): 167-190.
4. W. Lutz, „The Colonization of Europe and Our Western Diseases," *Medical Hypothesis* 45 (1995): 115-120.
5. U.S. Centers for Disease Control and Prevention and World Health Organization.
6. A. Green, E. Galke, C. Patterson, „The Eurodiabetic ACE Study", *The Lancet* 339 (1992): 905-909.
7. J. Kurtzke, *Clinical Microbiology Reviews* (1993): 382-427.

Rozdział XII

Dieta niskowęglowodanowa w praktyce: co trzeba wiedzieć

Jednym z argumentów przeciw diecie niskowęglowodanowej było to, że nie wiadomo, jakie są jej efekty długoterminowe. W książce przedstawiliśmy najbardziej wyczerpujące informacje dostępne na ten temat. Omówiliśmy szczegółowo, dlaczego dieta niskowęglowodanowa może odwrócić skutki wielu chorób trapiących współczesnych ludzi. Mając do dyspozycji dane z ponad czterdziestoletniej praktyki doktora Lutza, który leczył różne schorzenia dietą niskowęglowodanową, jesteśmy świadomi różnych problemów, wiążących się z przejściem od diety wysokowęglowodanowej do ubogiej w węglowodany. W tym rozdziale omówimy owe zagadnienia, a także najlepszy sposób zmiany trybu odżywiania.

IM SZYBCIEJ, TYM LEPIEJ

Im szybciej zaczniesz ograniczać spożycie cukru, tym lepiej. Dieta niskowęglowodanowa może być rozpoczęta nawet w czasie ciąży, ponieważ istnieją dowody, że niesie korzyści zarówno dziecku, jak i matce.

Zanim przejdziemy dalej, proszę, zwróć uwagę na te trzy ważne punkty:

1. Do odczucia korzyści zdrowotnych w wyniku zastosowania diety niskowęglowodanowej nie jest konieczna całkowita rezygnacja z węglowodanów lansowana przez niektórych autorów.
2. Dieta niektórych sportowców, polegająca na tym, że węglowodany są źródłem 40% energii, nie jest wystarczająco uboga w węglowodany, by wywołać pozytywne skutki opisane w tej książce.
3. U osób wiekowych lub cierpiących na jakieś poważne choroby zbyt szybkie wykluczenie węglowodanów z diety może stać się przyczyną niepożądanych skutków ubocznych.

Dzienna dawka węglowodanów umożliwiająca unormalizowanie poziomu cukru we krwi wynosi około 72 gramów. Liczba ta nie została wymyślona – oszacowano ją na podstawie pomiarów stężenia glukozy we krwi pacjentów przejawiających oporność insulinową.

Należy jednak pamiętać, że zmiana metabolizmu na tłuszczowy może zajść tylko poprzez ograniczenie ilości węglowodanów. W jaki sposób twój organizm radzi sobie z tą zmianą zależy od stanu zdrowia. Jeśli już jesteś chory, albo w podeszłym wieku, albo masz jakieś kłopoty zdrowotne, zalecamy powolne przestawienie się na dawkę 72 g węglowodanów dziennie. Choć pewne korzystne działanie diety ubogiej w węglowodany obserwuje się już przy sugerowanej przez niektórych autorów redukcji ich udziału do 40%, to jednak ograniczenie to nie jest wystarczające, by osoba je stosująca mogła odczuć w pełni dobroczynne skutki diety.

ŻYWIENIE MAŁYCH DZIECI

Mleko matki

Mleko kobiety zawiera 1-2% białka, 4% tłuszczu i 7% węglowodanów; mleko krowie zawiera 3,3% białka, 4% tłuszczu i 5% węglowodanów. W braku najwłaściwszego dla dziecka mleka matki (albo innej kobiety) należy zrobić wszystko, by jak najbardziej „upodobnić" do niego mleko krowie (przynajmniej pod względem trzech wymienionych składników).

Stary sposób, polegający na rozcieńczaniu i słodzeniu mleka krowiego, nie jest najzdrowszy, gdyż takie mleko będzie niskotłuszczowe i tym samym nienajlepsze dla dziecka. Zazwyczaj zamiast zwiększyć ilość tłuszczu dodaje się węglowodany. Ponieważ jednak dzieci nie lubią bardzo słodkiej mieszanki, mleko uzupełnia się mąką w najrozmaitszej postaci. Nie ma wątpliwości, że sposoby te są ze wszech miar sztuczne. Gdyby mąka była właściwym pokarmem dla dziecka, to w ciągu minionych 7 milionów lat ewolucji ssaków natura znalazłaby pewnie jakieś wyjście, by wzbogacić nią mleko matki. Zwiększanie ilości węglowodanów do poziomu powyżej 7% sprowadza odżywkę dokładnie do punktu, w którym w żadnym wypadku nie powinna się znaleźć: zawiera bowiem za dużo węglowodanów, a to prowadzi do późniejszego nawykowego łaknienia węglowodanów i całej serii zdarzeń, które w krańcowym przypadku wiodą do różnych chorób.

Poniżej zamieszczamy formułę odżywki z mleka krowiego, która była stosowana skutecznie po zaprzestaniu karmienia piersią:

180 ml pełnego mleka krowiego
190 ml wody
18 g (4 płaskie łyżeczki) granulowanego cukru
30 ml (3 łyżki stołowe) śmietanki zawierającej około 30% tłuszczu

Mieszankę tę można dla pewności zagotować; starcza na dwa posiłki.

Owoce i witaminy

Niemowlęta nie potrzebują nic poza mieszanką, której skład podaliśmy powyżej. Zbędne są owoce i warzywa, nawet w postaci soku; powodują najwyżej kolkę i gazy. Dodana od czasu do czasu kropla soku z cytryny skutecznie zaspokaja zapotrzebowanie na witaminę C (ogrzanie mieszanki może zniszczyć witaminę).

W wypadku dziecka rocznego wolno zwiększyć ilość mleka kosztem wody. Po ukończeniu przez dziecko 18 miesięcy można zacząć wprowadzać ogólne zasady żywienia niskowęglowodanowego. Udział kaloryczny węglowodanów nie powinien przekraczać 15%, a dziecko powinno zjadać najwyżej jeden niewielki owoc dziennie.

Liczne problemy, z którymi muszą się borykać rodzice małych dzieci, wynikają z niewłaściwego karmienia. Skrobia w jakiejkolwiek formie, mąki czy semoliny[1], jest w pożywieniu niemowląt dodatkiem zupełnie nienaturalnym i prowadzi do bólów brzucha. Dziecko płacze, rodzina nie może spać, a każda próba uregulowania trybu życia załamuje się już na samym początku.

Producenci odżywek dla dzieci wiedzą doskonale, że ich mieszanki mleczne winny charakteryzować się składem najbardziej zbliżonym do składu mleka kobiety, a końcowa mieszanka nie powinna zawierać więcej niż 7% węglowodanów. Jednakże rodzice często wybierają produkty słodsze lub zawierające owoce, czyli właśnie te pokarmy, które stymulują naprodukcję insuliny i mogą prowadzić do różnych chorób. Następnym razem, gdy będziesz w sklepie, przyjrzyj się dobrze składnikom produktów spożywczych dla dzieci. Zaskoczy cię, jak wiele zawierają węglowodanów.

DZIECI

To do obowiązków rodziców należy zwalczać złe nawyki żywieniowe, gdziekolwiek to tylko możliwe, a obowiązki te zaczynają się z chwilą, gdy dziecko przychodzi na świat. Podwaliny każdej choroby węglowodanowej – otyłości, cukrzycy, zaburzeń hormonalnych i arteriosklerozy – **powstają w życiu płodowym**, albo przynajmniej we wczesnym okresie życia. Osoby, które w dzieciństwie nie jadły zbyt dużo węglowodanów, są mniej zagrożone w życiu dorosłym.

Zbyt często słyszy się stwierdzenie „słodycze to jedyna rzecz, jaką moje dziecko naprawdę lubi". Ale pamiętajmy, że żadne dziecko nie rodzi się z apetytem na chleb, słodzone chrupki, ciasta, makarony, cukierki, owoce i słodkie napoje. Dzieci dostają je od starszych, zwykle od kochających rodziców, ale to właśnie te pierwsze poczęstunki są początkiem długotrwałego uzależnienia, które może wywołać najrozmaitsze komplikacje zdrowotne. Zanim się obejrzysz, twoja pociecha będzie pogryzać różne produkty, nie przynoszące mu korzyści.

ILE WYSTARCZY

Ludzka trzustka wytwarza **diastazę**, enzym rozkładający skrobię, co oznacza, że nasz organizm jest przygotowany na konfrontację z pewną ilością węglowodanów. Powstaje tylko pytanie: na jaką?

Wróćmy do składu matczynego mleka: z jego siedmioma procentami węglowodanów (laktozy), 1-2% białka i ok. 4% tłuszczu. Widać wprawdzie, że udział kaloryczny węglowodanów wynosi ok. 40%, ale ważne, by nie mylić laktozy (cukru mlekowego) z dekstrozą (cukrem ze skrobi), a żywieniowych potrzeb dziecka z potrzebami osoby dorosłej. Dorosły, który wymagałby 2500 kalorii dziennie i chciałby te potrzeby zaspokoić odpowiednią ilością mleka kobiety, pobierałby dziennie 270 g węglowodanów (22,5 jednostki chlebowej), które dawałyby 1100 kalorii. Ale skład mleka kobiecego nie jest odpowiedni dla żywienia dorosłych. Ten pokarm jest przeznaczony dla niemowląt, u których stosunek powierzchni ciała do jego masy jest niekorzystny i stanowi raczej wspomnienie czasów, gdy istoty żywe dopiero ewoluowały w kierunku ciepłokrwistości.

W „epoce przedinsulinowej" ilość węglowodanów dopuszczalną dla diabetyków oszacowano na 72 g. Prosty przypadek cukrzycy reaguje dobrze na taką dawkę, a dalsze ograniczenia nie przynoszą żadnych dodatkowych korzyści (może poza szybszym spadkiem wagi). Niższa ilość węglowodanów zwykle nie jest korzystna, być może dlatego, że pewną ilość cukru organizm pobiera z pokarmu, a resztę wytwarza w procesie przemiany białek i kwasów tłuszczowych.

Gdyby skalkulować potrzeby mózgu, który wymaga najwięcej węglowodanów, oraz innych narządów, otrzymamy wynik równy 9,4 gramom węglowodanów na godzinę. W czasie potrzebnym do strawienia trzech posiłków (osiem godzin) daje to liczbę bliską 72 gramów. Oznacza to, że powinno się jadać tylko tyle węglowodanów, ile można całkowicie strawić. Nadmiar jest szkodliwy, ponieważ musi zostać z pomocą insuliny przetworzony w tłuszcz, a co za tym idzie, wywołuje hiperinsulinizm, główną przyczynę wielu współczesnych chorób. Pamiętajmy, że wszelki nadmiar cukru – a więc cukier, który nie został zużyty – musi zostać odłożony w tkance zapasowej, a proces ten wymaga energii. Być może z tego właśnie powodu po posiłku wysokowęglowodanowym ludzie czują charakterystyczne znużenie. Organizm jest zmęczony, ponieważ zużywa energię, której potrzebuje do zmagazynowania nadmiaru cukru. Ludzie unikający dań węglowodanowych nie doświadczają zaraz po jedzeniu wspomnianego „znęcenia".

Owe 70-80 gramów węglowodanów to „rozważna dieta" w najczystszym tego słowa znaczeniu, która stanowi kompromis między „normalną" dietą bogatą w węglowodany a pełną abstynencją węglowodanową. Przy diecie niskowęglowodanowej nie odczuwa się głodu, nie obserwuje się też żadnych reakcji stresowych.

CZEGO SIĘ SPODZIEWAĆ

Lekarz, który zamierza przepisać dietę niskowęglowodanową, albo osoba, decydująca się ją rozpocząć, muszą pamiętać, że faktyczne szkody wynikłe z powodu nadmiaru węglowodanów nie są odwracalne. Istnieje duża różnica między zastosowaniem diety niskowęglowodanowej we wczesnym wieku a wdrażaniem jej u osób starszych, w wieku 40, 60 czy 80 lat.

Można to porównać do przesadzania drzew: inaczej się przesadza sadzonkę, do tego ze sporą ilością ziemi wokół korzeni, niż dojrzałe drzewo, którego korzenie – przynajmniej niektóre – trzeba poodcinać. W wypadku przenosin dużego drzewa wszystko jest możliwe: może stracić liście, albo też w ogóle nie wytrzymać przeprowadzki.

Podobną sytuację mamy, gdy dietę niskowęglowodanową zastosuje osoba dorosła lub wiekowa. Ich metabolizm od dawna przywykł do dużych ilości cukrowców i jakoś sobie z nimi radził, zwykle wynajdując osobliwe sposoby regulacji. Także ich jelita przywykły do cukru i mąki. Zupełna rezygnacja z węglowodanów może postawić organizm w obliczu nowych, odmiennych problemów. Nagle wypracowane przez lata sposoby na nadmiar węglowodanów stają się zbyteczne; trzeba za to radzić sobie z większą ilością tłuszczu i białka.

W następnych podrozdziałach opiszemy pewne reakcje spotykane u ludzi, którzy zastosowali dietę niskowęglowodanową. Obserwacje te zostały poczynione w ciągu wielu lat na tysiącach osób.

Utrata apetytu

Po rozpoczęciu diety niskowęglowodanowej pacjenci otyli w zasadzie nie odczuwają żadnych negatywnych skutków. Zazwyczaj dopisuje im apetyt, a do tego są zadowoleni, bo chudną, mimo że jedzą dużo. Osoby nadmiernie szczupłe prawie zawsze na początku tracą od 1,5 do 3 kilogramów, później jednak przybierają na wadze. Często już po krótkim czasie tracą apetyt, a czasem rozwija się u nich wstręt do jedzenia, szczególnie mięsa. Utrzymanie ich przy diecie wymaga sporej siły przekonywania; jeśli chcą zrezygnować, powinni wiedzieć, że organizm przywyknie do małych doz węglowodanów, a wtedy czekają ich rozmaite korzyści. Pamiętaj, że przestawienie organizmu na spalanie i pożytkowanie tłuszczu poprzez ograniczenie węglowodanów przypomina odstawienie narkotyku, od którego jesteśmy uzależnieni. W końcu nastąpi powrót do zdrowia, ale droga do celu jest bardzo trudna.

W wypadku niektórych szczupłych ludzi pozostałością „czasów weglowodanowych" nie jest wcale większy apetyt (jak u otyłych), ale raczej jego brak. Dieta niskowęglowodanowa kładzie kres hiperinsulinizmowi, a to usuwa ostatnią przyczynę, dla której osoby wychudzone w ogóle jedzą: ich hipoglikemię. Ogólnie rzecz ujmując ludzie chudzi jedzą z powodu niskiego poziomu cukry we krwi, a nie dlatego, że są głodni.

Ważne, aby ludzie ci wiedzieli zawczasu, że zmiana może być trudna; dzięki temu nie będą mieli wrażenia, iż to dieta nie dla nich. W rzeczywistości bowiem skorzystają na niej nawet bardziej niż inni pacjenci. Mieliśmy do czynienia z setkami takich sytuacji: krańcowo wychudzeni ludzie zmieniali się w zadowolone, mocno zbudowane osoby o normalnej wadze.

Wspomnieliśmy już wcześniej, że postępowanie nazbyt radykalne jest nierozsądne. Ograniczenie się do 5-6 jednostek chlebowych, odpowiadających 60-72 gramom czystych węglowodanów, stanowi wyjście idealne i najszybciej uwalnia pacjenta od dolegliwości żołądkowo-jelitowych (zgagi, wzdęcia, biegunki, zapalenia okrężnicy). To zrozumiałe, że najlepiej współpracują z lekarzem pacjenci, którzy widzą poprawę. W wypadku osób starszych (powyżej 45 roku życia) należy w czasie zmiany zachować dodatkowe środki ostrożności.

Skrzepy

Tłuszcz zwierzęcy, który zawiera dużą ilość nasyconych kwasów tłuszczowych, wywiera szczególny skutek na krzepliwość. Wydaje się, że z jednej strony wiąże się to z zapotrzebowaniem na heparynę (białko, które hamuje krzepnięcie krwi) i, z drugiej strony, wydzielaniem enzymów umożliwiających krzepnięcie. Przypadki zakrzepicy zdarzające się przy zbyt nagłym przejściu do diety niskowęglowodanowej bywają związane ze stanem przegłodzenia. Może się w nim znaleźć organizm łaknący węglowodanów, do których nawykł, a otrzymujący tłuszcz i mięso, z którymi nie nauczył się jeszcze sobie radzić i których nagle zaczął dostawać zbyt dużo.

Często zakrzepica pojawia się w sytuacjach stresowych. Na przykład, tendencja do zakrzepicy pojawia się po operacjach chirurgicznych, po urodzeniu dziecka, przy krańcowym wyczerpaniu fizycznym. Podobnym stresem dla organizmu może się okazać przejście do genetycznie uzasadnionej diety z dużą ilością tłuszczu i białka. A im bardziej radykalna zmiana, tym silniejszy stres.

Osoby, które ograniczą dzienny kaloryczny udział węglowodanów z, załóżmy, 40% do 72 gramów (czyli maks. 10-20%), doświadczą mniejszych problemów niż te, u których udział ten wynosił 80%. To samo tyczy się wieku i stanu zdrowia. Ponieważ osoby, które jadły przede wszystkim węglowodany, mają najpoważniejsze problemy zdrowotne, zatem również one mogą oczekiwać znacznych powikłań w czasie przestawiania się na nowy tryb odżywiania. Pod tym względem przypomina to bardzo sytuację narkomana nawykłego do dużych dawek środka uzależniającego.

Na początku lat 70. XX wieku doktor Robert Atkins został oskarżony o to, że swą niskowęglowodanową dietą spowodował u kilku chorych atak serca. Został nawet wezwany z tego powodu na przesłuchanie w Senacie. W zasadzie dieta Atkinsa pokrywała się z zalecaną przez nas; jednakże jego sposób postępowania był znacznie bardziej radykalny: Atkins zalecał rozpoczęcie leczenia od całkowitego wyeliminowania węglowodanów i pozwalał na ograniczenie tego rygoru dopiero nieco później. My natomiast nigdy nie sugerujemy zejścia poniżej sześciu jednostek chlebowych, przy czym na początku restrykcje są jeszcze mniejsze. Nie mamy żadnych danych na temat liczby ataków serca, które wywołały modne kilka lat temu diety zero-kaloryczne. Wiemy natomiast dobrze, że każda nagła zmiana zwiększa tendencję do krzepnięcia krwi, a to z kolei może wywoływać zakrzep w jakimś uszkodzonym miejscu układu krążenia, a następnie doprowadzić do katastrofy. Nasz program jest o wiele bezpieczniejszy i skuteczniejszy. Możemy to stwierdzić z pełnym przekonaniem, ponieważ został oparty na analizie danych pochodzących od tysięcy pacjentów leczonych przez doktora Lutza począwszy od końca lat 50. XX wieku.

Można by oczywiście osoby, które wiek lokuje w grupie podwyższonego ryzyka ataku serca (czyli mężczyzn powyżej 50 roku życia i kobiety po sześćdziesiątce), wykluczyć z planu leczenia dietą niskowęglowodanową. Taki krok wcale jednak nie byłby dla nich korzystny, ponieważ zamykałby drogę do gruntownego wyleczenia choroby. Tylko dieta niskowęglowodanowa jest w stanie opanować postęp arteriosklerozy, a tym samym zmniejszyć ryzyko ataku serca.

Ludzie z nadwagą z powodu siedzącego trybu życia, chorzy na cukrzycę, nadciśnieniowcy lub osoby z chorobą serca powinni przechodzić do diety niskowęglowodanowej stopniowo, na przykład zaczynając od 9 jednostek chlebowych i nie próbować osiągnąć pożądanej granicy 6 jednostek przed upływem kilku miesięcy. Jeśli cierpisz na którąkolwiek z wymienionych wyżej dolegliwości, to zdecydowanie zalecamy, byś omówił ze swym lekarzem swą decyzję przejścia na dietę niskowęglowodanową. Myślą przewodnią waszej rozmowy powinna być chęć współpracy i wspólnego monitorowania wyników. W czasie owego przejścia mogą się okazać konieczne pewne leki, na przykład zmniejszające lepkość krwi, jak aspiryna czy kumaryna. Jeśli przyjmujesz środki obniżające ilość cholesterolu we krwi, to z czasem, w miarę jak twoje zdrowie zacznie się poprawiać, stwierdzisz zapewne, że możesz powoli redukować ich ilość. Leki te zresztą nie są zbyt użyteczne, zwłaszcza że niski poziom cholesterolu nie mówi nic o kondycji serca, a poza tym zmniejszają też poziom koenzymu Q10.

Niestety, stan niektórych pacjentów doszedł do punktu, z którego nie ma już powrotu: grozi im atak serca, nawet gdy nic nie robią. Kiedy jednak próbują jakoś temu zaradzić, ryzykują atak serca w wyniku skutków ubocznych leczenia dietą niskowęglowodanową.

Krwawienie dziąseł

Częstą, aczkolwiek zazwyczaj krótkotrwałą dolegliwością podczas przechodzenia na dietę niskowęglowodanową są opuchnięte i krwawiące dziąsła. Może być to związane z rozrostem pewnych tkanek, który jest odpowiedzią na zwiększoną ilość hormonu wzrostu we krwi, albo też z zapaleniem w wyniku nasilenia reakcji odpornościowych na bakterie obecne w jamie ustnej.

Jeśli przydarzy ci się coś takiego, nie przejmuj się tym zbytnio. Objawy ustaną po kilku miesiącach i nigdy nie wrócą. Mówiąc prawdę, dziąsła i zęby tylko skorzystają na odstawieniu węglowodanów. Po początkowych krwawieniach dziąsła zaczynają się wzmacniać. Wkrótce twój dentysta nie będzie się posiadał ze zdziwienia nad odpornością twoich dziąseł w czasie czyszczenia zębów, a jeśli masz próchnicę, częstość występowania nowych ubytków zdecydowanie zmaleje. Oczywiście, normalne codzienne zabiegi higieniczne, jak mycie jamy ustnej i czyszczenie przestrzeni międzyzębnych specjalną nicią dentystyczną, są zawsze potrzebne. Osoby, u których krwawienie przedłuża się ponad kilka tygodni, powinny się poradzić lekarza, ale nawet te dolegliwości nie są powodem, by zarzucić dietę niskowęglowodanową.

Zaparcia

Pewnych kłopotów możemy oczekiwać ze strony jelita grubego. Jak już wspominaliśmy, zaparcia są typowym objawem u osób, które już wcześniej na nie cierpiały. O wiele rzadziej występują u tych, którzy przed podjęciem diety niskowęglowodanowej mieli normalne wypróżnienia. Dieta z dużą ilością węglowodanów jest dla jelita grubego szkodliwa, przede wszystkim dlatego, że fermentacja cukrowa i duża ilość substancji balastowych i odpadowych – w tym błonnik – stymulują wypróżnianie, a jednocześnie namnażanie bakterii. Ludziom tym chroniczne zaparcie nie grozi tylko dlatego, że ich jelito poddane jest nieustannemu działaniu środka przeczyszczającego, którym są zjadane przez nich węglowodany, a właściwie polipeptydowe hormony trzustki, które przyspieszają wędrówkę węglowodanów przez jelito.

Po usunięciu węglowodanów z diety zanika bodziec, który dotychczas stymulował jelito do wypróżniania i zaparcie stopniowo się nasila. Kluczową sprawą jest, by problem ten nie zmusił chorego do przyjęcia postawy kompromisowej wobec węglowodanów. W wypadku silnego zaparcia naturalnym sposobem, który pomaga jelitu przetrwać ten trudny okres, jest codzienna lewatywa z 1,5 litra ciepłej wody.

Jeśli zabieg taki wydaje ci się zbyt kłopotliwy, możesz skorzystać z powszechnie dostępnych środków przeczyszczających lub specjalnych herbatek ziołowych. Wkrótce, gdy wzmocni się mięśniówka jelita, a hormonalne procesy regulacji pracy jelit ulegną znormalizowaniu, jelito odzyska swą pierwotną zdolność do ruchów perystaltycznych. Wodę należy pić, gdy czuje się pragnienie, a nie by „utopić" w niej wnętrzności.

Reakcje odpornościowe

Dużym problemem w trakcie dopasowywania się do nowego reżimu żywnościowego jest nadmierna aktywność układu odpornościowego. Zważywszy, że w trakcie leczenia poprawia się stan każdej tkanki, ludzie chudzi nabierają ciała, skóra staje się mocniejsza, a mięśnie, przynajmniej u osób osłabionych, nabierają siły, nie należy się dziwić, że i komórki układu odpornościowego też się wzmacniają i wytwarzają więcej substancji aktywnych niż przed podjęciem diety niskowęglowodanowej.

To zmiana pozytywna. Po zastosowaniu diety niskowęglowodanowej przeziębienia, grypy i różne pospolite infekcje zdarzają się rzadziej; rany leczą się szybciej; kobiety cierpiące na drożdżycę pochwy zwykle obserwują w tym okresie znaczną poprawę.

Ale stymulacja układu odpornościowego może też stwarzać problemy. Zdarza się, że rozpocznie on „odruchowy" atak na tkanki własnego organizmu. Osoby, które mają jakąś chorobę autoagresyjną, w trakcie leczenia dietą niskowęglowodanową zalecaną przez nas powinny kontynuować przepisaną im wcześniej terapię. Korzyści z diety niskowęglowodanowej odniosą wszyscy, również osoby cierpiące na choroby autoagresyjne. Wiadomo nam, że przynajmniej w kilku przypadkach takich chorób dieta niskowęglowodanowa dała znakomite efekty, ale nie mamy żadnych dokładniejszych danych opartych na większych próbach statystycznych.

„Nieuleczalna infekcja"

Zanim zaczęliśmy stosować dietę niskowęglowodanową, obaj dość często chorowaliśmy; dopadały nas powtarzające się katary, albo przeziębienia następujące zaraz po grypie. Często zwyczajna infekcja górnych dróg oddechowych przemieszczała się w głąb płuc i powodowała zapalenie oskrzeli. Po rozpoczęciu programu wszystko się zmieniło. Od tego czasu w ogóle rzadko łapiemy jakąś infekcję, a kiedy już do tego dochodzi, to trwa ona bardzo krótko. Jednakże wiemy, że niektórzy ludzie mają dziwne wrażenie, jak gdyby byli ciągle przeziębieni, choć w rzeczywistości nie wchodzi w grę żadna infekcja, co więcej – często wcale ogólnie nie czują się źle. Stwierdziliśmy, że aby usunąć te objawy, wystarcza zwykłe leczenie z użyciem 10-12 mg kortyzonu lub prednizonu (są to steroidy hamujące działanie układu odpornościowego) przez 4-5 dni. Leki te są na receptę, należy się zatem skontaktować z lekarzem.

Nazywamy ten dziwny stan „syndromem nieuleczalnej infekcji". Jej przyczyną może być to, że układ immunologiczny wzmacnia się i gwałtownie atakuje te tkanki, które przejawiają choćby najsłabsze ślady infekcji. Leki steroidowe czasowo hamują ten proces. Kiedy tkanka wraca do stanu normalnego, infekcja znika i żadne ponowne działania autoagresyjne się nie pojawiają. Są to wprawdzie tylko wnioski hipotyczne, ale krótkotrwałe zastosowanie steroidów rzeczywiście okazało się skuteczne.

Tkanki osób, które od dziecka żyją na diecie niskowęglowodanowej, są w znakomitym stanie, a tym samym nie trapi ich syndrom nieuleczalnej infekcji. Zupełnie inaczej ma się rzecz z tymi, którzy późno decydują się na zmianę trybu odżywiania. Układ odpornościowy takich ludzi jest zaprogramowany na ciągłe zwalczanie najrozmaitszych infekcji, dlatego dieta niskowęglowodanowa może wyzwolić bardzo silne reakcje tego typu – wprawdzie skuteczne w stosunku do faktycznych zagrożeń, ale niestety równie silnie i niszcząco oddziałujące na tkanki, czego organizm nie może uniknąć. W tych wypadkach niektórym chorym pomaga krótkotrwałe (kilkudniowe) przyjmowanie kortyzonu po niemal każdej infekcji.

Astma

Proces opisany powyżej całkiem dobrze pasuje do problemów z astmą oskrzelową. Należy zauważyć różnicę między spastycznym zapaleniem oskrzeli a prawdziwą astmą oskrzelową. Pierwsza z chorób ma podłoże czysto degeneracyjne: trudności z oddychaniem spowodowane są utratą tkanki płucnej kompensowaną zwężeniem oskrzeli. W tej sytuacji dieta niskowęglowodanowa jest korzystna, bo hamuje postęp dalszej destrukcji płuc i poprawia działanie tkanki płucnej jeszcze nie zniszczonej.

W wypadku prawdziwej astmy należy jednak zachować daleko posuniętą ostrożność. Dieta niskowęglowodanowa, z jej uaktywnianiem układu immunologicznego i podwyższonym poziomem hormonu wzrostu, może doprowadzić do gwałtownego nasilenia trudności z oddychaniem oraz problemów krążeniowych. Zatem, ponownie, najpierw kortyzon, potem dieta, a potem znów, być może, dawka kortyzonu. Ten schemat terapeutyczny stosuje się też do innych chorób autoagresyjnych, jak zapalenie wielostawowe czy toczeń.

Serce i wątroba

Bardzo podobne objawy zaobserwowano u pacjentów z chorobami serca. U trzech z nich w ciągu kilku zaledwie miesięcy od rozpoczęcia diety niskowęglowodanowej pojawiło się migotanie przedsionków. Tę reakcję również przypisuje się autoagresyjnym działaniom układu immunologicznego, tym razem skierowanym przeciwko tkance mięśnia sercowego.

Takie tendencje obudzą się u większości pacjentów chorych na serce. Nawet wówczas jednak, gdy do nich dochodzi, pozytywne skutki zmiany sposobu odżywiania są na tyle duże, że liczą się bardziej niż szkody wyrządzone wskutek autoagresji. U osób chorych na serce najlepszą metodą wprowadzania diety niskowęglowodanowej jest powolne schodzenie do, początkowo, 8-10 jednostek chlebowych na dzień.

Wątroba też może ucierpieć wskutek wrogich działań układu odpornościowego. Płaty tego dużego narządu zawierają znaczną liczbę białych krwinek, odpowiedzialnych za wywoływanie reakcji immunologicznych. Tak więc osoby chore na wątrobę po rozpoczęciu diety niskowęglowodanowej powinny się spodziewać komplikacji tego rodzaju. W praktyce jednak reakcję immunologiczną w stosunku do wątroby zaobserwowano tylko w bardzo specjalnych, szczególnie silnych przypadkach choroby. Jeśli dolega ci wątroba, lekarz może monitorować twój poziom gamma globuliny i na tej podstawie ocenić, czy rozpoczęcie diety spowodowało jakieś negatywne skutki. U większości pacjentów z przewlekłym zapaleniem wątroby można się spodziewać stopniowej poprawy, nie osiąganej żadnymi innymi sposobami.

Reumatyzm

Jedną z najbardziej dokuczliwych dolegliwości zaobserwowanych u osób starszych, które zdecydowały się na dietę niskowęglowodanową, są pojawiające się od czasu do czasu bóle reumatyczne. Napady te pojawiają się zazwyczaj w czasie jakiejś choroby wirusowej, albo wkrótce po niej, ponieważ każda infekcja stymuluje wydzielanie przeciwciał. Zazwyczaj wystarczy brać kilka miligramów prednizonu przez kilka dni – to powinno położyć kres dolegliwościom. I znów radzimy skonsultować się z lekarzem, ponieważ jest to lek na receptę.

Szczepionki

Szczepienia robi się, aby zapobiec infekcjom. Współczesny średni poziom zdrowia człowieka najwyraźniej nie zapewnia mu zdrowej egzystencji bez szczepionek. Zlikwidowanie ospy było niewątpliwie wielkim sukcesem medycyny, do którego nie doszłoby pewnie, gdyby szczepionka przeciw tej chorobie nie została wprowadzona na całym świecie. Z czasem, prawdopodobnie, podobny sukces czeka nas też w wypadku innych chorób. Układ odpornościowy osób, które zdecydowały się na dietę niskowęglowodanową, staje się silniejszy. W wypadku tych ludzi reakcje na szczepionkę mogą być znacznie silniejsze, od oczekiwananych. Często zdarza się, że reakcja układu odpornościowego jest tak gwałtowna, że wymaga powstrzymania lekiem steroidowym. Gdyby do takiej sytuacji doszło, skontaktuj się z lekarzem, który powinien przepisać ci małą dawkę prednizonu lub kortyzonu.

Nawrót choroby obserwowany u pacjentów z wrzodziejącym zapaleniem okrężnicy po szczepieniu przeciwko chorobom roznoszonym przez kleszcze wskazuje na istnienie jakiegoś związku przyczynowego między nimi. Tym samym osoby z chorobami immunologicznymi powinny raczej obejść się bez niektórych szczepionek i nie ryzykować nienormalnej reakcji układu odpornościowego, która może pogorszyć stan zdrowia. Przy należytej ostrożności można uniknąć zarażenia się od innych. Ze środków profilaktycznych wypada wymienić częste mycie rąk, unikanie korzystania ze wspólnych telefonów i innych sprzętów biurowych, unikanie zatłoczonych miejsc – zwłaszcza w czasie szerzenia się grypy i przeziębień. Oczywiście, obecność dzieci trochę te sprawy komplikuje.

KIEDY DIETA NISKOWĘGLOWODANOWA NIE SKUTKUJE

Doświadczenia z wieloma tysiącami pacjentów stosujących dietę niskowęglowodanową przekonały nas, że reakcje immunologiczne organizmu odgrywają znaczną rolę w wielu chorobach, a nie tylko w trakcie ograniczania ilości węglowodanów. Dużo zależy od tego, jak rozwija się choroba, czy sama reakcja immunologiczna jest głównym czynnikiem, a wreszcie czy układ odpornościowy rozpoznaje nośniki choroby.

U osób odżywiających się pokarmem z dużą ilością węglowodanów zauważalne reakcje immunologiczne pojawią się później, przede wszystkim z powodu kiepskiego stanu tkanek (w tym też układu odpornościowego) oraz na skutek zwiększonej produkcji hormonów kory nadnerczy. Ale z chwilą, gdy układ odpornościowy „upatrzy" sobie jakiś narząd, przejście na dietę niskowęglowodanową podnosi odporność tkanek narządu na ataki układu odpornościowego. W tym samym czasie nasilają się też reakcje odpornościowe udoskonalonego układu immunologicznego.

Tak więc gdzieś w trakcie rozwoju choroby dochodzi do sytuacji, która uniemożliwia wyleczenie: „przeciwnicy" otrzymują to samo wzmocnienie i powstaje sytuacja patowa.

Co więcej, nieuleczalność może być też spowodowana innymi przyczynami. Często na przykład dochodzi z czasem do utrwalenia nadciśnienia. Można to wyjaśnić faktem, że w czasie długotrwałej choroby w naczyniach krwionośnych zachodzą zmiany, które następnie prowadzą do podwyższenia ciśnienia krwi w wyniku zaburzeń krążeniowych w narządach wewnętrznych, na przykład nerkach.

Otyłość jest innym przykładem. Stosunkowo łatwo ją leczyć przed pokwitaniem, ale im osoba starsza, tym leczenie mniej pewne. Niektóre osoby otyłe, zwłaszcza kobiety, nie tracą na diecie niskowęglowodanowej ani kilograma.

Wczesne stadia cukrzycy typu II dieta niskowęglowodanowa zwykle zahamowuje dość łatwo, ale im starszy chory i im dłuższa jest historia jego choroby, tym szanse na całkowite wyleczenie są mniejsze. To samo odnosi się do podwyższonego poziomu cholesterolu i kwasu moczowego.

Nie zmienia to faktu, że osoby starsze i chore często korzystają na ograniczeniu ilości spożywanych węglowodanów. Nawet jeśli nie dochodzi do zlikwidowania objawów, zdrowszy sposób odżywiania podnosi ogólną jakość życia. A poza tym, co innego można zrobić? Kontynuować sposób odżywiania, który spowodował problemy zdrowotne? Trudno to nazwać alternatywą.

We wszystkich możliwych przypadkach nasz organizm reaguje na stan chorobowy wywołany nadmiarem węglowodanów zmyślnymi mechanizmami regulującymi. Za przykład może posłużyć pacjent otyły. Węglowodany są główną przyczyną jego stanu, a ciało odpowiada na nadmiar węglowodanów nadprodukcją insuliny. Temu z kolei przeciwstawiają się nadnercza i produkują więcej kortyzolu (hydrokortykosteronu). Jeśli przyczyna zostanie usunięta dość szybko (np. ilość węglowodanów w diecie zostanie ograniczona), opisane przed chwilą skutki mogą ulec odwróceniu. Jeśli jednak chory nadal je powyżej 72 g cukrowców dziennie, nadprodukcja insuliny staje się zjawiskiem stałym. Proces dojrzewania płciowego lub ciąża dodatkowo wzmacniają przeciwne mechanizmy, poprzez hormony płciowe. Teraz organizm musi wymyślić coś zupełnie nowego – i owszem, robi to, wywołując oporność insulinową. Komórki robią się „głuche" na insulinę i, w pewnych warunkach, rozwija się cukrzyca. Najwyraźniej organizm nie ma innego wyjścia.

Jeśli ograniczenie węglowodanów w zaawansowanym stadium choroby nie zawsze daje pożądane skutki, nie powinniśmy sobie zaraz mówić, że to nie węglowodany były przyczyną choroby. Czasem zwyczajnie – niestety – choroba osiąga punkt, z którego nie ma już powrotu.

JAK ZACZĄĆ

U osób zdrowych i przed osiągnięciem wieku 45 lat wstępny cel w postaci 5-6 jednostek chlebowych dziennie może być osiągnięty już na samym początku programu. Oznacza to tylko niewielką ilość cukru i od czasu do czasu coś słodkiego na deser, odrobinę chleba, nikłą ilość laktozy w mleku i niewielkie porcje węglowodanów w postaci warzyw i owoców. Poza tym program uwzględnia tylko pokarmy pochodzenia zwierzęcego.

Należy podkreślić z całą stanowczością: **W wypadku osób liczących sobie więcej niż 45 lat, albo też chorych na serce lub cierpiących na jakąś chorobę autoagresyjną, należy zaczynać od co najmniej 9 jednostek chlebowych.** Należy zadbać o to, by ten limit był od początku ściśle przestrzegany. To ważny środek ostrożności, który ułatwi starszym lub osłabionym chorobą przestawić się na dietę niskowęglowodanową bez ewentualnego stresu, do którego dochodzi, gdy gwałtownie zmieniamy sposób odżywiania. W miarę trwania terapii ilość węglowodanów może być ograniczona jeszcze bardziej.

Owoce i soki

Inna ważna sprawa: **nagminny błąd to ignorowanie zawartości węglowodanów w owocach i sokach owocowych.** Szklanka soku owocowego (250 ml) zawiera 20-30 g cukru (czyli 2-3 jednostki chlebowe). Znaczne spożycie owoców i warzyw, nawet w postaci soków, nie jest ani zdrowe, ani dobrze tolerowane przez organizm. Sok owocowy to prawie wyłącznie słodka woda z kilkoma utopionymi w niej witaminami. Lepiej zjeść naturalny owoc, bo wówczas żołądek ma przynajmniej szansę poczuć sytość, zanim jeszcze spożyjemy zbyt dużo cukru.

Zwyczaj wypijania dużych ilości soków owocowych nie ma uzasadnienia. Ludzie dopiero od kilku tysięcy lat uprawiają drzewa owocowe, a wyciskanie soku z owoców jest już zupełnie nowym wynalazkiem. Pomysł, że surowe owoce i warzywa niezwykle służą zdrowiu, narodził się zaledwie kilka dziesięcioleci temu w odpowiedzi na badania nad witaminami, ale teoria ta została ostatnio zdyskredytowana.

Istnieje wiele warzyw o znikomej ilości węglowodanów, ale właściwie nie ma takich owoców. Sławna amerykańska piramida zdrowia, która zaleca jedzenie 5-9 porcji owoców i warzyw dziennie, jest wręcz niebezpiecznie pozbawiona zasadności. Uważamy, że owoce i warzywa, a także soki z nich otrzymywane, nie przynoszą organizmowi takich korzyści jak tłuszcz i produkty białkowe.

Alkohol

Rozkład metaboliczny alkoholu prowadzi do aldehydu octowego, a potem kwasu octowego i przypomina raczej rozkład kwasów tłuszczowych. Stwierdzenie, na ile alkohol można traktować oddzielnie od cukrowców, wymaga badań eksperymentalnych. Zgodnie z tym, co wykazała nasza praktyka, jeśli będziemy ograniczać ilość cukru i mąki w diecie, to niewielka dawka alkoholu może zostać włączona bez żadnych szkodliwych skutków. Jedna czy dwie butelki piwa lub kilka kieliszków wina nie wyrządzą krzywdy nikomu zdrowemu. Dozwolone są też umiarkowane ilości alkoholi mocnych, natomiast należy unikać słodkich napojów alkoholowych, czy to koktajli, czy słodkich wódek. Czysta wódka lub wódka lub wódka z wodą sodową stanowi lepsze rozwiązanie.

Przyrządzanie mięsa

Zazwyczaj lepiej ustanawiać jak najmniej obowiązujących zasad, ale za to trzymać się ściśle tych, które rzeczywiście stanowią o różnicy jakości pożywienia. Na pewno mięso pieczone i gotowane nie jest jednakowo wartościowe, co najlepiej widać na tłuszczu. Ugotowany tłuszcz jest nadal biały, podczas gdy usmażony lub upieczony robi się przezroczysty. Powodem jawi się przemiana, jakiej podlegają kwasy tłuszczowe poddane działaniu wysokich temperatur w obecności tlenu. Poza tą wyraźną różnicą właściwie nic nie mamy przeciw pieczeniu, nie chcemy też sugerować, że gotowanie jest lepsze. Jak by nie patrzeć, rożen jest o wiele starszym urządzeniem kuchennym niż garnek. Można więc przyjąć, że ewolucja znalazła już sposób, by przystosować nas do tych ubocznych skutków rozwoju społecznego. Niektórzy badacze uważają, że pieczone mięso bywa rakotwórcze, ale jak dotąd żadne poważne badania nie potwierdziły tej teorii.

Tłuszcz

Jedyna nadzieja na utrzymanie diety niskowęglowodanowej i osiągnięcie pożądanych skutków wiąże się ściśle z zastąpieniem węglowodanów tłuszczem. Ludzie nie mogą się odżywiać wyłącznie białkiem. W pewnych krajach Ameryki Środkowej karmienie uwięzionych oponentów politycznych wyłącznie chudym mięsem było „eleganckim" sposobem na pozbycie się ich, bez uciekania się do bardziej drastycznych sposobów. Po kilku miesiącach pojawiała się biegunka, a wkrótce po tym następowała śmierć. Stefansson opisywał podobny łańcuch zdarzeń u kanadyjskich Eskimosów zmuszonych do żywienia się chudym mięsem karibu, bez możliwości łowienia i spożywania tłustych ryb.

Dziś wiadomo już, że pewne kwasy tłuszczowe mają kluczowe znaczenie dla zdrowia człowieka; kwasy te, zwane niezbędnymi kwasami tłuszczowymi, muszą być spożywane z pokarmem. Choć węglowodany i tłuszcz nie równoważą się w pełni, to jednak w jakiś sposób się zastępują. Teoretycznie jest to zrozumiałe, ponieważ węglowodany zostają najpierw przekształcone w tłuszcz, a dopiero potem tłuszcz służy do wytwarzania energii.

Wydaje się logiczne i zrozumiałe, że każdy, kto je mniej węglowodanów, powinien konsumować więcej tłuszczów. Ale w rzeczywistości można się spotkać z zaskakującą praktyką: ludzie, próbujący stosować dietę niskowęglowodanową, nadal chcą jeść mało tłuszczu. Dlaczego? Przyczyną jest lęk przed tłuszczem.

Przedstawiliśmy w tej książce liczne dowody na to, że to właśnie węglowodany są winne rozregulowania fizjologii człowieka i stanowią przyczynę wielu chorób. Tak długo, jak dzienna porcja węglowodanów nie przekracza 70-80 g, dieta o dużej zawartości tłuszczu nie tylko nie jest szkodliwa, ale wręcz okazuje się niezbędna dla zdrowia organizmu. Pamiętaj, że dieta niskotłuszczowa została oparta na błędnych obserwacjach, utrwalanych od pokoleń i wtłoczonych w świadomość społeczeństwa za pośrednictwem mediów. Osoby, które nie zwiększą ilości tłuszczu w celu zrekompensowania odstawionych węglowodanów, będą próbowały zaspokajać głód większą ilością białka roślinnego i zwierzęcego. Pamiętaj, że na przykład nieżyt żołądka nie może zostać wyleczony bez udziału tłuszczu.

O wiele zbyt często ludzie pamiętają, że cierpieli na niestrawność po tłustym posiłku. Ale bądź pewien, że posiłek ten zawierał też ogromne ilości węglowodanów, a także ostre przyprawy i, być może, alkohol.

PODSUMOWANIE ZASAD ŻYWIENIA NISKOWĘGLOWODANOWEGO

W naszym opracowaniu każde 12 gramów węglowodanów nazywane jest jednostką chlebową. Dozwolona dzienna porcja węglowodanów wynosi 6 lub mniej jednostek chlebowych, przy nie ograniczonej ilości innych składników pokarmowych. Osoby dorosłe po 45 roku życia, a także chore na serce i cierpiące na jakieś schorzenie autoagresyjne, powinny zaczynać terapię od 8-9 jednostek chlebowych na dobę. W tabeli zamieszczonej na stronach 274-278 podano zawartość węglowodanów (w jednostkach chlebowych) w różnych popularnych produktach spożywczych. Istnieje wiele innych książek, prezentujących podobne zestawienia. Ważne jest, aby w wypadku produktów, które nie znalazły się w tabeli, poznać zawartość węglowodanów czystych, to znaczy takich, które mogą zostać przetworzone metabolicznie. Osobom, pragnącym znacznie zredukować zagrożenie rozmaitymi chorobami i uzyskać jak najlepszą szansę na wyleczenie z dolegliwości już nabytych, zalecamy dietę uwzględniającą najwyżej 72 gramy węglowodanów dziennie.

Produkty pochodzenia zwierzęcego mogą być spożywane bez ograniczeń. Możesz jeść jaja, sery, śmietankę, wszystkie rodzaje mięsa, w tym ryby, wieprzowinę, drób, a także tłuszcze zwierzęce. Masło może być konsumowane bez ograniczeń, ponieważ dostarcza niezbędnych tłuszczów potrzebnych do zastąpienia węglowodanów bez ogromnych ilości białka. Co więcej, masło zawiera dużo witamin oraz innych ważnych składników odżywczych. Lepiej unikać większych ilości tłuszczów wielonienasyconych (a zwłaszcza tłuszczów trans spotykanych m.in. w margarynie). Tłuszcze te są zwykle wysoce przetworzone i coraz częściej ich wartość zdrowotna poddawana jest krytyce.

Najlepszym olejem roślinnym jest oliwa. Zawiera ona 75% kwasu oleinowego (długołańcuchowego kwasu jednonienasyconego), 13% nasyconego tłuszczu, 10% kwasu linolowego i 2% kwasu linolenowego (dwa ostatnie są niezbędnymi kwasami tłuszczowymi). A jednak oliwa nie powinna być jedynym tłuszczem w jadłospisie człowieka. Masło, olej kokosowy czy olej palmowy są ważne, ponieważ zawierają dużo kwasów tłuszczowych o krótkich łańcuchach, które mogą przynieść korzyści zdrowotne w postaci szybszej produkcji energii, właściwości antybakteryjnych czy przeciwnowotworowych. Co więcej, za dużo oliwy może wywołać zachwianie równowagi niezbędnych kwasów tłuszczowych. Masło ma znacznie mniej niezbędnych kwasów tłuszczowych, ale występują one w nim w ilościach zapewniających równowagę.

Bez ograniczeń można jeść wodniste owoce i warzywa, takie jak pomidory i ogórki, a także arbuzy. Ostrożnie należy natomiast podchodzić do innych produktów roślinnych. Cukru, który zawiera 12 g węglowodanów na jednostkę chlebową, oraz mąki, ryżu, semoliny, płatków owsianych i produktów opartych na kukurydzy, które zawierają 15 g węglowodanów na jednostkę chlebową, trzeba raczej unikać.

Osoby z problemami żołądkowo-jelitowymi powinny wystrzegać się wszelkich zbóż zawierających gluten, a więc pszenicy, żyta, jęczmienia i owsa, przynajmniej do czasu, aż nastąpi wyraźna poprawa.

DOBRE ŚNIADANIE

Śniadanie jest prawdopodobnie najważniejszym posiłkiem. Niektórzy jedzą bardzo dużo wieczorem, po pracy, a następnie śpią źle i rankiem nie są w stanie spożyć przyzwoitego śniadania. Ten styl życia musi ulec zmianie. Zjedz śniadanie złożone z sera, masła, jaj i jakiegoś produktu mięsnego. Nawet jeśli z początku zestaw ten nie budzi twego entuzjazmu, pamiętaj, że właściwe śniadanie stanowi klucz do sukcesu. Stwierdziliśmy, iż po pewnym czasie zjedzenie dużego śniadania staje się już nie tylko rzeczą łatwą, ale wręcz przyjemną. Solidne śniadanie z mięsem i tłuszczem zapewnia ci zadziwiającą ilość energii na cały dzień. Nie grożą ci przedpołudniowe napady głodu. Pozwala to inaczej rozplanować dzień pracy i zdecydowanie zwiększa zasób energii. Ucieszysz się, gdy zobaczysz, że już dwunasta w południe, a ty nie omdlewasz z głodu.

Jeśli chodzi o inne posiłki, to tu również pierwszeństwo powinny mieć białka i tłuszcze, zwłaszcza, że łatwiej zrezygnować ze słodkich pokus, gdy pierwszy głód jest już zaspokojony. Jeśli będziesz postępował zgodnie z tymi wytycznymi i zaczniesz dzień od solidnego zdrowego śniadania, złożonego z jaj i mięsa, a nie bułki i szklanki soku, wówczas zobaczysz, że w ciągu dnia łatwiej ci zwalczyć ochotę na produkty wysokowęglowodanowe.

PRZEPISY I JEDZENIE NA MIEŚCIE

W niemal każdej książce kucharskiej można znaleźć przepisy idealne dla osoby stosującej dietę niskowęglowodanową. Kluczową rolę w planowaniu posiłków odgrywa decyzja, co jeść. Jeśli masz ochotę na rybę – zjedz ją ale bez ziemniaków i ryżu. Zastąp te mączne potrawy jakimś zielonym warzywem (z dużą ilością masła!) lub sałatką. Dobra kiążka kucharska, którą możemy polecić, to *Nourishing Traditions* (Tradycje żywieniowe), pióra Sally Fallon i Mary Enig[2]. Autorki nie tylko podają wiele najrozmaitszych przepisów, ale zamieszczają też wiele informacji podbudowanych wiedzą o dietetyce.

Spójrzmy prawdzie w oczy – programy żywieniowe zakładające konsumowanie wyłącznie konkretnych posiłków są bezużyteczne. Każdy z nas prowadzi inne życie, preferencjami żywieniowymi różnimy się wszyscy. Nasza zasada jest prosta: po prostu ogranicz się do 6 jednostek chlebowych dziennie. Reszta zależy od ciebie.

Niektóre pokarmy roślinne zawierają bardzo niewiele węglowodanów – tak ma się rzecz z warzywami liściastymi i łodygowymi, jak sałata, szpinak, szparagi. Podobnie sprawa wygląda z pomidorami, ogórkami i grzybami. Nawet warzywa korzeniowe są nieszkodliwe, pod warunkiem, że będziemy ich jeść niewiele. Zawsze jednak musisz pamiętać, że zagrożeniem dla twej diety są zboża, owoce i soki. Zawierają one duże ilości cukru; zwykle o wiele większe, niż się nam wydaje. Nie ma żadnych naukowych dowodów na to, że owoce w nadmiarze są zdrowe dla osób chorych. Powszechny zwyczaj jednorakiego traktowania warzyw i owoców jest po prostu błędem.

Mamy nadzieję, że rozumiesz już dlaczego dieta niskowęglowodanowa to zdrowa opcja. Na podstawie rozbudowanej dokumentacji przestawiliśmy długoterminowe skutki konsumpcji tego rodzaju pożywienia. Gdy ktoś ci powie, iż ta dieta to kolejna „moda", zapytaj, czy ma dowody, że zdrowsze jest jedzenie węglowodanów. Zapytaj też, czy zna jakieś choroby, które wyleczono dietą bogatą w węglowodany.

My zaś życzymy wszystkim naszym Czytelnikom szczęśliwego i zdrowego życia.

Przypisy

1. Semolina jest rodzajem mąki ze specjalnego, twardego ziarna pszenicy (przyp. tłum.).
2. S. Fallon, *Nourishing Traditions*, New Trends Publishing Inc., Washington, D.C.: 1999.

Dodatek

Tabela węglowodanowa

W zamieszczonej poniżej tabeli podano zawartość jednostek chlebowych w różnych produktach spożywczych. Liczba ta została obliczona na podstawie ilości przyswajalnych węglowodanów w każdym produkcie. Tabela ta ma jedynie udzielić wstępnych wskazówek; nie wszystkie produkty zostały w niej uwzględnione. Pamiętaj, że każda jednostka chlebowa oznacza 12 g węglowodanów. Jeśli dany produkt nie występuje w tabeli, możesz obliczyć ilość jednostek chlebowych, które zawiera, dzieląc całkowitą ilość węglowodanów (znaną z etykiety produktu) przez 12.

Jednostka chlebowa = 12 g węglowodanów

W tabeli nie zamieszczono tych produktów, które można jadać bez ograniczeń. Należą do nich: wołowina, drób, wieprzowina, ryby, sery, jaja, inne produkty pochodzenia zwierzęcego oraz liczne warzywa (zawartość węglowodanów w niektórych z nich została przedstawiona w tabeli). Pokarmami, których należy unikać, są cukry, mąka i wszelkie dania węglowodanowe. W trakcie monitorowania ilości węglowodanów w zjadanych produktach nie należy pomijać owoców, ponieważ zazwyczaj zawierają one duże ilości cukrów.

Dania gotowe, mrożone:	porcja	jednostki chlebowe
pizza	370 g	7,5
paluszki rybne	6 paluszków	1,5
lazania	1 porcja	2,5
smażony kurczak	85 g (1 kawałek)	0,5
makaron z serem	filiżanka	3,0
Waffles	2 sztuki	2,5
naleśniki, z jagodami	3 małe	4,0
ziemniaki „Tater Tot"	10 sztuk	1,8
frytki	18 sztuk	1,5
fasola „czarne oczko"	1/2 filiżanki	1,7

Pieczywo

bułka	1	2,0
biały chleb	2 kromki	2,0
pszeniczny	2 kromki	2,0
razowy	2 kromki	3,3
bułka hamburgerowa	1	1,8
bajgel	1	3,7
tortilla (placek kukurydziany)	1	1,7

Zboża, mąki, makarony

chrupki śniadaniowe:		
z rodzynkami	1 filiżanka	5,0
Cheerios	1 filiżanka	1,5
kukurydziane z cukrem	1 filiżanka	3,0
mąka biała	1 łyżka stołowa	1,0
mąka, pełna pszeniczna	1 łyżka stołowa	1,0
płatki owsiane, surowe	1/2 filiżanki	2,3
owsianka, danie instant	1 torebka	2,8
ryż, rafinowany	1/4 filiżanki	3,0

ryż, brunatny	1/4 filiżanki	2,7
makaron (każdy)	3/4 filiżanki	3,3

Przekąski

precel	5 ciastek (~28 g)	1,8
krakersy	5 krakersów	0,8
chipsy „Doritos"	11 chipsów	1,4
wafel ryżowy z masłem orzechowym	1 sztuka	1,0
baton proteinowy	1 mały (~115 g)	1,0
„Power Bar"	1 baton, 230 g	5,4
batony, wszystkich rodzajów	1 baton	2,3

Cukier i słodycze

lody:		
waniliowe	1/2 filiżanki	1,3
wiśniowo-śmietankowe	1/2 filiżanki	2,2
markizy czekoladowe "Oreo"	2 ciastka	1,6
gorzka czekolada (70% kakao)	4 kawałki	1,0
budyń	1 pojemnik	1,9
cukier rafinowany	1 łyżka stołowa	1,0
cukier brązowy	1 łyżka stołowa	1,0
czekoladowa babeczka	1	2,5
doughnut z lukrem	1	1,9
ciasto	1 porcja	2,9
galaretka z mieszanych owoców	1/4 filiżanki	2,3
syrop klonowy	1/4 filiżanki	4,4
miód	1 łyżeczka	1,0
syrop kukurydziany	1 łyżeczka	1,0
melasa	1 łyżeczka	1,0

Orzechy

włoskie	1/2 filiżanki	0,8
pekany	1/2 filiżanki	0,7

brazylijskie	1/2 filiżanki	0,7
migdały	1/2 filiżanki	0,8
orzeszki ziemne (w łupinkach)	1/2 filiżanki	0,6
masło orzechowe	2 łyżki stołowe	1,2

Owoce

grejpfrut	1/2	0,8
melon (kantalupa)	1/2 (2/3 filiżanki)	1,0
pomarańcza	1 średnia	1,5
winogrona	kiść	1,5
jabłko	1 średnie	1,0
przecier jabłkowy	1/2 filiżanki	2,0
truskawki	2/3 filiżanki	1,0
banan	1 średni	2,0
gruszka	1 sztuka	1,3
morele, suszone	1/4 filiżanki	2,5
żurawiny, suszone	1/4 filiżanki	1,0
śliwki	5 sztuk	2,4
rodzynki	1/2 filiżanki	2,8

Sosy

włoski beztłuszczowy	8 łyżek stołowych, 1/2 filiżanki	2,5
ketchup	8 łyżek stołowych, 1/2 filiżanki	3,5
musztarda	8 łyżek stołowych, 1/2 filiżanki	0,0
majonez	8 łyżek stołowych, 1/2 filiżanki	0,0
sos do spagetti, w słoiku	1/2 filiżanki	0,8

Warzywa

fasola:		
pinto	1/4 filiżanki	2,0

kidney (nerkowata)	1/4 filiżanki	2,0
grzyby (pieczarki)	filiżanka	1,0
szparagi	5 łodyg	0,3
brokuły	1 filiżanka	1,0
kalafior	1 filiżanka	1,0
kapusta	1 1/2 filiżanki	1,0
szpinak	1 filiżanka	0,8
dynia	1 filiżanka	0,9
fasolka szparagowa	1 filiżanka	0,7
brukselka	1 filiżanka	0,8
buraki	1 filiżanka	0,6
oberżyna	1 filiżanka	0,8
marchew	1 filiżanka	1,4
seler naciowy	3 łodygi	0,5
ogórek	1 średni	0,5 -
sałata	1 średnia porcja	0,2
pomidor	1 średni	0,5
ziemniak	1 średni	2,0
pochrzyn (ziemniak „jam")	1 średni	3,0
kukurydza, świeża	1 duża kolba	2,5
kukurydza, mrożona	1 mała kolba	1,5
groszek, mrożony	2/3 filiżanki	1,0
awokado	1 duże	1,0

Produkty mleczne

mleko pełnotłuste	1 filiżanka	1,0
mleko 2%	1 filiżanka	1,0
czekolada do picia	1 filiżanka	2,8
jogurt, owocowy, chudy	250 g	3,9
jogurt, pełny, naturalny	1 filiżanka	1,0
sery:		
twaróg	1 1/2 filiżanki	1,0
cheddar	340 g	0,2

muenster	340 g	0,2
„MontereyJack"	340 g	0,2

Zupy, puszkowane

rosół z makaronem	1 filiżanka	1,5
fasolowa	1 filiżanka	2,5
z soczewicy	1 filiżanka	2,0
jarzynowa na wołowinie	1 filiżanka	1,4

Napoje

soki:		
jabłkowy	250 g	2,4
pomarańczowy	250 g	2,2
grejpfrutowy	250 g	1,8
gazowane:		
Coca-Cola	250 g	2,3
Sprite	250 g	2,2
herbata	250 g	0,0
kawa (bez cukru)	1 filiżanka	0,0
piwo (jasne)	1 szklanka	1,0
piwo (ciemne)	1 szklanka	1,1
wino	1 kieliszek	0,8
wódka	125 g	0,0
kakao rozpuszczalne	1 porcja	2,5

Dania dla niemowląt (w słoiczkach)

fasolka szparagowa	125 g (1 słoiczek)	0,3
kurczak z ryżem	125 g	1,0
marchewka	125 g	0,6
przecier owocowy	125 g	1,4

Spis treści

Przedmowa 5
Wstęp 9

Rozdział I
Czym jest dieta niskowęglowodanowa 11
Białka 11
Tłuszcze 12
Węglowodany, czyli cukrowce 14
Podstawy 16
   Pokarmy dozwolone 16
   Pokarmy zakazane 16

Rozdział II
To już było: historia diety ubogiej w węglowodany ... 21
Pionierzy diety niskowęglowodanowej 23
Dieta niskowęglowodanowa dzisiaj 31

Rozdział III
Węglowodany i hormony: pomóż swemu organizmowi osiągnąć zdrową równowagę 35
Hormony 36

Insulina 36
Równowaga metaboliczna 38
Niedobory hormonu wzrostowego 46

Rozdział IV
Cukrzyca i insulinooporność 49
Cukrzyca typu I 51
Cukrzyca typu II 53
Testy cukrowe 53
Jedz mniej węglowodanów 64
Nowe badania, stare rozwiązania 67

Rozdział V
Energia: mniej znaczy więcej 75
Cykle energetyczne 77
Energia życia 78
Komórki: dawniej i dziś 81
Wytwarzanie energii w komórkach prokariotycznych 82
Wytwarzanie energii w komórkach eukariotycznych 85
Oddychanie tlenowe i mitochondria 85
Wewnątrz mitochondriów 86
No dobrze, ale co to właściwie znaczy 90
Zapotrzebowanie narządów w energię 92

Rozdział VI
Choroby serca: od tłuszczu do fikcji 97
Jak się to zaczęło 98
Cholesterol 100
Klasyfikacja badań naukowych 101
„Badania w siedmiu krajach" 104
Badania terenowe 109
Współczesne studia epidemiologiczne 114
Homocysteina 116
Badania na kurach 120

Czynniki ryzyka i ograniczenie węglowodanów
u człowieka 122
Cholesterol 130
Węglowodanowa teoria arteriosklerozy 134
Niewydolność serca 135
Podsumowanie 139

Rozdział VII
Zaburzenia żołądkowo-jelitowe: ulga i leczenie 145
Zaburzenia żołądkowe 146
Choroby okrężnicy 149
Dlaczego dieta niskowęglowodanowa jest skuteczna 163
Leczenie farmakologiczne 164
Podsumowanie 166

Rozdział VIII
Kontrola wagi ciała 169
Diety niskowęglowodanowe 171
Dieta „punktowa" 172
Co właściwie jadamy 173
Rzut oka na liczby 175
Dzieci z nadwagą 179
Otyli dorośli – diety głodowe 181
Uzależnienie od węglowodanów 182
Co zredukować: węglowodany czy kalorie 183
Ratunek dla chudych 184

Rozdział IX
**Witaminy, składniki mineralne i kofaktory:
gdzie leży prawda** 189
Witaminy 190
Składniki mineralne i mikroelementy 195
Kofaktory 201

Rozdział X
Nowotwór: kolejny skutek wadliwej przemiany cukru 207
Różnicowanie się komórek i ich ewolucja 210
„Teoria prymitywnej komórki" 211
Wytwarzanie energii a komórki nowotworowe 212
Insulina sygnałem do przemiany 215
Sygnały ze strony komórek 216
Insulina a czynniki wzrostu 217
Rak piersi 219
Epidemiologia chorób nowotworowych 219
Nowotwór okrężnicy 222
Podsumowanie 224

Rozdział XI
Dowody ewolucyjne: rzeczywiście kaprys żywieniowy . 227
Czego uczy nas ewolucja 228
Od szympansa do człowieka 230
Ewolucja i jedzenie 234
Epoka lodowcowa 236
Początki rolnictwa 237
Kurs na węglowodany 238
Czy możliwe jest przystosowanie się do węglowodanów . 240

Rozdział XII
**Dieta niskowęglowodanowa w praktyce:
co trzeba wiedzieć** 245
Im szybciej, tym lepiej 245
Żywienie małych dzieci 247
Dzieci 249
Ile wystarczy 249
Czego się spodziewać 251
Kiedy dieta niskowęglowodanowa nie skutkuje 261
Jak zacząć 263
Podsumowanie zasad żywienia niskowęglowodanowego . 267